Microbioma e Pediatria

na saúde e na doença

SÉRIE SBP | SOCIEDADE BRASILEIRA DE PEDIATRIA

EDITORES
DIRCEU SOLÉ
CLÓVIS FRANCISCO CONSTANTINO
LUCIANA RODRIGUES SILVA
EDSON FERREIRA LIBERAL

Microbioma e Pediatria

na saúde e na doença

COORDENADORES
Cristina Helena Targa Ferreira
Bruno Acatauassu Paes Barreto
Marise Helena Cardoso Tofoli
Luciana Rodrigues Silva
Dirceu Solé
Clóvis Francisco Constantino

manole editora

sociedade brasileira de pediatria

Produção editorial: Sônia Midori Fujiyoshi
Projeto gráfico: Departamento Editorial da Editora Manole
Diagramação: R. G. Passo
Ilustrações: Luargraf e R. G. Passo
Capa: Ricardo Yoshiaki Nitta Rodrigues

CIP-BRASIL. CATALOGAÇÃO NA PUBLICAÇÃO
SINDICATO NACIONAL DOS EDITORES DE LIVROS, RJ

M572

Microbioma e pediatria : na saúde e na doença / coordenadores do volume Cristina Helena Targa Ferreira ... [et al.] ; editores da série Dirceu Solé ... [et al.] . - 1. ed. - Barueri [SP] : Manole, 2024.

(SBP - Sociedade Brasileira de Pediatria)

Inclui índice
ISBN 9788520459249

1. Microbiologia médica. 2. Pediatria. I. Ferreira, Cristina Helena Targa. II. Solé, Dirceu. III. Série.

24-92241 CDD: 616.9041083
CDU: 579.61:616-053.2

Meri Gleice Rodrigues de Souza - Bibliotecária – CRB-7/6439

1ª edição – 2024

Editora Manole Ltda.
Alameda Rio Negro, 967 – cj 717
Barueri – SP – Brasil
CEP: 06454-000
Fone: (11) 4196-6000
www.manole.com.br | https://atendimento.manole.com.br/

Impresso no Brasil
Printed in Brazil

Sobre os editores, os coordenadores e os autores

EDITORES

Dirceu Solé
Professor Titular e Livre-Docente das disciplinas de Alergia, Imunologia Clínica e Reumatologia do Departamento de Pediatria da Escola Paulista de Medicina da Universidade Federal de São Paulo (EPM/Unifesp). Diretor Científico da Sociedade Brasileira de Pediatria (SBP). Diretor de Pesquisa da Associação Brasileira de Alergia e Imunologia (ASBAI).

Clóvis Francisco Constantino
Médico Especialista em Pediatria e Bioética. Doutor em Bioética pela Faculdade de Medicina da Universidade do Porto (FMUP), Portugal. Convalidação pela Universidade de Brasília (UnB). Presidente da Sociedade Brasileira de Pediatria (SBP). Professor de Ética Médica e Bioética do curso de Medicina da Universidade Santo Amaro (UNISA). Professor de Ética Médica e Bioética da pós-graduação do Mestrado em Direito Médico do curso de Direito da UNISA. Gerente/Assessor Técnico/Ética Médica-Bioética-Pediatria da Associação Paulista para o Desenvolvimento da Medicina (OSS/SPDM), microrregião RASTS-VMVG. Membro do Centro Pluridisciplinar de Bioética da Faculdade de Medicina da Universidade do Porto. Ph.D. in Bioethics Division da International Chair in Bioethics. Membro da International Forum of Teachers (IFT) da I C Bioethics. Coordenador (*Head*) da Unidade de São Paulo da International Chair in Bioethics (World Medical Association Cooperation Center) do Departamento dos

Países de Língua Portuguesa (Portuguese Language Countries Division Chair in Bioethics) – sendo hospedeira (*host*) a UNISA.

Luciana Rodrigues Silva
Professora Titular, Mestre e Doutora de Pediatria da Universidade Federal da Bahia (UFBA). Chefe do Serviço de Gastroenterologia Pediátrica da UFBA. Vice-Presidente da Associação Médica Brasileira (AMB). Presidente da Sociedade Brasileira de Pediatria (SBP) em 2016-2022. Diretora Científica Adjunta da SBP. Membro do Conselho do Instituto Pensi Fundação JLS. Membro da Academia Brasileira de Pediatria. Membro da Academia de Medicina da Bahia.

Edson Ferreira Liberal
Vice-presidente da Sociedade Brasileira de Pediatria (SBP). Professor de Pediatria da Universidade Federal do Estado do Rio de Janeiro (UNIRIO). Mestre e doutor em Medicina da Universidade Federal do Rio de Janeiro (UFRJ).

COORDENADORES

Cristina Helena Targa Ferreira
Doutora em Gastroenterologia pela Universidade Federal do Rio Grande do Sul (UFRGS). Especialista em Gastroenterologia Pediátrica, em Endoscopia Pediátrica e em Hepatologia pela Associação Médica Brasileira (AMB) e por sociedades brasileiras. Chefe do Serviço de Gastroenterologia Pediátrica do Hospital da Criança Santo Antônio – Complexo Hospitalar Santa Casa. Professora Adjunta de Gastroenterologia Pediátrica da Universidade Federal de Ciências da Saúde de Porto Alegre (UFCSPA). Presidente do Departamento de Gastroenterologia da Sociedade Brasileira de Pediatria (SBP).

Bruno Acatauassu Paes Barreto
Mestre e Doutor em Ciências pela Universidade Federal de São Paulo (UNIFESP). Professor Adjunto de Pediatria da Universidade do Estado do Pará (UEPA). Coordenador do Serviço de Alergia e Imunologia do Centro Universitário do Estado do Pará (CESUPA). Membro do Departamento de Alergia da Sociedade Brasileira de Pediatria (SBP). Subcoordenador do Comitê de Microbioma da Sociedade Latino-Americana de Alergia e Imunologia (SLAAI). Coordenador do Departamento de Alergias na Infância da Associação Brasileira de Alergia e Imunologia (ASBAI).

Marise Helena Cardoso Tofoli
Mestre em Saúde da Criança e do Adolescente pela Universidade Estadual de Campinas (Unicamp). Especialista em Gastroenterologia e Hepatologia Pediátrica e em Pediatria pela Sociedade Brasileira de Pediatria (SBP) e pela Associação Médica Brasileira (AMB). Médica Gastroenterologista Pediatra e Preceptora do Serviço de Residência em Pediatria do Hospital Materno-Infantil Dr. Jurandir do Nascimento. Presidente da Sociedade Goiana de Pediatria. Secretária do Departamento Científico (DC) de Gastroenterologia da SBP.

Luciana Rodrigues Silva
Professora Titular, Mestre e Doutora de Pediatria da Universidade Federal da Bahia (UFBA). Chefe do Serviço de Gastroenterologia Pediátrica da UFBA. Vice-Presidente da Associação Médica Brasileira (AMB). Presidente da Sociedade Brasileira de Pediatria (SBP) em 2016-2022. Diretora Científica Adjunta da SBP. Membro do Conselho do Instituto Pensi Fundação JLS. Membro da Academia Brasileira de Pediatria. Membro da Academia de Medicina da Bahia.

Dirceu Solé
Professor Titular e Livre-Docente das disciplinas de Alergia, Imunologia Clínica e Reumatologia do Departamento de Pediatria da Escola Paulista de Medicina da Universidade Federal de São Paulo (EPM/Unifesp). Diretor Científico da Sociedade Brasileira de Pediatria (SBP). Diretor de Pesquisa da Associação Brasileira de Alergia e Imunologia (ASBAI).

Clóvis Francisco Constantino
Médico Especialista em Pediatria e Bioética. Doutor em Bioética pela Faculdade de Medicina da Universidade do Porto (FMUP), Portugal. Convalidação pela Universidade de Brasília (UnB). Presidente da Sociedade Brasileira de Pediatria (SBP). Professor de Ética Médica e Bioética do curso de Medicina da Universidade Santo Amaro (UNISA). Professor de Ética Médica e Bioética da pós-graduação do Mestrado em Direito Médico do curso de Direito da UNISA. Gerente/Assessor Técnico/Ética Médica-Bioética-Pediatria da Associação Paulista para o Desenvolvimento da Medicina (OSS/SPDM), microrregião RASTS-VMVG. Membro do Centro Pluridisciplinar de Bioética da Faculdade de Medicina da Universidade do Porto. Ph.D. in Bioethics Division da International Chair in Bioethics. Membro da International Forum of Teachers (IFT) da I C Bioethics.

Coordenador (*Head*) da Unidade de São Paulo da International Chair in Bioethics (World Medical Association Cooperation Center) do Departamento dos Países de Língua Portuguesa (Portuguese Language Countries Division Chair in Bioethics) – sendo hospedeira (*host*) a UNISA.

AUTORES

Adriana Porta
Médica do Grupo de Hepatologia e Transplante Hepático do Hospital Sírio-Libanês e Hospital Samaritano de São Paulo.

Bruno Acatauassu Paes Barreto
Mestre e Doutor em Ciências pela Universidade Federal de São Paulo (UNIFESP). Professor Adjunto de Pediatria da Universidade do Estado do Pará (UEPA). Coordenador do Serviço de Alergia e Imunologia do Centro Universitário do Estado do Pará (CESUPA). Membro do Departamento de Alergia da Sociedade Brasileira de Pediatria (SBP). Subcoordenador do Comitê de Microbioma da Sociedade Latino-Americana de Alergia e Imunologia (SLAAI). Coordenador do Departamento de Alergias na Infância da Associação Brasileira de Alergia e Imunologia (ASBAI).

Carla R. Taddei
Farmacêutica pela Faculdade de Ciências Farmacêuticas da Universidade de São Paulo (FCF/USP). Doutora em Ciências pelo Instituto de Ciências Biomédicas da Universidade de São Paulo (ICB/USP). Pós-Doutora em Bacteriologia pelo Instituto Butantan, São Paulo/SP. Professora Associada do Departamento de Microbiologia do Instituto de Ciências Biomédicas da Universidade de São Paulo (ICB/USP).

Cristina Helena Targa Ferreira
Doutora em Gastroenterologia pela Universidade Federal do Rio Grande do Sul (UFRGS). Especialista em Gastroenterologia Pediátrica, em Endoscopia Pediátrica e em Hepatologia pela Associação Médica Brasileira (AMB) e por sociedades brasileiras. Chefe do Serviço de Gastroenterologia Pediátrica do Hospital da Criança Santo Antônio – Complexo Hospitalar Santa Casa. Professora Adjunta de Gastroenterologia Pediátrica da Universidade Federal de Ciências da Saúde de Porto Alegre (UFCSPA). Presidente do Departamento de Gastroenterologia da Sociedade Brasileira de Pediatria (SBP).

Cristine Secco Rosário

Doutora em Saúde da Criança e do Adolescente pela Universidade Federal do Paraná (UFPR). Membro do departamento de Alergias na Infância da Associação Brasileira de Alergia e Imunologia (ASBAI).

Dirceu Solé

Professor Titular e Livre-Docente das disciplinas de Alergia, Imunologia Clínica e Reumatologia do Departamento de Pediatria da Escola Paulista de Medicina da Universidade Federal de São Paulo (EPM/Unifesp). Diretor Científico da Sociedade Brasileira de Pediatria (SBP). Diretor de Pesquisa da Associação Brasileira de Alergia e Imunologia (ASBAI).

Elisa de Carvalho

Doutora e Mestre em Ciências da Saúde pela Universidade de Brasília (UnB), com área de concentração em Pediatria. Especialista em Pediatria pela Sociedade Brasileira de Pediatria (SBP) e Associação Médica Brasileira (AMB). Especialista em Gastroenterologia Pediátrica pela SBP e pela AMB. Chefe do Serviço de Gastroenterologia e Hepatologia do Hospital da Criança de Brasília (HCB). Supervisora da Residência Médica em Gastroenterologia Pediátrica do HCB. Diretora da Clínica do HCB. Professora do curso de Medicina do Centro Universitário de Brasília. Membro do Departamento Científico de Gastroenterologia Pediátrica da SBP.

Emanuel Sávio Cavalcanti Sarinho

Professor Titular de Pediatria do Hospital das Clínicas da Universidade Federal de Pernambuco (HC-UFPE). Pesquisador do CNPq. Supervisor da Residência Médica de Alergia e Imunologia do HC-UFPE.

Fernando Burgos

Médico Pediatra. Chefe da área Ambulatorial de Pediatria do Hospital Universitario Austral. Docente da cátedra de Pediatria da Universidad Austral. Presidente da subcomisão de meios e comunicação da Sociedad Argentina de Pediatría. Membro da Sociedad Iberoamericana de Microbiota, Prebioticos y Probióticos. Membro do departamento científico da Fundación Vacunar. Coordenador da clínica de síndrome de Down do Hospital Universitario Austral.

Gabriela Guimarães Vieira
Médica Pediatra do Hospital Pequeno Príncipe, Curitiba/PR. Preceptora em Pediatria da Escola de Medicina da Pontifícia Universidade Católica do Paraná (PUC/PR), Curitiba/PR.

Georgia Veras de Araújo Gueiros Lira
Professora do Centro de Ciências Médicas da Universidade Federal de Pernambuco (UFPE). Mestre em Ciências da Saúde pela UFPE. Doutoranda em Saúde da Criança e do Adolescente pela UFPE. Especialista em Alergia e Imunologia pela Associação Médica Brasileira (AMB) e Associação Brasileira de Alergia e Imunologia (ASBAI). Membro do Departamento de Imunoterapia da ASBAI. Preceptora do Ambulatório de Imunoterapia do Hospital das Clínicas da Universidade Federal de Pernambuco (HC-UFPE). Membro da Diretoria da Sociedade Pernambucana de Pediatria (SOPEPE).

Gilda Porta
Professora Livre-Docente em Pediatria da Faculdade de Medicina da Universidade de São Paulo (FMUSP). Médica do Grupo de Hepatologia e Transplante Hepático do Hospital Sírio-Libanês e Hospital Samaritano de São Paulo. Presidente do Departamento de Hepatologia Pediátrica da Sociedade Brasileira de Pediatria (SBP).

Guilherme Parmigiani Bobsin
Acadêmico de Medicina pela Universidade Federal de Ciências da Saúde de Porto Alegre (UFCSPA).

Herberto José Chong-Neto
Professor Associado II de Pediatria da Universidade Federal do Paraná (UFPR). Pós-doutor em Saúde da Criança e do Adolescente da UFPR. Coordenador da Residência em Alergia e Imunologia Pediátrica do Complexo Hospital de Clínicas da UFPR. Presidente do Departamento Científico de Alergia da Sociedade Brasileira de Pediatria (SBP).

José Vicente Noronha Spolidoro
Pediatra, gastroenterologista e nutrólogo. Professor da Faculdade de Medicina da Pontifícia Universidade Católica do Rio Grande do Sul (FAMED-PUCRS). Preceptor residência do Hospital Moinhos de Vento. Presidente da Sociedade Latino-Americana de Gastroenterologia, Hepatologia e Nutrição Pediátrica (LASPGHAN).

Juliana Cristina Eloi
Pediatra com área de atuação em Gastroenterologia Pediátrica pela Sociedade Brasileira de Pediatria (SBP) e pela Associação Médica Brasileira (AMB), Nutrição Enteral e Parenteral pela Sociedade Brasileira de Nutrição Parenteral e Enteral (SBNPE) e Endoscopia pela Sociedade Brasileira de Endoscopia Digestiva (SOBED). Mestre e Doutora em Pediatria e Saúde da Criança pela Pontifícia Universidade Católica do Rio Grande do Sul (PUCRS). Professora adjunta do curso de Medicina da Universidade FEEVALE, Novo Hamburgo/RS.

Liubiana Arantes de Araújo
Neurologista Pediátrica. Título em Terapia Intensiva Pediátrica e Neonatal. *Fellow* na Harvard Medical School (2011-2012). Professora Assistente de Princípios e Práticas na Pesquisa Clínica na Harvard Medical School (2013). Presidente do Departamento de Neurodesenvolvimento e Comportamento da Sociedade Brasileira de Pediatria (SBP). Professora Adjunta da Faculdade de Medicina da Universidade Federal de Minas Gerais (UFMG).

Luiz Gustavo Sparvoli
Obstetriz pela Escola de Artes, Ciências e Humanidades da Universidade de São Paulo (EACH/USP). Mestre em Ciências pela Faculdade de Ciências Farmacêuticas da Universidade de São Paulo (FCF/USP). Doutor em Ciências pela FCF/USP.

Marcello Creado Pedreira
Especialista em Pediatria pela Sociedade Brasileira de Pediatria (SBP). Especialista em Emergências Pediátricas pela SBP.

Marco Aurélio Farina Júnior
Médico e Pediatra pela Universidade Federal de Ciências da Saúde de Porto Alegre (UFCSPA). Pediatra e gastroenterologista pediátrico do Serviço de Gastroenterologia pediátrica do Hospital da Criança Santo Antônio do Complexo Hospitalar Santa Casa de POA/RS.

Maria do Carmo Friche Passos
Doutora em Gastroenterologia pela Universidade Federal de Minas Gerais (UFMG) e Universidad Autónoma de Barcelona. Pós-Doutora em Gastroenterologia pela Harvard Medical School. Membro da American Gastroenterology

Association. Ex-Presidente da Federação Brasileira de Gastroenterologia e do Núcleo Brasileiro para Estudo do *H. pylori* e Microbiota. Membro da Academia Mineira de Medicina.

Mariana González de Oliveira
Professora de Neonatologia da Universidade Federal de Ciências da Saúde de Porto Alegre (UFCSPA).

Marilyn Urrutia-Pereira
Professora Adjunta de Medicina da Universidade Federal do Pampa (Unipampa). Secretária do Departamento Científico de Toxicologia e Saúde Ambiental da Sociedade Brasileira de Pediatria (SBP). Vice-coordenadora do Departamento Científico de Polución de la Sociedad Latinoamericana de Alergia, Asma e Inmunología (SLaai). Coordenadora do Programa Infantil de Prevenção de Asma (Pipa).

Mário César Vieira
Mestre e Doutor em Medicina Interna e Ciências da Saúde da Universidade Federal do Paraná (UFPR). Chefe do Serviço de Gastroenterologista Pediátrica e Endoscopia Digestiva do Hospital Pequeno Príncipe, Curitiba/PR.

Marise Helena Cardoso Tofoli
Mestre em Saúde da Criança e do Adolescente pela Universidade Estadual de Campinas (Unicamp). Especialista em Gastroenterologia e Hepatologia Pediátrica e em Pediatria pela Sociedade Brasileira de Pediatria (SBP) e pela Associação Médica Brasileira (AMB). Médica Gastroenterologista Pediatra e Preceptora do Serviço de Residência em Pediatria do Hospital Materno-Infantil Dr. Jurandir do Nascimento. Presidente da Sociedade Goiana de Pediatria. Secretária do Departamento Científico (DC) de Gastroenterologia da SBP.

Marôla Flores da Cunha Scheeren
Professora de Pediatria da Universidade Federal de Ciências da Saúde de Porto Alegre (UFCSPA).

Mauro Batista de Morais
Professor Titular e Livre-docente da Disciplina de Gastroenterologia Pediátrica da Escola Paulista de Medicina (EPM) da Universidade Federal de São Paulo

(Unifesp). Orientador dos programas de pós-graduação em Pediatria e Ciências Aplicadas à Pediatria e de pós-graduação em Nutrição da EPM/Unifesp. Pós-doutorado no Baylor College of Medicine, Houston, Texas, com apoio do CNPq. Membro dos Departamentos Científicos (DC) de Gastroenterologia da SBP e da Sociedade de Pediatria de São Paulo (SPSP).

Nadia Sandra Orozco Vargas
Doutora e Mestre em Ciências da Saúde pelo Departamento de Pediatria da Universidade de São Paulo (USP). Médica Assistente do Centro de Tratamento Intensivo Neonatal 2 do Instituto da Criança do Hospital das Clínicas da Faculdade de Medicina da USP (ICr-HCFMUSP). Médica Assistente da UTI Pediátrica e Neonatal do Hospital Municipal Infantil Menino Jesus. Coordenadora da Unidade Neonatal do Hospital Municipal Carmino Caricchio. Membro Ativo do Departamento Científico de Aleitamento Materno da Sociedade de Pediatria de São Paulo (SPSP). Instrutora do Programa de Reanimação Neonatal: Termo e Pré-Termo. Instrutora do Curso de Transporte Neonatal.

Patricia dos Santos Oliveira
Formada em medicina pela Universidade Federal de Goiás (UFG). Pediatra pelo Hospital das Clínicas da UFG. Gastroenterologista Pediátrica pelo Hospital da Criança de Brasília. Título de especialista em Gastroenterologia Pediátrica pela Sociedade Brasileira de Pediatria (SBP). Mestranda em Ciências da Saúde pela UFG.

Paulo Sérgio Sucasas da Costa
Professor Titular do Departamento de Pediatria da Faculdade de Medicina da Universidade Federal de Goiás (UFG). Mestre e Doutor em Pediatria pela Universidade de São Paulo. Pós-Doutorado pela University of British Columbia, Vancouver, Canada.

Ramon V. Cortez
Farmacêutico pela Universidade Anhembi Morumbi. Mestre em Ciências pelo departamento de Medicina (Obstetrícia) da Universidade Federal de São Paulo (Unifesp). Doutor em Ciências pela Faculdade de Ciências Farmacêuticas da Universidade de São Paulo (FCF/USP). Pós-Doutor pelo departamento de Microbiology, Immunology and Infectious Diseases da Universidade de Calgary, Canadá.

Roberta Paranhos Fragoso
Especialista em Pediatria com área de atuação em Gastroenterologia Pediátrica pela Universidade Federal do Rio de Janeiro (UFRJ). Mestre em Doenças Infecciosas pela Universidade Federal do Espírito Santo (UFES).

Rubens Feferbaum
Professor Livre-Docente em Pediatria da Faculdade de Medicina da Universidade de São Paulo (FMUSP). Especialista em Neonatologia e Nutrologia pela Sociedade Brasileira de Pediatria (SBP) e em Nutrição Parenteral e Enteral pela Sociedade Brasileira de Nutrição Parenteral e Enteral (Braspen/SBNPE). Presidente dos Departamentos Científicos (DC) de Suporte Nutricional da SBP e de Nutrição da Sociedade de Pediatria de São Paulo (SPSP).

Sabine Krüger Truppel
Mestre em Medicina Interna e Ciências da Saúde da Universidade Federal do Paraná (UFPR). Médica do Serviço de Gastroenterologista Pediátrica e Endoscopia Digestiva do Hospital Pequeno Príncipe, Curitiba/PR.

Simone Silva Ramos
Médica Pediatra pela Universidade Federal de Goiás (UFG). Mestre em Gestão de Cuidados da Saúde pela Must University. Consultora internacional em Aleitamento Materno pelo International Board Certified Lactation Consultant (IBCLC). Membro do comitê científico do Departamento de Aleitamento Materno da Sociedade Brasileira de Pediatria (SBP). Preceptora em Pediatria da Faculdade de Medicina da Universidade de Rio Verde.

Tadeu Fernando Fernandes
Especialista em Pediatria pela Sociedade Brasileira de Pediatria (SBP) e pela Associação Médica Brasileira (AMB). Especialização em Early Nutrition (ENS) pela Ludwig-Maximilians Universität München. Pós-graduado em Nutrologia Pediátrica pela Boston University School of Medicine. American Academy of Pediatrics (AAP) Membership. Presidente do Departamento Científico de Pediatria Ambulatorial da Sociedade Brasileira de Pediatria (SBP).

Valéria Lima Ferreira
Médica residente de Alergia e Imunologia do Hospital das Clínicas da Universidade Federal de Pernambuco (HC-UFPE).

Sumário

Apresentação

Os "povos" unicelulares que habitam nosso organismo em equilíbrio são fundamentais para a nossa saúde.

Esse "contingente populacional", na grande maioria, benéfico, forma o microbioma, com seus vírus, bactérias, fungos entre outros micróbios e seus respectivos genes.

Importante lembrar que as bactérias formam a "elite" dessa população que nos habita e é necessário que haja equilíbrio entre as boas e as ruins, mantendo a saúde.

Todos esses fenômenos já existem a partir da vida intrauterina, já interferindo positivamente no sistema imune do feto e, após, do recém-nascido. Nem precisamos dizer, posto que, óbvio, o aleitamento materno participará ativamente de todo esse processo de aperfeiçoamento, inclusive do sistema imune.

Microbioma e microbiota são conceitos diferentes? Este livro explica com detalhes.

São 23 capítulos de um livro com temática reunida de forma inédita; uma cultura médica teórico-prática essencial, principalmente na faixa pediátrica.

A interação do microbioma com medicações na infância é um importante conhecimento atualizado, significando maior segurança aos nossos pacientes.

Poluição ambiental, alterações climáticas e sua interferência no microbioma são temas bastante prevalentes nesta época contemporânea, revestido de essencial importância. Afinal, o planeta e seus biomas sofrem com as emergências climáticas, assim como o corpo e seu microbioma.

Enfim, uma obra indispensável ao acervo pediátrico.

Entregamos assim mais um título da ***Série Sociedade Brasileira de Pediatria*** em parceria com a Editora Manole.

Honrados em sermos editores desta construção literária, com Dirceu Solé, Edson Ferreira Liberal e Luciana Rodrigues Silva. Esperamos que apreciem o conteúdo enriquecedor de nossa já rica especialidade médica, a Pediatria!

Com meus melhores cumprimentos,

Clóvis Francisco Constantino
Presidente da Sociedade Brasileira de Pediatria.

Prefácio

A Sociedade Brasileira de Pediatria – SBP tem a satisfação de lançar com a Editora Manole a obra *Microbioma e pediatria: na saúde e na doença*, um verdadeiro *UP TO DATE* do tema, elaborado por professores de seus Departamentos Científicos e convidados, renomados pesquisadores na área. Apresenta revisão e atualização dos diversos tópicos com bibliografia extensa e criteriosa.

O livro tem uma ampla abrangência, pois aborda desde o debate dos termos usados na temática, passando por revisitar conceitos de higiene e suas influências, as funções da microbiota, o microbioma no cenário uterino, no tipo de parto, na prematuridade, no sistema imune, nas doenças alérgicas e no processo de programação metabólica.

Os capítulos também incluem os eixos intestino-pulmão, intestino-fígado e intestino-rim, a interação intestino-cérebro, entre outros assuntos, passando pela conexão intestino-cérebro e as doenças do comportamento humano.

Com relação à alimentação, apresenta aspectos importantes da microbiota e da amamentação, bem como a alimentação com fórmulas infantis e dietas. Perpassa temas de genética, epigenética, infecção, alergia, processos inflamatórios, entre outros.

O livro é um importante referencial para a pediatria e suas áreas de atuação, destacando-se, entre elas, alergia, neonatologia, pneumologia, gastroenterologia, nutrição e neurologia.

A leitura desta obra é um convite à exploração dos conceitos e aos desafios dos inúmeros campos a serem conhecidos ou ressignificados, incluindo um capítulo sobre probióticos, prebióticos e pós-bióticos.

É fundamental o conhecimento do microbioma e das inúmeras nuances que interferem na prática clínica, como no uso de antibióticos. É importante ressaltar a necessidade das crianças e dos adolescentes de praticarem atividades ao ar livre, o que também desenvolve a consciência da preservação do meio ambiente.

No mundo do microbioma ainda há muito o que estudar, o que desvendar, o que investigar...

A SBP agradece aos professores e aos departamentos por oferecem uma obra de tamanha magnitude, constituindo-se em avanço significativo do conhecimento de tema tão desafiador.

Caro leitor, seja bem-vindo ao "admirável mundo novo do microbioma".

Boa leitura!

Edson Ferreira Liberal
Primeiro Vice-Presidente da Sociedade Brasileira de Pediatria.
Professor da Unversidade Federal do Estado do Rio de Janeiro (UNIRIO).
Mestre e Doutor em Medicina pela
Universidade Federal do Rio de Janeiro (UFRJ).

SEÇÃO 1

História e conceitos

1

Flora, microbiota ou microbioma? Conceitos gerais

Mauro Batista de Morais

DESTAQUES

- O ser humano relaciona-se com grande número de microrganismos que vivem em vários de seus órgãos.
- Os termos "flora" ou "microbiota" referem-se a todos os microrganismos (não somente bactérias) que habitam determinado hábitat ou local.
- Apesar da preferência pelo termo "microbiota", a denominação "flora intestinal" ou "flora bacteriana" continua sendo utilizada em vários artigos indexados.
- "Microbioma" refere-se não somente aos microrganismos como também a seu genoma e metabólitos encontrados em determinado órgão ou hábitat.
- A microbiota colônica é a mais abundante do corpo humano, sendo as bactérias seu constituinte mais numeroso.

INTRODUÇÃO

O corpo humano é formado por células que constituem, fundamentalmente, 4 tipos de tecidos: conectivo, epitelial, nervoso e muscular. Por sua vez, a variedade celular é bem maior. São reconhecidos 215 tipos de células diferentes, destacando-se as categorias de células-tronco (*stem cells*), células de suporte, células secretoras exócrinas e endócrinas, células fagocíticas, células transportadoras de ferro, células apresentadoras de antígenos, células contráteis, células sensoriais, células endoteliais e células nervosas. Portanto, as células do corpo humano apresentam enorme variabilidade e diversidade para desempenhar diferentes atividades funcionais imprescindíveis para a manutenção da homeostase corporal por seus diferentes órgãos e sistemas.[1]

Por outro lado, uma grande quantidade de microrganismos, incluindo eucariotas, *archaea*, bactérias e vírus, vive em vários locais do corpo humano, entre os quais a pele, a cavidade oral, o trato respiratório, o trato reprodutivo e o tubo digestório.[2-4] Estima-se que, do total de células do corpo humano, apenas 10% não estão em contato com micróbios.[2-4]

O corpo humano tem cerca de 30 bilhões de células, sendo 84% glóbulos vermelhos.[2-4] Em contrapartida, acredita-se que existam 100 bilhões de microrganismos no corpo humano. O cólon é o local onde se encontra o maior número de microrganismos, em especial bactérias. Considera-se que um homem normal entre 20 e 30 anos e peso corporal de 70 kg tenha cerca de 200 g de bactérias no cólon.[3]

No que se refere aos microrganismos encontrados no corpo humano, do ponto de vista histórico, vale destacar alguns marcos. Em 1683, Anton van Leeuwenhoek construiu um microscópio e observou, pela primeira vez, minúsculos organismos com características semelhantes a bactérias. Posteriormente, no século XIX, Pasteur descreveu as bactérias anaeróbias. No final do século XIX, o pediatra austríaco Theodor Escherich reconheceu bactérias nas fezes de crianças sadias e com diarreia que posteriormente receberam o nome *Escherichia coli*.[2-4]

Em 1908, o ucraniano Ilya Metchnikov sugeriu que as bactérias ácidas lácticas poderiam proporcionar maior longevidade aos seres humanos. Propôs, também, a teoria da autointoxicação, segundo a qual a proteólise pelas bactérias do gênero *Clostridium* produziria substâncias tóxicas como fenóis, indóis e amoníaco. Por sua vez, esse processo poderia ser controlado pela substituição das bactérias do gênero *Clostridium* por *Lactobacillus*.[3]

A ciência da microbiologia avançou muito no século XX. No início do século XXI (2001), atribui-se a um biólogo molecular norte-americano, Joshua Lederberg, a descrição da palavra "microbioma".[2-4] Entretanto, existem argumentações segundo as quais a definição já existia havia mais de uma década.[5]

FLORA, MICROBIOTA E MICROBIOMA

O termo "microbiota" refere-se ao conjunto de microrganismos presentes em determinado ambiente. Atualmente a definição da microbiota é feita com o emprego de métodos moleculares que analisam predominantemente os genes 16S rRNA, 18S RNA, entre outros, que são amplificados e sequenciados a partir de diferentes tipos de amostras biológicas. As definições taxonômicas de seus constituintes partem dos filos em direção às espécies.[3-6]

No cotidiano, em geral, mencionam-se filos, gêneros e espécies. No entanto, muitas vezes é necessário também considerar um maior detalhamento das cepas, por exemplo, na definição de probióticos (nem todas as cepas de um mesmo gênero ou espécie têm o mesmo efeito que uma determinada cepa probiótica), ou nem todas as *E. coli* apresentam potencial diarreiogênico (como se observa com a *E. coli* enterotoxigência, enteropatogênica clássica, êntero-hemorrágica ou produtora de toxina Shiga, por exemplo).[3-6]

Deve ser ressaltado que o termo "microbiota" inclui não somente bactérias, mas todos os microrganismos, ou seja, fungos, *archaea*, vírus. Cada sede anatômica pode ter uma microbiota diferente, como é o caso da boca, do intestino, da pele, da vagina e das vias respiratórias.[3-6]

Com frequência o termo "flora" foi e é usado com o mesmo significado de microbiota. Nas últimas décadas, seu uso vem diminuindo em relação aos termos "microbiota" e "microbioma". O significado da palavra "flora" deve ser lembrado. Segundo o *Dicionário Cambridge* (versão em inglês consultada *online*), flora é um substantivo feminino que define um "conjunto de plantas que crescem em uma região, país ou ambiente" e deriva do latim, por alusão à deusa das flores da mitologia romana. Entretanto, outro significado indica "todas as bactérias e outros organismos que vivem dentro de um animal".[3-6]

Por sua vez, microbioma inclui não somente os microrganismos como também seu genoma, os metabólitos e as condições ambientais onde estão localizados. Alguns autores definem microbioma como o conjunto de genes e genomas dos constituintes da microbiota em determinado hábitat.[6]

Um destacado gastroenterologista americano, em artigo recente de revisão, adotou as seguintes definições: "microbiota como sendo o conjunto de microrganismos (não somente bactérias) presentes em determinado ambiente", enquanto microbioma compreende o conjunto completo de microrganismos (bactérias, vírus, fungos e protozoários), seus genes e genomas em determinado lócus (p.

ex., o intestino).[7] Destaca, ainda, que os dois termos são usados com frequência de maneira indistinta na literatura para se referir às comunidades bacterianas.[7] Outros autores incluem os metabólitos na definição de microbioma.[3]

Na Tabela 1 é apresentado o número de artigos indexados em que são empregados os termos "flora", "microbiota" e "microbioma "em conjunto com a palavra "intestino" na base de dados do PubMed. Para a contagem, realizada no mês de junho de 2023, foi utilizado o comando de identificação de palavras de todos os campos das publicações e a palavra "*gut*" (intestino). Constata-se aumento expressivo nos números de todas as palavras desde 1978. A partir de 2008, constata-se predomínio das palavras "microbiota" e "microbioma intestinal". Nos últimos 4 anos, a palavra mais usada é "microbiota".

TABELA 1 Número de artigos que contêm as palavras "flora", "microbiota" e "*microbiome*" associadas à palavra "*gut*" a partir de 1978*

	"Gut and flora"	*"Gut and microbiota"*	*"Gut microbiome"*
1978-1982	96	4	0
1983-1987	151	6	0
1988-1992	146	5	0
1993-1997	176	14	0
1998-2002	285	69	1
2003-2007	447	347	16
2008-2012	655	2.313	276
2013-2017	911	11.618	8.400
2018-2022	2.615	39.092	36.338

* Pesquisa realizada em junho de 2023.
Fonte: elaborada pelo autor.

O estudo e a valorização das relações entre a microbiota/microbioma e os mecanismos homeostáticos dos seres humanos, apesar de serem conhecidas há muito tempo, vêm crescendo de forma exponencial nos últimos anos. A interação entre o indivíduo e sua microbiota é valorizada não somente na promoção da saúde como também na geração da doença. O termo "disbiose" (indicando um desvio da microbiota) vem sendo utilizado, com muita frequência, como um fator determinante de várias doenças. No entanto, nem sempre está bem definido se tais anormalidades da microbiota têm efetivamente um papel de causalidade, se são consequência[7] ou ocorrem de forma concomitante com as diferentes doenças. Com certeza essas questões serão discutidas em vários capítulos deste livro.

Outro ponto que merece destaque é o interesse que esse assunto vem despertando na sociedade como um todo. Como exemplo, o livro *Superintestino*, escrito por um cardiologista norte-americano e publicado em português em 2022, descreve para o público em geral uma proposta para "restaurar seu microbioma para fortalecer sua saúde, regular seu peso e melhorar seu humor".[8] Com base na literatura científica, o autor descreve sua interpretação da participação do sobrecrescimento bacteriano e fúngico no intestino delgado no comprometimento da saúde humana. O livro apresenta propostas para reverter as consequências negativas do cenário relatado. Em minha opinião, a comunidade científica e os profissionais de saúde devem fazer uma reflexão profunda sobre essas questões, que são muito importantes para que sejam compreendidas as necessidades dos nossos pacientes.

A relação entre a microbiota/microbioma e o organismo humano pode envolver situações positivas e negativas para a saúde, como é ilustrado na Figura 1.

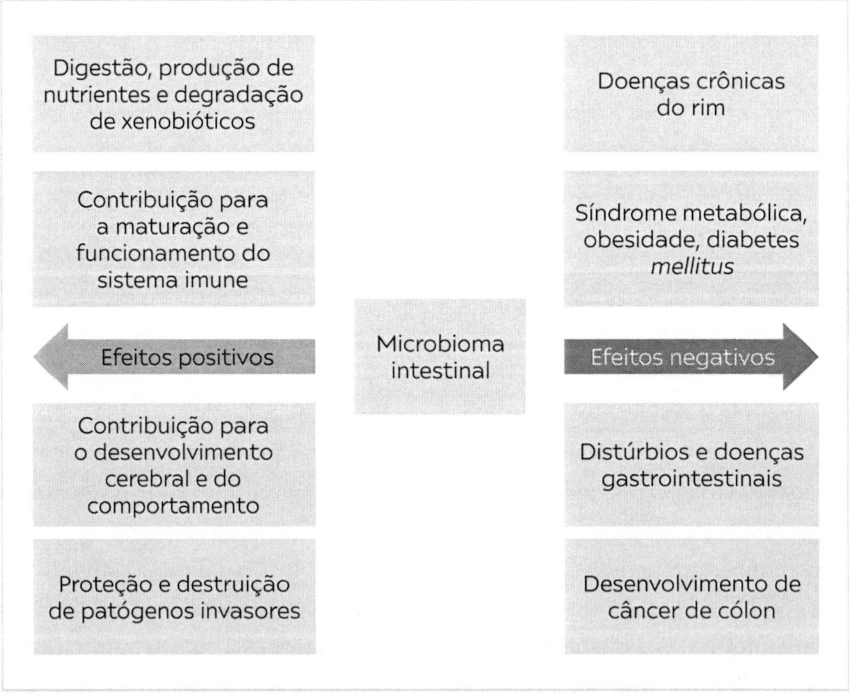

FIGURA 1 Impacto do microbioma intestinal na saúde e na doença no hospedeiro.

Fonte: adaptada de Dekaboruah.[2]

ESTUDANDO DURANTE 4 DÉCADAS A RELAÇÃO DA CRIANÇA COM OS MICRORGANISMOS DO TUBO DIGESTÓRIO

Dentre os conceitos gerais, que são a proposta geral do capítulo, nesta parte final serão mencionados alguns estudos dos quais participei no contexto da pesquisa e assistência pediátrica desde o início de minha atuação profissional. Ao longo desse período ocorreram inúmeras modificações no cenário nosológico pediátrico, bem como nas técnicas utilizadas para estudar os microrganismos que vivem no tubo digestório.

Nas décadas de 1980 e 1990, a diarreia aguda, a desidratação e a desnutrição representavam importantes flagelos, responsáveis pela morte de muitas crianças menores de 5 anos de idade, principalmente no primeiro ano de vida. A ruptura da homeostase intestinal na diarreia aguda decorrente da infecção do tubo digestório por determinado agente enteropatogênico iniciava um processo que poderia culminar com a morte. Essa situação se associava intimamente com a interrupção prematura do aleitamento natural. A identificação dos agentes enteropatogênicos causadores da diarreia era feita pela cultura de bactérias. Nesse contexto, fui incluído no desenvolvimento de pesquisas que investigavam a etiologia e o tratamento da diarreia aguda e que eram coordenadas por meu orientador e mentor na pós-graduação e no início de minha carreira acadêmica.[9]

Esses estudos se estenderam ao longo da década de 1990, quando métodos moleculares passaram a ser incorporados à investigação. São exemplos a descrição de um segundo padrão de adesão da *E. coli* enteroaderente[10] e o uso da reação de PCR (do inglês, *polymerase chain reaction*) na identificação da *E. coli* com capacidade de adesão.[11] No contexto hospitalar, um ensaio clínico pesquisou o sobrecrescimento bacteriano no intestino delgado em lactentes hospitalizados com diarreia aguda ou persistente grave e o efeito de um antibiótico não absorvível. Constatou-se um possível efeito do antibiótico em reduzir a chance de infecções sistêmicas, no entanto não se atingiu significância estatística (p = 0,071).[12]

O sobrecrescimento bacteriano do intestino delgado, atualmente muito valorizado como forma de disbiose, já era considerado na época na fisiopatologia da enteropatia ambiental, assunto que explorei no programa de pós-graduação.[13] Naquele momento era conhecida sua associação com sobrecrescimento bacteriano e déficit de crescimento. Na atualidade, a enteropatia ambiental, também conhecida como disfunção entérica ambiental, continua sendo considerada um problema de saúde pública.

Além do sobrecrescimento bacteriano, passa a ser valorizada a ruptura da barreira intestinal, levando à inflamação local e sistêmica, que, ao que tudo indica, é um dos fatores envolvidos no comprometimento do crescimento das crianças que vivem em situação de pobreza.[14] Vale mencionar que os mesmos mecanismos observados na enteropatia ambiental (aumento da permeabilidade e inflamação) estão sendo reconhecidos em distúrbios gastrointestinais funcionais como consequência do desequilíbrio da microbiota intestinal.[15,16]

Ainda, no campo da enteropatia ambiental, utilizando a técnica da cultura de anaeróbios, constatou-se que o isolamento de lactobacilos e bifidobactérias era menor em crianças moradoras em favelas que em alunos de escola particular da região metropolitana de São Paulo.[17] Esse projeto foi um subsídio para a implementação de políticas públicas de saúde que beneficiaram essa comunidade.

Estudo subsequente, utilizando a técnica do PCR em tempo real para avaliar alguns constituintes na microbiota bacteriana, mostrou que crianças moradoras na favela apresentavam maior quantidade de bactérias por grama de fezes. Por sua vez, crianças da escola privada, consideradas um grupo de referência, apresentavam maior frequência de *Clostridium difficile* e *Salmonella* sp.[18] Nesse projeto, os moradores da favela com sobrecrescimento bacteriano no intestino delgado apresentavam menores valores de escore Z de estatura-idade, hemoglobina e maior frequência e contagem de *Salmonella*, além de menores contagens de firmicutes.[19] Foram observadas, também, elevadas concentrações da *archaea Methanobrevibacter smithii* nas fezes das crianças que moravam em uma favela que ocupava uma área anteriormente ocupada por um aterro sanitário. Pela primeira vez na literatura, demonstrou-se relação entre as concentrações fecais de *Methanobrevibacter smithii* e a concentração de metano no ar expirado.[20]

Vale lembrar que as concentrações de metano e hidrogênio no ar expirado são usadas no teste respiratório para pesquisa da absorção intestinal de lactose, frutose e outros carboidratos e, também, após a administração de lactulose ou glicose para a pesquisa de sobrecrescimento bacteriano no intestino delgado.

Em contrapartida, deve ser destacado que no campo da medicina o *Methanobrevibacter smithii* e a eliminação de metano no ar expirado estão relacionados ao aumento do tempo de trânsito intestinal em adultos com constipação intestinal. Nesse contexto, há cerca de 20 anos, estudo realizado em nosso serviço evidenciou correlação entre a concentração de metano no ar expirado e o tempo de trânsito colônico em crianças com constipação intestinal grave, especialmente em pacientes com incontinência fecal retentiva.[21] Foi observado, também, que, poucos minutos após a ocorrência de eliminação de fezes do cólon induzida por enema retal, constatou-se redução expressiva e com significância estatística na concentração de metano no ar expirado, cuja mediana diminuiu de 21,5 para 11 ppm.[22]

Por sua vez, no contexto da constipação intestinal, realizamos uma revisão sistemática publicada em 2020 que identificou apenas 4 artigos controlados que avaliaram a microbiota fecal, não sendo possível identificar um padrão específico de anormalidade. Com relação ao emprego dos probióticos no tratamento da constipação intestinal, concluiu-se que não existem evidências que permitam sua recomendação em pediatria,[23] o que concorda com o recente posicionamento da Sociedade Europeia de Gastroenterologia, Hepatologia e Nutrição em Pediatria (ESPGHAN).[24]

Em outra revisão sistemática do nosso grupo, foram analisadas as alterações da microbiota em doenças alérgicas relatadas em publicações no período entre 2007 e 2013.[25] A revisão confirmou que alterações na microbiota intestinal podem ser identificadas antes mesmo do aparecimento das doenças alérgicas. Destaca-se a redução na diversidade. Observou-se, também, que, além de outras diferenças, as doenças alérgicas podem se associar com maior frequência de isolamento de determinadas espécies de bifidobactérias.[25] Em continuidade com nossa linha de pesquisa, foi demonstrado, pela primeira vez no Brasil, que crianças em idade escolar com dermatite atópica apresentam maior prevalência de *C. difficile*, menor abundância de *Lactobacillus* e maior abundância de *Bifidobacterias*, independentemente do *status* socioeconômico.[26]

A interação dos microrganismos do tubo digestório com doenças sistêmicas foi investigada relacionando-se excesso de peso com permeabilidade intestinal e sobrecrescimento bacteriano no intestino delgado. Constatou-se que o excesso de peso, em adolescentes, associa-se a maior permeabilidade intestinal, enquanto o sobrecrescimento bacteriano do intestino delgado associa-se com menores valores do índice de massa corporal (IMC) e dos escores Z de estatura-idade.[27]

Antes de finalizar, é auspicioso mencionar que ao longo das últimas décadas constatou-se aumento expressivo nas taxas de aleitamento natural no Brasil. Pode-se afirmar, com pouca chance de errar, que esse foi um dos fatores que contribuíram para a redução da mortalidade infantil ocasionada pela diarreia aguda e pela desidratação. Nesse cenário, deve ser motivo de orgulho para os pediatras que a taxa de aleitamento natural em consultórios privados de todas as regiões geográficas do país é superior à observada na população brasileira.[28]

É bem conhecida a importância do tipo de aleitamento na instalação da microbiota intestinal. Entre os fatores envolvidos nesse processo incluem-se os oligossacarídeos do leite materno. Projeto desenvolvido em nossa instituição avaliou o perfil dos oligossacarídeos do leite materno produzido nos primeiros meses de vida e constatou que os filhos de mães com o chamado perfil secretor, nascidos por cesariana, apresentavam microbiota fecal mais próxima dos nascidos por parto normal.[29] Apesar de não haver avaliação direta da microbiota, estudo epidemiológico realizado com a participação de vários pesquisadores brasileiros mostrou associação entre nascimento por cesárea e maior risco de obesidade na idade adulta.[30] Discutiu-se que um dos mecanismos explanatórios poderia ser um desvio da instalação da microbiota intestinal desencadeada pelo tipo de parto.[30]

Em conclusão, a importância da interação dos microrganismos que habitam o tubo digestório e o organismo como um todo com a saúde da criança é um fato científico conhecido há séculos. Esse interesse foi amplificado e aperfeiçoado pelo desenvolvimento de técnicas de biologia molecular que levaram ao aparecimento de novas definições para processos que já eram conhecidos de forma menos aprofundada e com base em evidências epidemiológicas. Por sua vez, deve ser ressaltado que existe um longo e fascinante caminho pela frente para que sejam identificadas alternativas efetivas que permitam fazer esses microrganismos que habitam o corpo humano contribuírem para aumentar a longevidade saudável e a qualidade de vida dos seres humanos.

REFERÊNCIAS

1. Mostafa HKK. Different cells of the human body: categories and morphological characters. J Microsc Ultrastruct. 2021;10(2):40-6.
2. Dekaboruah E, Suryavanshi MV, Chettri D, Verma AK. Human microbiome: an academic update on human body site specific surveillance and its possible role. Arch Microbiol. 2020;202(8):2147-67.
3. Sebastián-Domingo J-J, Sánchez-Sánchez C. De la flora intestinal al microbioma. Rev Esp Enferm Dig. 2018;110(1):51-6.
4. Hayes W, Sahu S. The human microbiome: history and future. J Pharm Pharm Sci. 2020;23:404-11.
5. Prescott SL. History of medicine: origin of the term microbiome and why it matters. Hum Microb J. 2017;4:24-5.
6. Marchesi JR, Ravel J. The vocabulary of microbiome research: a proposal. Microbiome. 2015;3:31.
7. Quigley E. Gut microbiome as a clinical tool in gastrointestinal disease management: are we there yet? Nat Rev Gastroenterol Hepatol. 2017;14:315-20.
8. Davis W. Superintestino. Rio de Janeiro: Sextante; 2022.

9. Oliva CA, Scaletsky I, de Morais MB, Fagundes Neto U. Diarreia aguda grave associada à Escherichia coli enteropatogênica clássica (EPEC): características clínicas e perdas fecais em lactentes hospitalizados. Rev Assoc Med Bras. 1997;43:283-9.
10. Scaletsky IC, Pedroso MZ, Oliva CA, Carvalho RL, Morais MB, Fagundes-Neto U. A localized adherence-like pattern as a second pattern of adherence of classic enteropathogenic Escherichia coli to HEp-2 cells that is associated with infantile diarrhea. Infect Immun. 1999;67:3410-5.
11. Scaletsky IC, Fabbricotti SH, Aranda KR, Morais MB, Fagundes-Neto U. Comparison of DNA hybridization and PCR assays for detection of putative pathogenic enteroadherent Escherichia coli. J Clin Microbiol. 2002;40:1254-8.
12. Tahan S, Morais MB, Wehba J, Scaletsky IC, Machado AM, Silva LQ, et al. A randomized double--blind clinical trial of the effect of non-absorbable oral polymyxin on infants with severe infectious diarrhea. Braz J Med Biol Res. 2007;40:209-19.
13. Morais MB, Fagundes Neto U, Machado NL. Enteropatia ambiental em crianças moradoras na periferia da cidade de São Paulo: capacidade de absorção da D-xilose. J Pediatr (Rio J). 1984;57:32-6.
14. Morais MB, Silva GAP. Environmental enteric dysfunction and growth. J Ped (Rio J). 2019;95(Suppl 1):S85-S94.
15. Zeevenhooven J, Browne PD, L'Hoir MP, de Weerth C, Benninga MA. Infant colic: mechanisms and management. Nat Rev Gastroenterol Hepatol. 2018;15:479-96.
16. Thapar N, Benninga MA, Crowell MD, Di Lorenzo C, Mack I, Nurko S, et al. Paediatric functional abdominal pain disorders. Nat Rev Dis Primers. 20205;6:89.
17. Mello RM, Morais MB, Tahan S, Melli LC, Rodrigues MS, Mello CS, et al. Lactobacilli and bifidobacteria in the feces of schoolchildren of two different socioeconomic groups: children from a favela and children from a private school. J Pediatr (Rio J). 2009;85:307-14.
18. Mello CS, Carmo-Rodrigues MS, Filho HBA, Melli LC, Tahan S, Pignatari AC, et al. Gut microbiota differences in children from distinct socioeconomic levels living in the same urban area in Brazil. J Pediatr Gastroenterol Nutr. 2016;63:460-5.
19. Mello CS, Rodrigues MSDC, Filho HBA, Melli LCFL, Tahan S, Pignatari ACC, et al. Fecal microbiota analysis of children with small intestinal bacterial overgrowth among residents of an urban slum in Brazil. J Pediatr (Rio J). 2018;94(5):483-90.
20. de Araujo Filho HB, Carmo-Rodrigues MS, Mello CS, Melli LC, Tahan S, Pignatari AC, et al. Children living near a sanitary landfill have increased breath methane and Methanobrevibacter smithii in their intestinal microbiota. Archaea. 2014;2014:576249.
21. Soares AC, Lederman HM, Fagundes-Neto U, de Morais MB. Breath methane associated with slow colonic transit time in children with chronic constipation. J Clin Gastroenterol. 2005;39:512-5.
22. Soares AC, Tahan S, Fagundes-Neto U, de Morais MB. Metano no ar expirado de crianças com constipação crônica funcional. Arq Gastroenterol. 2002;39:66-72.
23. Gomes DOVS, Morais MB. Gut microbiota and the use of probiotics in constipation in children and adolescents: systematic review. Rev Paul Pediatr. 2020;38:e2018123.
24. Szajewska H, Berni Canani R, Domellöf M, Guarino A, Hojsak I, Indrio F, et al. Probiotics for the management of pediatric gastrointestinal disorders: position paper of the ESPGHAN Special Interest Group on Gut Microbiota and Modifications. J Pediatr Gastroenterol Nutr. 2023;76:232-47.
25. Melli LC, do Carmo-Rodrigues MS, Araújo-Filho HB, Solé D, de Morais MB. Intestinal microbiota and allergic diseases: a systematic review. Allergol Immunopathol (Madr). 2016;44:177-88.
26. Melli LCFL, Carmo-Rodrigues MSD, Araújo-Filho HB, Mello CS, Tahan S, Pignatari ACC, et al. Gut microbiota of children with atopic dermatitis: controlled study in the metropolitan region of São Paulo, Brazil. Allergol Immunopathol (Madr). 2020;48:107-15.
27. Cortez APB, Fisberg M, de Morais MB. Intestinal permeability and small intestine bacterial overgrowth in excess weight adolescents. Pediatr Obes. 2021;16:e12741.

28. Morais MB, Toporovski MS, Tofoli MHC, Barros KV de, Ferreira CHT, Silva LR. Breastfeeding in infants seen in private pediatric practices and its relation with type of delivery and history of prematurity. J Pediatr (Rio J). 2022;98:241-7.
29. Tonon KM, Morais TB, Taddei CR, Araújo-Filho HB, Abrão ACFV, Miranda A, et al. Gut microbiota comparison of vaginally and cesarean born infants exclusively breastfed by mothers secreting α1-2 fucosylated oligosaccharides in breast milk. PLoS One. 2021;16:e0246839.
30. Goldani HA, Bettiol H, Barbieri MA, Silva AA, Agranonik M, Morais MB, et al. Cesarean delivery is associated with an increased risk of obesity in adulthood in a Brazilian birth cohort study. Am J Clin Nutr. 2011;93:1344-7.

2

A hipótese da higiene revisitada e sua influência na teoria do desaparecimento da microbiota

Cristine Secco Rosário
Herberto José Chong-Neto

- A mudança na ecologia humana desde o final do século XIX alterou significativamente a composição do microbioma humano, afetando a fisiologia e aumentando o risco de doenças.
- Os primeiros mil dias de vida é um período crucial para o estabelecimento do microbioma adulto e para o desenvolvimento equilibrado entre microbiota e hospedeiro.
- A exposição a antibióticos, especialmente no início da vida, pode ter efeitos duradouros na microbiota, levando à possível extinção de táxons microbianos e alterações na fisiologia do hospedeiro.
- A hipótese da higiene revisitada sugere que a menor exposição a antígenos na infância, devido a práticas de higiene modernas e outros fatores como dieta e estilo de vida, diminuem a diversidade microbiana e está associada ao aumento de doenças alérgicas e autoimunes.

INTRODUÇÃO

A teoria do desaparecimento do microbioma baseia-se na mudança da ecologia humana a partir do final do século XIX, momento em que ocorreram variações dramáticas que afetaram a transmissão e a manutenção da microbiota nativa. A composição alterada afeta a fisiologia humana e, portanto, aumenta o risco de doenças.[1]

De acordo com essa teoria, o microbioma dos humanos e de outros animais não é acidental, mas foi selecionado durante longos períodos para otimizar o sucesso reprodutivo pelas interações entre a microbiota e a fisiologia do hospedeiro. A infância é o período crucial durante o qual o microbioma adulto se estabelece e o desenvolvimento do hospedeiro e o da microbiota ocorrem juntos, de maneira conjunta, por um equilíbrio dinâmico que segue um caminho bem coreografado.[1]

No início da vida, o contexto é definido para as importantes e necessárias decisões de desenvolvimento, para o sistema imune distinguir entre o que é próprio e o que não é, para os órgãos metabólicos particionarem quanta energia gastar ou economizar, e para o cérebro determinar como responder socialmente a uma pessoa que pode ser um amigo ou um inimigo.[1]

A exposição a antibióticos pode ter o maior impacto na microbiota do início da vida, por causa da extensão e do momento de seu uso. A transmissão da microbiota amplifica os efeitos de eventos pré-natais, como os antibióticos dados à mãe durante a gravidez e logo no nascimento (e, ainda mais tarde, como eles são excretados no leite). As evidências estão sugerindo que o uso de antibióticos por mulheres jovens antes da gravidez também poderia estar contribuindo para problemas de saúde em suas crianças. Uma extensão disso pode ser a constatação de que qualquer dose de antibiótico em uma mulher tenha algum impacto em seu futuro. Assim, apesar dos imensos benefícios que os antibióticos trouxeram, pode ser que eles não apenas alterem temporariamente a microbiota, mas também sejam capazes de levar à extinção de alguns táxons microbianos, com efeitos aditivos na fisiologia do hospedeiro.[1]

Um estudo em Burkina Faso mostrou que a distribuição em massa de azitromicina, em dose única, para crianças a fim de reduzir a morbidade e mortalidade infantil trouxe diminuição importante da diversidade do microbioma após 2 semanas. Em 6 meses, observou-se normalização do microbioma, porém não se sabe quais são os efeitos dessas alterações em longo prazo.[2]

Estudos em ratos mostraram que exposições a baixas doses de antibióticos no início da vida induzem efeitos transitórios na composição da microbiota, e podem ter efeitos de longo prazo nos fenótipos do hospedeiro, como a adiposidade e os níveis de mediadores imunológicos. Uma explicação do motivo de isso ocorrer é o fato de que os antibióticos alteram (selecionam) a microbiota em uma janela de tempo crucial durante o desenvolvimento, quando os equilíbrios estão sendo estabelecidos e, mesmo com a resolução total da composição da microbiota, os danos a outros processos fisiológicos, como o sistema imune, já ocorreram.

Sem muitas evidências de apoio, acreditava-se que qualquer alteração na microbiota após um ciclo de antibióticos seria temporária e que em pouco tempo tudo voltaria ao normal. Mas sabe-se agora que a microbiota não é uniformemente resiliente. Em crianças pequenas em particular, fatores agressores externos, como os antibióticos, podem alterar o desenvolvimento da microbiota "adulta" e não permitir sua maturação normal.[1]

A BIODIVERSIDADE E A HIPÓTESE DA HIGIENE

Por definição, biodiversidade é "a variabilidade entre organismos vivos de todas as fontes, incluindo ecossistemas terrestres, marinhos e de outros tipos aquáticos e os complexos ecológicos dos quais fazem parte. Isso inclui a diversidade dentro das espécies, entre as espécies e dos ecossistemas. Na prática, os elementos-chave da biodiversidade incluem a diversidade genética das populações e espécies; a riqueza das espécies locais e globais; a extensão espacial e o estado dos hábitats naturais; e o funcionamento dos ecossistemas que proveem variados serviços essenciais à humanidade".[3]

Embora a Convenção da Diversidade Biológica[1] esteja primariamente interessada em plantas e animais, a biodiversidade também inclui microrganismos, que são menos visíveis, mas representam a maior parte da matéria viva em nossa Terra. A biodiversidade, de acordo com a definição, está relacionada tanto com a microbiota ambiental como com a microbiota comensal.[3]

A biodiversidade da microbiota está relacionada aos padrões alimentares do indivíduo e sujeita a perda de biodiversidade.[4] Ademais, a perda da biodiversidade leva à menor interação entre as microbiotas ambiental e humana. Por sua vez, isso pode ocasionar disfunção imunológica e perda de mecanismos de tolerância em humanos.

A velocidade da perda de biodiversidade não mostra sinais de diminuição. De forma preocupante, os indicadores que refletem as diversas pressões sobre a biodiversidade continuam a aumentar. Por exemplo, um terço das espécies de animais e vegetais suficientemente bem conhecidas está atualmente classificado como ameaçado (56 mil espécies). A perda da biodiversidade tem uma variedade de possíveis consequências adversas para a humanidade. Com efeito, as duas megatendências globais, uma delas no estado da biodiversidade, isto é, biosfera alterada, e a outra na prevalência de doenças inflamatórias das mucosas, podem estar intimamente ligadas.[3]

Com a evolução humana, observou-se a evolução do microbioma. Uma redução súbita na abundância ou na diversidade de microrganismos pode ter levado a falhas em regular e restaurar respostas imunológicas e inflamatórias apropriadas.[3,4]

O aumento na prevalência de doenças inflamatórias como obesidade, doenças autoimunes e alérgicas é um fenômeno em grande parte restrito ao mundo desenvolvido, enquanto esses transtornos ainda são incomuns entre populações das regiões não afluentes, ou seja, aquelas regiões que ainda têm estilos de vida não urbanos.[4]

A disbiose, o desequilíbrio dos micróbios "pró-inflamatórios" e "anti-inflamatórios" e o aumento da sensibilidade do hospedeiro a condições inflamatórias estão relacionados a alterações na composição do microbioma e à redução de sua diversidade. Coletivamente, o estilo de vida sedentário em ambientes urbanos não oferece exposição microbiana adequada para o desenvolvimento de uma microbiota saudável na pele e na mucosa. Uma ilustração indireta desse conceito é a utilização, com sucesso, do transplante da microbiota fecal para restaurar o equilíbrio da microbiota em infecções graves por *Clostridium difficile* resistentes a todos os outros tratamentos.[3]

O conceito de induzir tolerância e homeostase pode tornar-se alvo primordial para as estratégias de prevenção e tratamento para muitas doenças modernas, como alergia, asma, autoimunidade, obesidade, alguns tipos de câncer e alguns transtornos mentais e neurológicos nos quais a desregulação do sistema imune desempenha papel essencial. Já se sabe que, no tratamento da alergia, a indução da tolerância imunológica aos alérgenos é caracterizada pelo estabelecimento de remissão clínica prolongada. Entretanto, tanto a imunidade adaptativa como a inata devem ser alvo de intervenções para obter resultados em longo prazo.[4]

A hipótese da higiene originalmente proposta por Strachan em 1989 é caraterizada pela associação do tamanho das famílias e seu *status* social com a prevalência de doenças como a "febre do feno" (polinose) e eczemas em crianças. Segundo sua hipótese, o motivo pelo qual, atualmente, existem mais alergias e/ou doenças autoimunes deve-se a uma menor exposição aos patógenos enquanto criança. Mais tarde essa hipótese foi modificada por Rook, segundo o qual eram os microrganismos presentes na microbiota comensal, se alterados, enquanto crianças, que podiam modular, intensificar ou inibir os mecanismos de resposta do sistema imune, podendo assim causar doenças autoimunes e/ou alergias.[5]

Para perceber a hipótese da higiene, é necessária uma breve introdução ao sistema imune, desde o recém-nascido até a idade adulta, sua maturação e diferenciação, além da maneira como este consegue proceder sua regulação por meio, essencialmente, das células T reguladoras e Th17. Para ir da hipótese da higiene à da microbiota, é necessário o estudo da microbiota comensal, também desde o nascimento até a idade adulta, e perceber os mecanismos de defesa do sistema imune contra os diversos tipos de patógenos, incluindo bactérias, parasitas e vírus e a maneira como estes podem influenciar a resposta imunitária *a posteriori*. Em ambas as hipóteses, a intervenção de outros fatores, nomeadamente ambientais e genéticos, é importante, e o estudo da associação de todos eles abre portas para novas terapias imunológicas para alergias e/ou doenças autoimunes.[5]

A relação entre a infecção por *H. pylori* e a presença de asma foi bem estabelecida. O *H. pylori* pode inibir a asma alérgica regulando a proporção de células T auxiliares 1/2 (Th1/Th2) e de células Th17/células T reguladoras (Tregs). O *H. pylori* também pode atingir células dendríticas para promover a tolerância imunológica e aumentar o efeito protetor na asma alérgica, e esse efeito depende de Tregs altamente suprimidas. A regulação remota da função imunológica pulmonar pelo *H. pylori* é consistente com a teoria do eixo intestino-pulmão.[6]

HIPÓTESE DAS ORIGENS DA PROMOÇÃO DA SAÚDE (DOHaD)

Segundo a hipótese das origens da promoção da saúde e desenvolvimento de doenças (DOHaD, do inglês, *developmental origins of health and disease*), o ambiente onde as crianças vivem nos primeiros mil dias está associado a maior risco de desenvolver doenças.[7]

Durante essa fase, os fatores ambientais como alimentos ultraprocessados, antibióticos, infecções, alterações climáticas e poluição interrompem a sucessão microbiana adequada, contribuindo para déficits ao longo da vida no crescimento e no desenvolvimento. Os primeiros mil dias, desde a concepção até os 2 anos de idade, são representados como uma janela crítica para o crescimento e o desenvolvimento neurológico da criança. Nesse período da vida, ocorre a

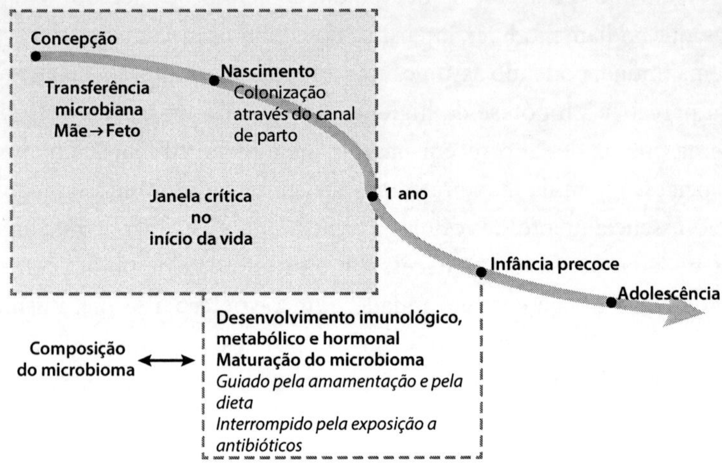

FIGURA 1 Composição do microbioma.
Fonte: elaborada pelos autores.

maturação das vias imunológicas, que mantêm a saúde da criança e o crescimento normal[8,9] (ver Figura 1).

Existem colônias microbianas vivas nos tratos gastrointestinal e respiratório e na pele, promovendo a saúde ou desenvolvendo doenças. O microbioma é composto de trilhões de micróbios (bactérias, *archaea* e eucariotos microbianos) e vírus, material genético e comunicação com cada sítio ecológico, enquanto a microbiota é a totalidade dos micróbios encontrados nesse nicho. Disbiose é o desequilíbrio em qualquer ecossistema microbiano.[10]

A microbiota do sistema respiratório pode atuar como um guardião que oferece resistência contra a colonização por microrganismos patogênicos. Essa microbiota pode estar associada à manutenção da homeostase respiratória e imunológica. Os fatores que influenciam a população microbiana no sistema respiratório foram avaliados para determinar como eles afetam a saúde respiratória.[11]

A área da pele é uma das mais extensas do corpo humano, e seu microbioma desempenha papel importante no desenvolvimento da imunidade ao criar uma barreira contra microrganismos patogênicos. Essa barreira apresenta contato direto entre o indivíduo e o meio ambiente, sendo importante local de interação da microbiota com o sistema imune. A pele humana é diversa em sua comunidade microbiana, e sua composição varia de acordo com a idade, a localização e o período de análise. A distribuição dessas bactérias na pele é influenciada por fatores como grau de hidratação, tipo de parto, poluição, exposição à radiação ultravioleta, hormônios sexuais, dieta, entre outros.[12]

A microbiota tem efeitos sobre:

- A imunidade e a manutenção da homeostase e à tolerância a exposições ambientais, determinadas por, até agora, interações micróbio-hospedeiro mal definidas que podem ocorrer em uma janela de tempo estreita no início da vida.
- O sistema nervoso, por compostos semelhantes a neurotransmissores.
- O sistema endócrino.

O MICROBIOMA E O SISTEMA IMUNE

Novas tecnologias, incluindo sequenciamento de nova geração e *microarray*, foram desenvolvidas a partir do final da década de 1970, e a análise baseada no RNA ou DNA vem substituindo métodos de identificação e cultura de microrganismos, ou medidas de metabólitos como LPS, ácido murâmico e beta-glucanas, utilizados para acessar indiretamente a exposição a microrganismos. Esses métodos mais tradicionais apresentam várias limitações. Por outro lado, as novas tecnologias revolucionaram o campo da microbiologia, sendo aplicadas a investigações microbianas de amostras humanas e do ambiente.[13]

Assim, estudos epidemiológicos sugerem que a exposição no início da vida a fontes ricas e diversificadas de populações microbianas tem papel protetor. Estudos de intervenção em modelos animais mostram que a composição da microbiota intestinal modula a velocidade e o padrão de desenvolvimento do sistema imune e que a introdução de bactérias ou coleções de bactérias em particular pode reduzir a suscetibilidade a sensibilização alérgica e inflamação e a infecções respiratórias virais. Portanto, a hipótese da higiene tem sido revisitada, com ênfase no estudo do microbioma.[14]

De acordo com a hipótese da higiene, sinais provenientes da exposição ambiental (ambiente rural, de fazenda) e microbiota contendo bactérias mais abundantes e diversificadas proveriam sinais intensos para o desenvolvimento de resposta regulatória (tolerância), enquanto o ambiente urbano e/ou uma microbiota "ocidentalizada" não induzem a esse tipo de resposta, direcionando o balanço imunológico para uma resposta inflamatória. Tolerância leva a uma resposta imune saudável, enquanto na sua ausência desenvolve-se um perfil inflamatório que pode levar à doença inflamatória das vias aéreas, como alergia respiratória e asma. De forma interessante, a composição e a diversidade da microbiota são afetadas pela dieta e por medicamentos.[14]

O microbioma intestinal tem sido o mais estudado, sendo reconhecido como um instrutor importante da maturação imunológica. Estudos mais recentes têm demonstrado que o microbioma da pele de pacientes com dermatite atópica e das vias aéreas de pacientes com asma é diferente do microbioma de indivíduos saudáveis. Entretanto, mais recentemente o microbioma do ambiente externo tem recebido ênfase, pelo fato de poder modular a resposta imune na pele, superfícies mucosas de vias aéreas e potencialmente também no intestino, cedo na vida.[12]

A resposta imune equilibrada com o ambiente microbiano externo diversificado poderia, por exemplo, contrabalançar a tendência do paciente asmático de montar uma resposta inflamatória a alérgenos e a vírus respiratórios por vários mecanismos, particularmente envolvendo a imunidade inata. Portanto, micróbios e/ou seus compostos e metabólitos poderiam ser a chave para a proteção contra asma, que tem sido observada em ambientes ricos em exposições microbianas, particularmente entre crianças europeias que crescem em ambiente de fazenda.[13]

Diferenças no microbioma intestinal de bebês e crianças que nasceram de parto normal *versus* cesariana foram relatadas, e o nascimento por cesárea foi identificado como fator de risco para várias doenças imunomediadas na criança, sugerindo que o padrão de colonização precoce é um fator ambiental importante para saúde e doença. Acredita-se que o embrião saudável é estéril, obtendo as primeiras bactérias do canal de parto e trato intestinal maternos durante o parto natural.[13]

Como qualquer hipótese científica, a hipótese da higiene suscitou opiniões conflitantes. Ao examinar várias centenas de artigos dedicados ao assunto, encontra-se uma maioria que apoia a hipótese. Existem, no entanto, vários artigos que expressam reservas ou mesmo, mais diretamente, questionam a hipótese. Esses relatórios desafiadores referem-se particularmente a doenças alérgicas. Muitos alergistas estão mais inclinados a explicar o aumento da frequência das doenças alérgicas, o que ninguém nega, por alterações no ambiente não infeccioso, chegando mesmo a incriminar o aumento da disseminação de polens. Tais alegações são difíceis de aceitar quando se considera que o aumento da frequência das doenças alérgicas afeta todas as formas clínicas, desde a dermatite atópica à "febre do feno" e até as alergias alimentares. Além disso, a evolução paralela das doenças autoimunes não suporta a hipótese de alterações no ambiente alergênico.[13]

Outra fonte de questionamento está ligada ao fato de todas as doenças autoimunes não serem abrangidas pela hipótese, sem que se saiba por que algumas delas são e outras não, um assunto de muito grande interesse por si só. Além disso, é muito difícil saber quais infecções estão envolvidas na hipótese. O estudo de modelos experimentais permite identificar agentes infecciosos, bactérias, vírus e principalmente parasitas, que previnem a ocorrência de doenças alérgicas e autoimunes. A análise é muito mais difícil em humanos. A menor incidência de doenças alérgicas e autoimunes em famílias numerosas, como mencionado, sugere que as infecções comuns na infância desempenham papel importante.[14]

O curso cronológico espelhado da diminuição das principais doenças infecciosas e do aumento das doenças alérgicas e autoimunes defende que doenças infecciosas graves também estejam envolvidas na hipótese. O problema é ainda mais complicado pelo fato de certos agentes infecciosos poderem causar doenças autoimunes agudas, como a febre reumática e a síndrome de Guillain-Barré.[14]

Muitas publicações têm sido dedicadas aos mecanismos subjacentes à hipótese da higiene, tentando explicar que as infecções podem reduzir a frequência de doenças alérgicas ou autoimunes. Parece muito claro que não pode ser apresentada nenhuma explicação unívoca para todos os efeitos protetores das infecções. Vários mecanismos importantes parecem interferir. O problema é complicado pelo fato de que os mecanismos podem ser diferentes dependendo da infecção.

Sabe-se há muitas décadas que as respostas imunológicas concomitantes competem: um fenômeno denominado competição antigênica, que poderia muito bem ser aplicado à hipótese da higiene, supondo que respostas imunológicas muito fortes contra agentes infecciosos poderiam competir com respostas imunológicas dirigidas contra antígenos fracos, como alérgenos ou autoantígenos, por causa do aumento do consumo de fatores homeostáticos. Na verdade, esse mecanismo tem sido muito pouco estudado no caso da hipótese da higiene. Isso pode ser explicado pelo fraco conhecimento que ainda se tem hoje sobre a base molecular da competição antigênica, mesmo que os dados convergentes pareçam atribuir um papel importante aos fatores homeostáticos, em particular às interleucinas (IL)-2, IL-7 e IL-15. De qualquer forma, por mais atraente que seja, essa hipótese permanece muito mal documentada.[14]

Antes de tentar apresentar uma hipótese unitária, é importante mencionar que certos mecanismos parecem ser relativamente específicos para certos agentes infecciosos. Assim, o efeito protetor das micobactérias vivas envolve linfócitos T reguladores CD4+CD25+FOXP3+ como outros agentes infecciosos, mas também, mais inesperadamente, células *natural killer* ou NK. O lipopolissacarídeo (LPS) contido na *Escherichia coli* estimula de forma semelhante os linfócitos T reguladores, assim como estimula um subconjunto particular de linfócitos B produtores de IL-10 que desempenham importante papel imunorregulador.[14]

Sabe-se que a dessensibilização dos macrófagos ao efeito pró-inflamatório do LPS, também chamada "tolerância à endotoxina", é mediada por uma ação conjunta por meio dos receptores TLR-4 e TLR-2 e de suas vias de sinalização comuns. Outro exemplo de dessensibilização é a prevenção do diabetes tipo 1 em camundongos NOD por ligantes TLR-2, chamada "tolerância a TLR-2". Em um modelo de transferência adotiva, foi demonstrado que o tratamento repetido com o agonista TLR-2 Pam3CSK4 de camundongos NOD recebendo linfócitos T diabetogênicos inibiu o desenvolvimento da doença. Essa mesma dessensibilização do TLR-2 também poderia estar envolvida na prevenção da encefalomielite alérgica experimental (EAE). A administração de doses baixas de dois ligantes TLR-2 diferentes, Pam2CSK4 ou Lipid 654 (L654), a receptores ingênuos de células T encefalitogênicas (indutoras de EAE) diminuiu o nível de sinalização de TLR-2 ao mesmo tempo que atenuou a EAE. Curiosamente, o L654 é um ligante TLR-2 derivado de um comensal da microbiota que está presente no soro humano saudável, mas cuja concentração é reduzida de forma significativa no soro de pacientes com esclerose múltipla.[14]

Em outro modelo de EAE em camundongos, foi relatado que a administração repetida de um ligante sintético de TLR-7 diminui de maneira significativa a gravidade da doença, bem como a expressão de quimiocinas no órgão-alvo. Por fim, é interessante notar que camundongos NOD geneticamente deficientes em TLR-4 e MyD88 mostram uma aceleração na gravidade do diabetes e da asma experimental, respectivamente, sugerindo de novo um papel protetor para a sinalização TLR.[14]

Em conclusão, embora muito interessantes, esses dados não são suficientes para mostrar uma imagem completa dos mecanismos subjacentes à hipótese da higiene. É, portanto, necessário considerar a resposta global aos agentes patogênicos ou comensais como o resultado da integração de sinais positivos e negativos entregues por meio dos TLR.

A hipótese da higiene, mal nomeada como é, ensina muito sobre imunidade, imunopatologia, epidemiologia e evolução. Indica quão flexível é o sistema imune, sob constante controle pela imunorregulação e sob a influência do meio ambiente. Ela esclarece os mecanismos subjacentes a muitas doenças relacionadas ao sistema imune, em particular doenças autoimunes, mas também provavelmente muitas outras doenças que envolvem uma diferenciação descontrolada de linfócitos, sejam elas doenças alérgicas ou certos distúrbios linfoproliferativos malignos. Abre novas perspectivas sobre os fatores etiológicos das doenças alérgicas e autoimunes, ao distinguir aqueles que podem desencadear ou, pelo contrário, proteger. Por fim, quando se trata de evolução, fornece uma ilustração particularmente brilhante das relações que podem existir entre a seleção natural e a adaptação sob o controle de agentes infecciosos.[13]

A exposição precoce a doses terapêuticas de antibióticos na vida pode causar alterações profundas e sustentadas na microbiota, o que pode levar a alterações imunológicas. Esse fato é preocupante, e é necessário entender se é verdade ou não e, em caso afirmativo, o que é a magnitude do efeito, para os médicos tomarem decisões mais informadas sobre quando o uso de antibióticos é apropriado.

CONCLUSÃO

A diversidade do microbioma é importante e interfere em vários sistemas. O aumento na prevalência de doenças inflamatórias pode estar relacionado a alterações que incluem a diminuição da diversidade do microbioma. A diminuição da diversidade do microbioma pode ter relação com fatores ambientais e estilo de vida.

REFERÊNCIAS

1. Blaser M. The theory of disappearing microbiota and the epidemics of chronic diseases. Nat Rev Immunol. 2017:17;461-3.
2. Doan T, Liu Z, Sié A, Dah C, Bountogo M, Ouattara M, et al. Gut microbiome diversity and antimicrobial resistance after a single dose of oral azithromycin in children: a randomized placebo-controlled trial. Am J Trop Med Hyg. 2024;110:291-4.
3. Haahtela T, Hertzen Lv, Hanski I. Hipótese da biodiversidade explicando o aumento dos transtornos inflamatórios crônicos – alergia e asma entre eles – em populações urbanizadas?. Braz J Allergy Immunol. 2013;1(1):5-7.
4. von Hertzen L, Hanski I, Haahtela T. Biodiversity loss and rising trends of inflammatory diseases: two global megatrends that may be related. Embo Reports. 2011;12:1089-93.
5. Santos NRS. Da hipótese da higiene à hipótese do microbioma [dissertação]. Porto: Universidade Fernando Pessoa; 2019. Disponível em: http://hdl.handle.net/10284/8720. Acesso em: 5 abr. 2024.
6. Zuo ZT, Ma Y, Sun Y, Bai CQ, Ling CH, Yuan FL. The protective effects of Helicobacter pylori infection on allergic asthma. Int Arch Allergy Immunol. 2021;182:53-64.

7. Prescott SL, Logan AC. Transforming life: a broad view of the developmental origins of health and disease concept from an ecological justice perspective. Int J Envir Res Pub Health. 2016;13(11):1075.
8. Robertson RC, Manges AR, Finlay BB, Prendergast AJ. The human microbiome and child growth: first 1000 days and beyond. Trends Microbiol. 2019; 27(2):131-47.
9. Chong-Neto HJ, Pastorino AC, Melo ACCDB, Medeiros D, Kuschnir FC, Alonso MLO. Gut microbiota and its interface with the imune system. Arq Asma Alerg Imunol. 2019;3:406-20.
10. Schwierzeck V, Hülpüsch C, Reiger M. Microbiome of barrier organs in allergy: who runs the world? Germs! Handb Exp Pharmacol. 2022;268:53-65.
11. Man WH, de Steenhuijsen Piters WA, Bogaert D. The microbiota of respiratory tract: gatekeeper to respiratory health. Nat Rev Microbiol. 2017;15:259-270.c.
12. Yamazaki Y, Nakamura Y, Nuñez G. Role of the microbiota in skin immunity and atopic dermatitis. Allergol Inter. 2017;66:539-44.
13. Arruda LK, Melo JML. A epidemia de alergia: por que as alergias estão aumentando no Brasil e no mundo? Braz J Allergy Immunol. 2015;3(1):1-6.
14. Bach JF. Revisiting the hygiene hypothesis in the context of autoimmunity. Front Immunol. 2021;11:615192.

3

As funções da microbiota: mecanismos locais e sistêmicos

Maria do Carmo Friche Passos

DESTAQUES

Principais funções da microbiota intestinal

Barreira

- Prevenção da colonização de microrganismos patógenos.

Tróficas

- Modulação da proliferação, diferenciação e apoptose celular.

Metabólicas

- Extração da energia de carboidratos não digeríveis.
- Fermentação de carboidratos em ácidos graxos de cadeia curta.
- Síntese de vitaminas.
- Modulação da lipogênese e da oxidação de ácidos graxos.

Imunológicas

- Migração e maturação dos precursores das células linfoides.
- Modulação da resposta imune local e sistêmica.

Eixo cérebro-intestino

- Modulação da lipogênese e da oxidação de ácidos graxos.

INTRODUÇÃO

O microbioma humano compreende os microrganismos (bactérias, arqueias, eucariontes e vírus), os seus genes (bacterioma, micobioma, arqueoma e viroma) e as condições ambientais externas e está envolvido em numerosas funções orgânicas essenciais à vida humana, desempenhando importante papel na manutenção da homeostase do hospedeiro.[1,2] Nos últimos anos, numerosas pesquisas nessa área vêm contribuindo significativamente para a compreensão das funções da microbiota e de seus genes na promoção da saúde humana.[4]

Estudos recentes demonstraram que o microbioma intestinal estabelece uma associação dinâmica de benefícios mútuos (simbiose) com o organismo humano, resultando na manutenção de funções imunológicas, metabólicas e motoras, bem como na facilitação da digestão e da absorção de nutrientes.[1-4] Em condições de eubiose, ele atua como verdadeira barreira a agentes potencialmente lesivos, competindo com patógenos por nutrientes e locais de ligação, produzindo substâncias inibitórias e impedindo a penetração de patógenos na mucosa intestinal.[2,4]

De fato, a microbiota intestinal é uma realidade complexa, não apenas pelo número e pela diversidade de espécies de microrganismos, mas também pela forma como esses microrganismos interagem entre si e com o hospedeiro e que vem sendo mais bem compreendida nos últimos anos.[1-4] Entretanto, a importância da microbiota humana é descrita na literatura desde o século XIX. Em 1877, Louis Pasteur deu início às pesquisas que reconheceram a importância da microbiota para a vida humana, considerando que os microrganismos eram imprescindíveis para a vida humana saudável.[6] Alguns anos depois, Theodor Escherich afirmou que a composição da microbiota intestinal era determinante para a manutenção da saúde e do bem-estar do ser humano.[2,6] No início dos anos 1900, o cientista russo Élie Metchnikoff associou a longevidade dos búlgaros que viviam nas zonas rurais ao consumo regular de produtos lácteos fermentados. Ele considerou que as bactérias do ácido láctico, presentes nos produtos lácteos ingeridos por esses camponeses, lhes proporcionavam um efeito antienvelhecimento, o que contribuía para a sobrevivência no clima adverso e na pobreza. Ele desenvolveu a hipótese de que era possível semear o intestino com bactérias saudáveis de forma a combater as bactérias nocivas e prolongar a vida.[2,6-8]

Nos últimos anos, com a evolução das técnicas microbiológicas (sequenciamento 16S, metagenômica, metabolômica, metatranscriptômica) e os progressos da bioinformática, foi possível reconhecer que as interações entre o organismo humano e a microbiota intestinal são, de fato, determinantes para a manutenção da saúde humana.[7,9,10] Investigações recentes demonstraram que ocorre uma associação dinâmica de benefícios mútuos (simbiose) entre o ser humano e seu microbioma e que este exerce papel fundamental nas funções imunológicas, metabólicas e motoras, bem como na digestão e absorção de nutrientes.[1,4] Em condições de eubiose, a microbiota atua como verdadeira barreira a agentes potencialmente agressivos, competindo com patógenos por nutrientes e sítios de ligação, produzindo substâncias inibitórias e impedindo a penetração de patógenos na mucosa intestinal.[1,2,5]

Um número crescente de evidências demonstra que uma alteração permanente da composição e/ou da função da microbiota intestinal (disbiose) é capaz de alterar a sensibilidade visceral, a motilidade e a permeabilidade intestinal, assim como a resposta imunológica, promovendo no organismo um estado pró-inflamatório.[1-3,7] Acredita-se que essas anormalidades, sobretudo nas funções imunes e metabólicas do hospedeiro, podem originar ou favorecer o aparecimento de doenças metabólicas, inflamatórias, autoimunes, neurológicas e neoplásicas.[2,3,5-7]

FUNÇÕES DA MICROBIOTA INTESTINAL

As várias funções vitais conferidas pelo microbioma intestinal ao seu hospedeiro humano atestam sua importância, sobretudo o fortalecimento da barreira intestinal, a estimulação e a regulação do sistema imune, a síntese de vitaminas essenciais, a digestão de polissacarídeos complexos não digeríveis, a produção de ácidos graxos de cadeia curta (AGCC), a fermentação de componentes alimentares não digeríveis em metabólitos absorvíveis, a síntese de aminoácidos essenciais, a biotransformação da bile, o metabolismo do colesterol e a remoção de compostos tóxicos.[1-3] Além disso, o microbioma intestinal protege o organismo humano contra a entrada de patógenos e toxinas.[1-3] A Figura 1 demonstra de forma esquemática a participação da microbiota e de seus metabólitos sobre a função de barreira intestinal, do sistema imune e do neuroendócrino.[11]

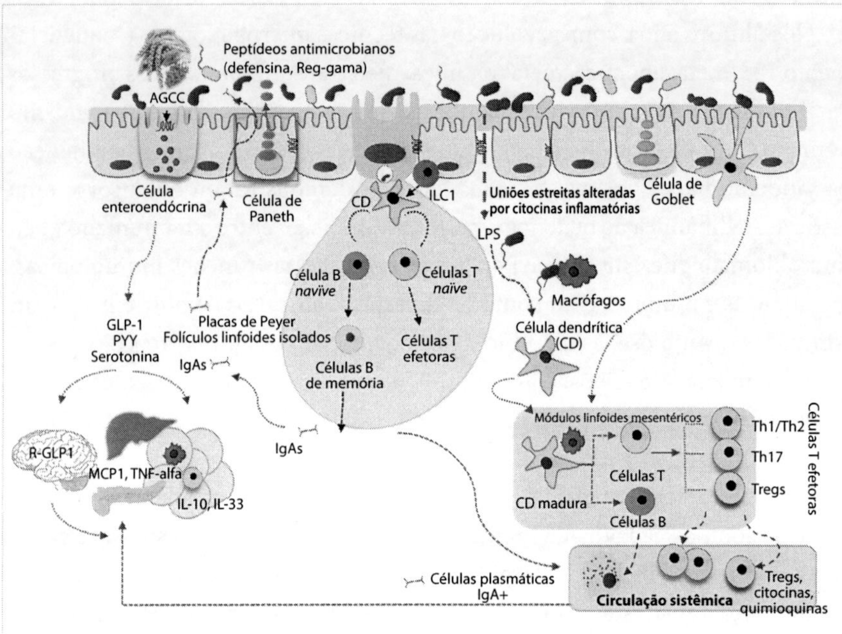

FIGURA 1 Representação esquemática da participação da microbiota nas funções orgânicas (barreira intestinal, sistemas imune e neuroendócrino).
Fonte: Álvarez et al., 2021.[11]

Funções antibacterianas, de resistência à colonização ou de proteção

Uma das principais funções da microbiota intestinal é inibir a colonização e o crescimento de microrganismos patogênicos, pela capacidade que possuem em competir pelos mesmos nutrientes, privando-os daqueles essenciais à sua proliferação e sobrevivência.[11] Além disso, produzem peptídeos antimicrobianos, os quais têm a capacidade de atingir os patógenos sem colocar em risco os microrganismos benéficos ao organismo. Esses peptídeos antimicrobianos limitam a inflamação e mantêm a homeostase intestinal.[1,3,11] Os macrófagos e as células M das placas de Peyer estão envolvidos na proteção contra agentes invasores, evitando a permeabilidade intestinal e o desencadeamento de uma resposta inflamatória. Bactérias Gram-negativas liberam lipopolissacarídeos presentes na camada de peptideoglicano, contribuindo também para a manutenção da homeostase intestinal.[3,11]

Função metabólica

A microbiota intestinal tem importante papel no desenvolvimento do epitélio intestinal, aumentando a densidade dos capilares das vilosidades do intestino delgado e influenciando a fisiologia e a motilidade intestinais, promovendo maior extração energética da dieta.[5,11,12]

Atualmente, a microbiota intestinal tem sido considerada um verdadeiro órgão pela sua capacidade de regular inúmeros compostos que atingem a circulação sanguínea, influenciando diretamente a função de vários outros órgãos.[3] Sua capacidade metabólica é benéfica ao hospedeiro, porque contribui diretamente para a metabolização de nutrientes e vitaminas essenciais ao hospedeiro, além de colaborar para a obtenção de energia a partir dos alimentos.[1,2,5] Essa energia é adquirida especialmente pela fermentação de carboidratos não absorvíveis em uma reação que induz a produção de AGCC, hidrogênio e dióxido de carbono.[3,5,11,12]

Os AGCC, como o acetato, o butirato e o propionato, são importantes substratos energéticos para as células epiteliais intestinais, pois regulam a homeostase da glicose hepática e a expansão do tecido adiposo, além de atuar na manutenção da integridade da barreira intestinal.[6,13] Além disso, os AGCC influenciam as células do sistema de imunidade inata como macrófagos e neutrófilos e parecem interferir no receptor considerado um sensor da imunidade inata, o NLRP3. Os AGCC também acidificam o lúmen colônico, impedindo o crescimento de patógenos bacterianos.[12,13]

A microbiota intestinal também participa diretamente do metabolismo dos ácidos biliares.[13-15] No intestino, os ácidos biliares primários facilitam a absorção de gorduras e vitaminas lipossolúveis e se ligam aos receptores celulares, como o TGR-5, que, quando ativados, desencadeiam diversos efeitos metabólicos protetores (resistência ao ganho de peso e ao desenvolvimento de esteatose hepática).[12-15] A interação entre a microbiota e os ácidos biliares não é unidirecional. Os ácidos biliares podem moldar a comunidade da microbiota intestinal, promovendo o crescimento de bactérias metabolizadoras de ácidos biliares e inibindo o crescimento de outras bactérias sensíveis a bile.[11,12]

Os ácidos biliares possuem propriedades bacteriostáticas e antimicrobianas que promovem a redução da microbiota normalmente encontrada no intestino delgado e no trato biliar.[13] Portanto, a disbiose pode induzir alterações na produção de ácidos biliares e reabsorção intestinal e, ao mesmo tempo, uma redução na secreção de ácidos biliares permite a proliferação de determinada espécie bacteriana, tornando-se um círculo vicioso de disbiose da microbiota.[1,3,13,15]

A microbiota intestinal participa também da digestão dos polissacarídeos, aumentando a quantidade hepática de glicose e, portanto, aumentando a lipogênese. Uma microbiota humana do tipo "obeso", associada à síndrome metabólica e ao excesso de peso, apresenta aumento da razão Firmicutes/Bacteroidetes.[16-19] Turnbaugh et al. demonstraram que camundongos geneticamente obesos têm 50% menos Bacteroidetes e mais Firmicutes que os seus irmãos magros.[17] Esses autores comprovaram que a microbiota dos animais obesos libera mais calorias durante a digestão que a de animais magros. Foi observado que a administração de uma dieta tipicamente ocidental, altamente calórica, a animais de peso normal, gera redução acentuada de Bacteroidetes e aumento de Firmicutes.[16,18,19] Desse modo, a microbiota tem o potencial de impactar ambos os lados da equação energética, influenciando a aquisição de energia dos componentes da dieta e alterando alguns dos genes do hospedeiro que regulam o consumo e o armazenamento de energia.[15-19]

A microbiota atua ainda na produção de vitaminas essenciais. *Bacteroides* e *Prevotella* são capazes de sintetizar vitaminas K e B12, biotina, folato, tiamina, riboflavina e piridoxina.[3,15,16]

A Figura 2 mostra as moléculas e os metabólitos produzidos pela microbiota intestinal de acordo com os nutrientes ou a fonte metabólica e seus compostos derivados. Os metabólitos bacterianos envolvidos nessas interações são muito diversos e variam de pequenas moléculas a grandes macromoléculas.[1] Eles incluem subprodutos do metabolismo bacteriano, como os AGCC, e macromoléculas complexas necessárias para a integridade bacteriana, como peptideoglicanos e lipopolissacarídeos.[1,18]

Função imunológica

Nos últimos anos, as pesquisas demonstraram que a microbiota intestinal exerce importante efeito sobre a resposta imunológica do ser humano, sendo fundamental para o desenvolvimento e a expansão dos tecidos linfoides e para a manutenção e a regulação da imunidade intestinal.[1-5]

Estudos sugerem que a microbiota intestinal e o sistema imune estabelecem interação constante caracterizada pelo mutualismo com o hospedeiro, na qual ambos se beneficiam.[8] Essa inter-relação resulta em importantes respostas

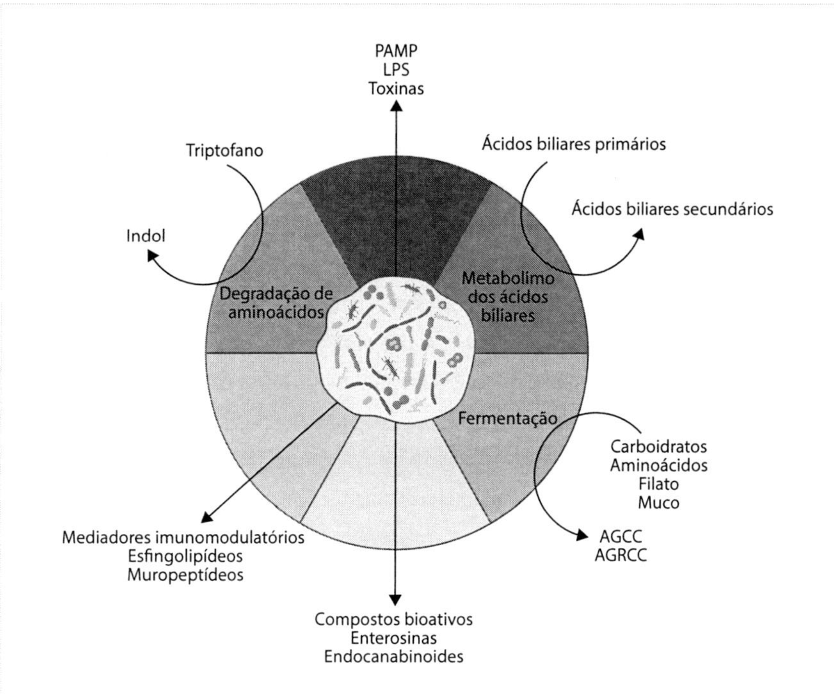

FIGURA 2 Moléculas e metabólitos produzidos pela microbiota.

AGCC: ácido graxo de cadeia curta; AGRCC: ácido graxo ramificado de cadeia curta; LPS: lipopolissacarídeos; PAMP: padrões moleculares associados a patógenos.

Fonte: de Vos, 2022.[1]

imunológicas, como a secreção de imunoglobulina (Ig) A e a liberação de peptídeos antimicrobianos, que promovem a manutenção de um equilíbrio dinâmico com microrganismos comensais.[1,3,5-8] Portanto, a microbiota é fundamental para o desenvolvimento e a expansão dos tecidos linfoides e para a manutenção e a regulação da imunidade intestinal.

Estudos experimentais com camundongos *germ-free* comprovaram que a colonização bacteriana é uma condição fundamental para o desenvolvimento do tecido linfoide associado ao intestino (Galt), assim como para a formação diversificada de anticorpos das células B IgM$^+$.[20,21] Foi observado que a mucosa intestinal desses animais não colonizados apresenta menos células B, T e dendríticas e imaturidade dos linfonodos mesentéricos e das placas de Peyer.[20] Além disso, suas vilosidades são mais estreitas e alongadas e as criptas de menor profundidade. Os autores ressaltaram que após serem colonizados por microrganismos comensais, o sistema imune desses camundongos se desenvolve e se normaliza,[8] como mostra a Figura 3.

Bacteroides fragilis é uma bactéria presente no intestino, capaz de induzir a diferenciação de células T CD4$^+$ em células T reguladoras, o que favorece a produção de células anti-inflamatórias e do fator de transformação do crescimento beta, anulando a resposta pró-inflamatória da Th17 (*T helper*). A cápsula dessa bactéria é constituída por polissacarídeo A. Por sua vez, o grupo de bactérias filamentosas, após contato com as células reguladoras de antígeno, parece capaz de induzir células pró-inflamatórias como Th17.[2,8] Alguns autores sugerem que as respostas imunológicas desencadeadas pela microbiota intestinal são capazes de reforçar a barreira intestinal.[1-3,20] De fato, camundongos que não possuem bactérias filamentosas apresentam resposta imunológica mais frágil e, consequentemente, se tornam mais susceptíveis a infecções.[20,21]

Estudos confirmaram as hipóteses iniciais de que a diminuição da população microbiana causada pela melhoria da higiene geral nas comunidades pode ter contribuído para o aumento da prevalência de doenças autoimunes em países desenvolvidos.[2-4] Alterações dietéticas e ambientais podem levar a alterações

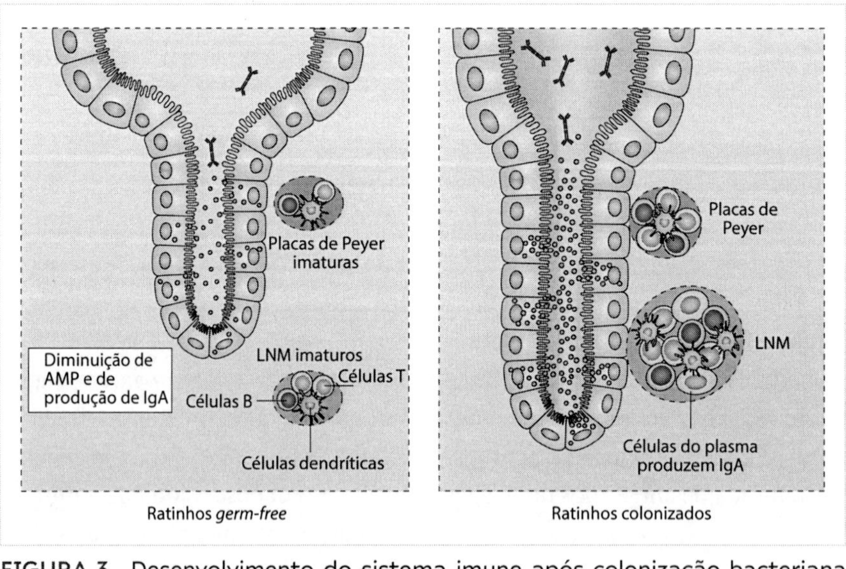

FIGURA 3 Desenvolvimento do sistema imune após colonização bacteriana em animais de experimentação *germ-free*.

AMP: adenosina monofosfato; LNM: linfonodos mesentéricos.

Fonte: adaptada de Sommer e Bäckhed, 2013.[8]

qualitativas e quantitativas da microbiota intestinal e da resposta imunológica e, portanto, podem eventualmente contribuir para o aumento da incidência de doenças que cursam com componente inflamatório importante, como asma, obesidade e diabetes.[6,9] Uma alimentação saudável contribui para o crescimento de bactérias benéficas ao hospedeiro. O mais importante nesse aspecto é a presença, na dieta, de substâncias que podem ser extensamente metabolizadas por bactérias, como as fibras de amido resistentes, encontradas em frutas, vegetais e alho. Esses alimentos são resistentes às enzimas digestivas encontradas no trato digestório.[7,11]

Função no eixo cérebro-intestino

O eixo cérebro-intestino é bem definido pela comunicação que existe entre o córtex cerebral e o trato gastrointestinal. Em particular, o eixo cérebro-intestino consiste em cérebro, medula espinhal, sistema nervoso autônomo (SNA), sistema nervoso entérico (SNE) e eixo hipotálamo-hipófise-adrenal. Trata-se de uma trama de comunicações com fortes influências de informações do sistema endócrino e imunológico intercelular.[22,23]

Há anos é reconhecido o importante papel que o SNC exerce sobre o intestino, modulando importante funções digestivas, como a motilidade, a sensibilidade, a produção de hormônios e de componentes imunológicos.[22-25] O SNE recebe sinais de modulação do cérebro e devolve as informações necessárias ao cérebro por circuitos neurais ascendentes.[22] A associação bidirecional entre o sistema gastrointestinal e o sistema nervoso central (SNC) é regulada por diversos hormônios, nervo vago, respostas imunes e mecanismos endócrinos.[22,23]

Há indícios de que a população microbiana intestinal está envolvida diretamente nessa comunicação que, sabe-se, é indispensável para a manutenção da saúde humana.[1,3,22] Foi demonstrado que o microbioma intestinal tem efeito direto na função cerebral, sendo capaz de afetar o humor e o comportamento.[23,24] Como resultado desses novos conhecimentos, o conceito do eixo cérebro-intestino se expandiu então para o "eixo cérebro-intestino-microbiota", ressaltando, dessa forma, a importância da microbiota nessa comunicação. Esse eixo interage também pelas vias de comunicação hormonal, metabólica e imunológica, e a microbiota acaba interferindo no funcionamento dos dois cérebros.[24,25] A microbiota intestinal pode comunicar-se indiretamente com o cérebro por moléculas derivadas do intestino que atuam nas terminações nervosas vagais e/ou espinhais aferentes, ou diretamente por sinais gerados por microrganismos como mostra a Figura 4.[25]

A microbiota intestinal produz metabólitos neuroativos capazes de modular atividades cerebrais e comportamentais por vias endócrinas, imunológicas e neurais.[24-26] Peptídeos e metabólitos microbianos interagem com receptores periféricos e modulam neurônios sensoriais ascendentes por vias vagais e espinhais, que então atuam em circuitos neurais no cérebro, e fatores humorais também podem entrar no cérebro para modular a função dos neurônios e da glia.[22-26]

Um dos principais mecanismos de ação da microbiota é a capacidade de sintetizar neurotransmissores e neuromoduladores, como aminas biogênicas

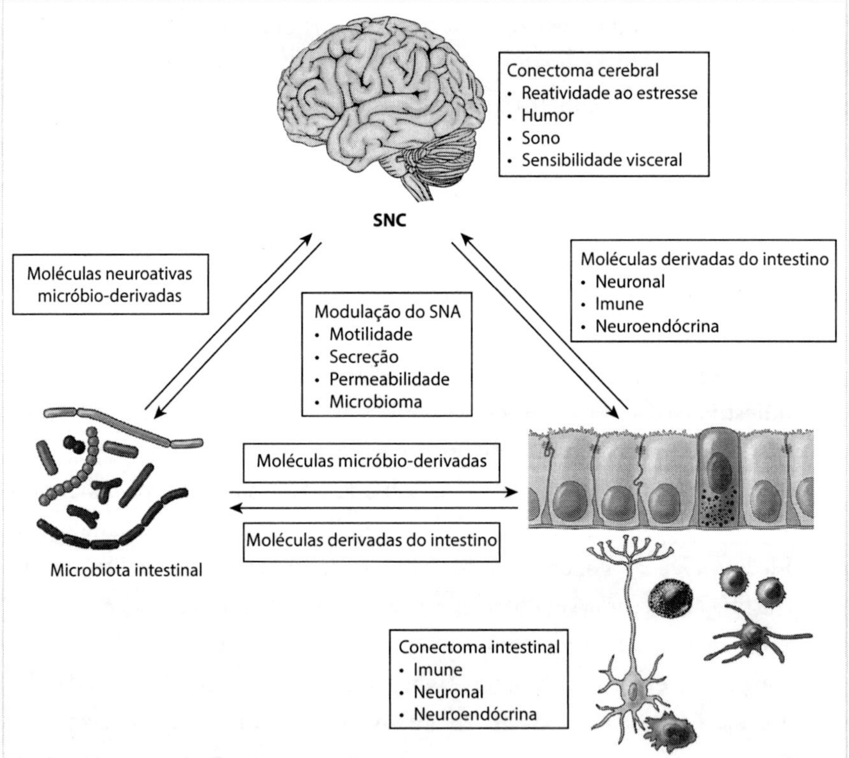

FIGURA 4 Eixo microbiota-cérebro-intestino e os fatores capazes de influenciar a comunicação entre esses dois órgãos.

SNA: sistema nervoso autônomo; SNC: sistema nervoso central.

Fonte: Martin et al., 2018.[25]

(dopamina, serotonina e histamina, ácido aminobutírico – GABA), AGCC e metabólitos como triptofano e serotonina,[22-25] capazes de influir nas funções cerebrais, no comportamento, no metabolismo e na imunidade.

A participação da microbiota na síntese da serotonina parece particularmente importante, já que cerca de 90% deste neurotransmissor, que exerce funções vitais tanto em nível central como periférico, é sintetizado no intestino.[27]

No sistema nervoso central, a serotonina é a chave na regulação do estado de ânimo e apetite e nas funções cognitivas; no intestino, ela regula a inflamação e a motilidade.[22,27] A microbiota intestinal pode estar implicada tanto na redução dos níveis de serotonina (por sua capacidade de metabolizar o triptofano que atua como precursor), como em sua produção, estimulando a expressão dos genes do hospedeiro implicados em sua síntese, possivelmente por meio do efeito estimulador dos AGCC.[27] A desregulação do sistema serotoninérgico também está relacionada com doenças inflamatórias crônicas e com a obesidade induzida pela dieta. A modulação microbiana da biossíntese de serotonina e da expressão de seus receptores diminui a inflamação intestinal e os sintomas depressivos.[26-30]

Diversas bactérias intestinais codificam tirosinas capazes de transformá-las em L-3,4-di-hidroxifenilalanina (L-DOPA) que, por sua vez, estimula a síntese de catecolaminas, como dopamina, norepinefrina e epinefrina. A dopamina tem importante função no sistema de recompensa, implicado na regulação do comportamento dietético, mental e no ânimo. Por sua vez, a microbiota de alguns indivíduos pode degradar o fármaco L-DOPA, reduzindo sua biodisponibilidade e eficácia no tratamento da doença de Parkinson.[31,32]

O Gaba é produzido por várias bactérias intestinais pela descarboxilação do glutamato, sendo importante neurotransmissor com efeitos inibidores no cérebro; sua disfunção está implicada em diversas enfermidades, como autismo e esquizofrenia. Estudos pré-clínicos indicam que a administração de certas bactérias probióticas ou de prebióticos podem elevar as concentrações de Gaba ou de seus receptores no cérebro, podendo contribuir para a melhora dessas doenças.[32,33]

Estudos recentes sugerem que possíveis desequilíbrios da microbiota (disbiose) acarretem alterações no comportamento, propiciando quadros de estresse, ansiedade e depressão.[27-29] De fato, diferenças significativas no padrão da microbiota intestinal têm sido descritas em pacientes com transtorno bipolar, esquizofrenia e transtorno do espectro autista.[29,30]

CONCLUSÃO

O microbioma intestinal estabelece uma associação dinâmica de benefício mútuo (simbiose) com o organismo humano, o que resulta na manutenção de funções imunológicas, metabólicas e motoras normais, bem como na facilitação da digestão e na absorção de nutrientes.[1,4] Em condição de eubiose, atua como verdadeira barreira a agentes potencialmente lesivos, competindo com patógenos por nutrientes e sítios de ligação, produzindo substâncias inibitórias e impedindo a penetração de patógenos na mucosa intestinal.[2,5,6]

Alterações na composição e na função da microbiota gastrointestinal (disbiose) têm impacto direto na saúde humana e parecem ter papel importante na etiopatogenia de várias doenças digestivas e extradigestivas, sejam elas inflamatórias, imunológicas, metabólicas ou neoplásicas.[5,6,11]

Numerosas pesquisas sobre esse tema estão sendo realizadas em grandes centros de pesquisa, e os novos conhecimentos são fascinantes. O futuro nessa área é muito promissor, e os novos conhecimentos serão determinantes para o real entendimento do papel do microbioma intestinal na manutenção da saúde e no desencadeamento de doenças, sobretudo no que se relaciona ao viroma (vírus) e micoma (fungos).[1,4,31] Novas e importantes funções da microbiota essenciais ao hospedeiro humano certamente serão reconhecidas nos próximos anos.

REFERÊNCIAS

1. de Vos WM, Tilg H, Van Hul M, Cani PD. Gut microbiome and health: mechanistic insights. Gut. 2022;71:1020-32.
2. Goulet O. Potential role of the intestinal microbiota in programming health and disease. Nutr Rev. 2015;73:32-40.
3. Lynch SV, Pedersen O. The human intestinal microbiome in health and disease. N Engl J Med. 2016;375:2369-79.
4. Colella M, Charitos IA, Ballini A, Cafiero C, Topi S, Palmirotta R, et al. Microbiota revolution: How gut microbes regulate our lives. World J Gastroenterol. 2023;29:4368-83.
5. Fan Y, Pedersen O. Gut microbiota in human metabolic health and disease. Nat Rev Microbiol. 2021;19:55-71.
6. Cresci GA, Bawden E. The gut microbiome: what we do and don't know. Nutr Clin Pract. 2015;30;734-46.
7. Ruan W, Engevik MA, Spinler JK, Versalovic J. Healthy human gastrointestinal microbiome: composition and function after a decade of exploration. Dig Dis Sci. 2020;65:695-705.
8. Sommer F, Backhed F. The gut microbiota-masters of host development and physiology. Nat Rev Microbiol. 2013;11:227-38.
9. Dominguez-Bello MG, Godoy-Vitorino F, Knight R, Blaser MJ. Role of the microbiome in human development. Gut. 2019;68:1108-14.

10. Malla MA, Dubey A, Kumar A, Yadav S, Hashem A, Abd Allah EF. Exploring the human microbiome: the potential future role of next-generation sequencing in disease diagnosis and treatment. Front Immunol. 2019;9:2868.
11. Álvarez J, Fernández Real JM, Guarner F, Gueimonde M, Rodríguez JM, Saenz de Pipaon M, et al. Gut microbes and health. Gastroenterol Hepatol. 2021;44:519-35.
12. Musso G, Gambino R, Cassader M. Interactions between gut microbiota and host metabolism predisposing to obesity and diabetes. Annu Rev Med. 2011;62:361-80.
13. Morrison DJ, Preston T. Formation of short chain fatty acids by the gut microbiota and their impact on human metabolism. Gut Microbes. 2016;7:189-200.
14. Ogunrinola GA, Oyewale JO, Oshamika OO, Olasehinde GI. The human microbiome and its impacts on health. Int J Microbiol. 2020;2020:8045646.
15. Brown EM, Clardy J, Xavier RJ. Gut microbiome lipid metabolism and its impact on host physiology. Cell Host Microbe. 2023;31:173-86.
16. Van Hul M, Cani PD. The gut microbiota in obesity and weight management: microbes as friends or foe? Nat Rev Endocrinol. 2023;19:258-71.
17. Turnbaugh PJ, Ley RE, Mahowald MA, Magrini V, Mardis ER, Gordon JI. An obesity associated gut microbiome with increased capacity for energy harvest. Nature. 2006;444:1027-31.
18. Cani PD, Van Hul M. Gut microbiota in overweight and obesity: crosstalk with adipose tissue. Nat Rev Gastroenterol Hepatol. 2024;21:164-83.
19. Cani PD, Moens de Hase E, Van Hul M. Gut Microbiota and Host Metabolism: From Proof of Concept to Therapeutic Intervention. Microorganisms. 2021;9:1302.
20. Shi N, Li N, Duan X, Niu H. Interaction between the gut microbiome and mucosal immune system. Mil Med Res. 2017;4:14.
21. Francino MP. Early development of the gut microbiota and immune health. Pathogens. 2014;3:769-90.
22. Mayer EA, Nance K, Chen S. The gut-brain axis. Annu Rev Med. 2022;73:439-53.
23. Osadchiy V, Martin CR, Mayer EA. The gut-brain axis and the microbiome: mechanisms and clinical implications. Clin Gastroenterol Hepatol. 2019;17:322-32.
24. Fung TC, Olson CA, Hsiao EY. Interactions between the microbiota, immune and nervous systems in health and disease. Nat Neurosci. 2017;20(2):145-55.
25. Martin CR, Osadchiy V, Kalani A, Mayer EA. The brain-gut-microbiome axis. Cell Mol Gastroenterol Hepatol. 2018;6:133-48.
26. Margolis KG, Cryan JF, Mayer EA. The microbiota-gut-brain axis: from motility to mood. Gastroenterology. 2021;160:1486-501.
27. Gershon MD, Margolis KG. The gut, its microbiome, and the brain: connections and communications. J Clin Invest. 2021;131:e143768.
28. Chang L, Wei Y, Hashimoto K. Brain-gut-microbiota axis in depression: a historical overview and future directions. Brain Res Bull. 2022;182:44-56.
29. Luqman A, He M, Hassan A, Ullah M, Zhang L, Rashid Khan M, et al. Mood and microbes: a comprehensive review of intestinal microbiota's impact on depression. Front Psychiatry. 2024;15:1295766.
30. McVey Neufeld SF, Ahn M, Kunze WA, McVey Neufeld KA. Adolescence, the microbiota-gut-brain axis, and the emergence of psychiatric disorders. Biol Psychiatry. 2024;95:310-8.
31. Quigley EMM. Microbiota-brain-gut axis and neurodegenerative diseases. Curr Neurol Neurosci Rep. 2017;17:94.
32. Eicher TP, Mohajeri MH. Overlapping mechanisms of action of brain-active bacteria and bacterial metabolites in the pathogenesis of common brain diseases. Nutrients. 2022;14:2661.
33. Dicks LMT. Gut bacteria and neurotransmitters. Microorganisms. 2022;10:1838.

4

Os bióticos: prebióticos, probióticos e pós-bióticos

Marco Aurélio Farina Júnior
Guilherme Parmigiani Bobsin
Cristina Helena Targa Ferreira

DESTAQUES

- Embora a tradução da ciência do microbioma esteja apenas no início, o olhar é bem otimista, pois estamos avançando na direção certa e precisa das terapias baseadas nos mecanismos da microbiota.
- Os pré, pró e pós-bióticos surgem como alternativas terapêuticas para melhorar ou manter um microbioma saudável e têm sido cada vez mais utilizados no dia a dia do pediatra.

INTRODUÇÃO

Os conhecimentos foram aumentando nas últimas décadas sobre os microrganismos presentes no corpo humano. Hoje já se conhece sua quantidade, sua distribuição e também quem são esses microrganismos, qual é seu código genético, quais são seus produtos metabólicos e como se dá o *crosstalk* com as células humanas, por exemplo, com as células epiteliais intestinais e do sistema imune, com os microrganismos e com seus metabólitos.[1]

Com a aquisição do conhecimento sobre microbiota intestinal e suas funções, descritas na Figura 1, logo se iniciou a associação de certos padrões na composição da microbiota com a presença de alterações metabólicas e doenças crônicas não transmissíveis.[2]

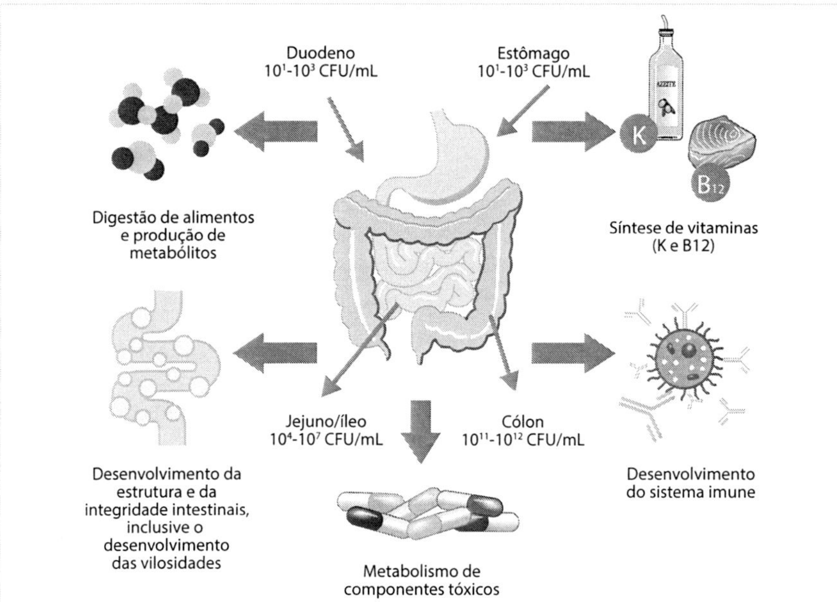

FIGURA 1 Funções da microbiota intestinal.

As mudanças na microbiota intestinal, em sua composição e/ou em sua diversidade, determinam o quadro de disbiose. Essas alterações podem resultar no aumento da permeabilidade intestinal, na diminuição da produção de ácidos graxos de cadeia curta (AGCC), primordiais para a saúde local e sistêmica, e/ou na alteração do estímulo ao sistema imune com predomínio da resposta inflamatória. Assim, a disbiose pode desencadear doenças metabólicas e inflamatórias em indivíduos geneticamente suscetíveis e, também, influenciar na produção de neurotransmissores e modular o humor e o comportamento. Nesse contexto há várias iniciativas para melhorar a microbiota e para reverter a disbiose, o que inclui novos estudos e definições de prebióticos, probióticos, simbióticos e pós-bióticos, que serão explorados durante este capítulo e que estão resumidos na Tabela 1.[2]

PREBIÓTICOS

Prebióticos são ingredientes não digeríveis da dieta que beneficiam o hospedeiro ao estimular seletivamente o crescimento e/ou a atividade de bactérias no cólon, com melhora da saúde.[3]

Os prebióticos atuais são representados principalmente pelos oligossacarídeos presentes no leite humano, maior fonte de prebióticos. Os oligossacarídeos presentes

TABELA 1 Definições dos novos termos utilizados

Microbiota	*Pool* de micróbios habitantes de nosso organismo
Microbioma	Genoma e produtos dos microrganismos
Metaboloma	Produtos bioquímicos derivados da microbiota
Metagenoma	Coleção de genomas da microbiota
Prebióticos	Moléculas que promovem o crescimento da microbiota
Probióticos	Microrganismos vivos que, quando administrados em doses adequadas, conferem benefícios de saúde ao hospedeiro
Simbióticos	Combinação de pré e probióticos com ação sinergística
Pós-bióticos	Subprodutos metabólicos e/ou componentes dos probióticos que podem apresentar benefícios semelhantes à saúde do hospedeiro

Fonte: elaborada pelos autores.

no leite materno (HMOS – do inglês, *human milk oligossacharides*) promovem a colonização de uma microbiota saudável com o aumento de algumas bifidobactérias que contribuem para a homeostase intestinal. Assim, os HMOS são os prebióticos mais importantes e com mais efeitos benéficos conhecidos. A alimentação saudável procura mimetizar os benefícios do leite materno, com a suplementação com prebióticos.[4,5]

As fibras alimentares não digeríveis também são consideradas prebióticos. Para exercer a função prebiótica, as fibras têm de apresentar algumas características: resistência ao ácido gástrico e às enzimas digestivas, não serem absorvíveis, sofrerem fermentação pela microbiota e, por fim, estimularem seletivamente o crescimento e/ou a atividade de bactérias intestinais com ação benéfica. Os galacto-oligossacarídeos (GOS), os fruto-oligossacarídeos (FOS), a lactulose e os polissacarídeos não digeríveis, como inulina, celulose, pectina, lignina, gomas e mucilagens, preenchem esses critérios.

Algumas funções dos prebióticos, ainda em estudo, são o auxílio na prevenção de doenças alérgicas, como a asma, na regulação do apetite, no controle da síndrome metabólica e no tratamento da constipação intestinal. Porém, a escassez de evidências científicas ainda não justifica sua recomendação para o uso sistematizado nessas indicações.[4]

Uma revisão sistemática, em 2018, e outros estudos que avaliaram a suplementação de prebióticos nas fórmulas infantis concluem que a suplementação pode ter efeito positivo na frequência do hábito intestinal, na prevenção de doenças alérgicas e da diarreia aguda e na diminuição de infecções respiratórias e de episódios febris.[4,6] Entre os aspectos estudados em relação à suplementação de fórmulas infantis com prebióticos de maior relevância está o aumento da colonização de bifidobactérias a partir do uso das fórmulas suplementadas. Isso significa que a suplementação poderia em parte mimetizar a colonização intestinal de lactentes em aleitamento materno e, por conseguinte, exercer efeitos benéficos.

PROBIÓTICOS

Os probióticos são definidos, pela Organização das Nações Unidas para Agricultura e Alimentação (FAO) e pela Organização Mundial de Saúde (OMS), como "microrganismos vivos que, quando administrados em quantidades adequadas, conferem um benefício à saúde do hospedeiro".[2,3] Apesar de serem microrganismos vivos, os probióticos são considerados seguros. No entanto, sua utilização em indivíduos imunocomprometidos deve ser avaliada caso a caso. Recentemente, a partir de seu uso em prematuros, na imunodeficiência adquirida e na doença oncológica, mais pacientes foram incluídos em estudos, porém ainda não é recomendada a administração em pacientes portadores de imunodeficiências primárias. Deve-se, ainda, ter cuidado no uso em situações especiais, como pacientes com cateter central.[2-5]

De maneira geral, os probióticos podem atuar de diversas formas, conforme apresentado na Tabela 2. É importante ressaltar que cada cepa pode ter uma ou mais ações específicas. Por isso, cada probiótico deve ser identificado pelo gênero e pela espécie da cepa.

TABELA 2 Mecanismo de ação dos probióticos

Papel importante na permeabilidade intestinal
Interação com o sistema imune
Controle do crescimento de patógenos por competir por nutrientes e sítios de adesão
Acidificação do pH intestinal
Estímulo à produção da barreira mucosa
Ativação de macrófagos
Estímulo à produção de imunoglobulina A
Modulação do perfil de citocinas
Produção de bacteriocinas

Fonte: elaborada pelos autores.

As principais aplicações clínicas dos probióticos estudadas em pediatria estão descritas e resumidas na Tabela 3.

TABELA 3 Aplicações clínicas dos probióticos – recomendações atuais

Problema ou doença	Estudos	Recomendação
Diarreia aguda (prevenção)	• *Lacticaseibacillus GG* (LGG) • *Bifidobacterium lactis* BB12 • *Streptococcus termophilus* • *Lactobacilli (reuteri, rhamnosus* e *acidophilus)*	Evidência moderada
Diarreia aguda (tratamento)	• LGG • *Saccharomyces boulardi* • *Lactobacillus reuteri* DSM 17938	Uso recomendado
Diarreia associada a antibióticos (prevenção)	• LGG • *Saccharomyces boulardi*	Uso recomendado
Síndrome do intestino irritável	• VSL#3 (oito cepas) • LGG • *Lactobacillus reuteri*	Ainda não recomendado de rotina
Doença inflamatória intestinal	• Resultados mais promissores em CU • VSL#3 • *Lactobacillus reuteri* ATCC 55730 • *E. coli Nissle*	Não há evidências para indução ou manutenção de remissão. Transplante fecal pode ser indicado para alguns tipos de CU
Obesidade e doença hepática gordurosa não alcoólica	• VSL#3 • LGG	Otimismo nas recomendações ainda não estabelecidas
Constipação	• Resultados conflitantes • *Bifidobacterium* e *Lactobacillus*	Ainda não recomendado
Cólica do lactente	• *Lactobacillus reuteri* DSM 17938 • *Bifidobacterium lactis* BB12 • *Bifidobacterium longum* e *Pediococcus pentosaceus*	Pode ser recomendado

(continua)

TABELA 3 Aplicações clínicas dos probióticos – recomendações atuais (*continuação*)

Problema ou doença	Estudos	Recomendação
Enterocolite necrosante	• *Bifidobacterium bifidum* NCDO + *Lactobacillus acidophilus* NCDO 1748 • Misturas de *Bifidobacterium, Lactobacillus* e *Streptococcus termophillus* • Associação de cepas	Recomendação de segurança, apesar de dados muito promissores
Doença celíaca	• Projeto doença celíaca – GEMM estudando o assunto	Ainda sem recomendações
Insuficiência intestinal	• Estudos em andamento • Disbiose importante	Sem recomendação atual; cuidado com o uso de antibióticos e IBP
Infecções respiratórias (prevenção)	Poucos estudos heterogêneos, cepas diversas	Sem recomendação atual
Desnutrição	Estudos em andamento, mas sabe-se que os desnutridos têm microbiota imatura	Nenhuma recomendação no momento
Prevenção (e tratamento) de doenças alérgicas	Sem evidências	Sem recomendação, mas a Organização Mundial de Alergia (WAO) recomenda

CU: colite ulcerativa; IBP: inibidores de bomba de prótons; WAO: World Allergy Organization.
Fonte: elaborada pelos autores.

Prevenção da diarreia aguda

A maioria dos estudos que avaliaram o papel dos probióticos na prevenção da diarreia aguda foi realizada em creches. Esses estudos apresentam significativa heterogeneidade, uma vez que avaliaram diferentes cepas e períodos de intervenção. As principais cepas estudadas foram:

- *Lacticaseibacillus rhamnosus GG* (LGG).
- *Bifidobacterium lactis BB12, Streptococcus thermophilus.*

- *Lactobacilli (Limoseilactobacillus reuteri, Lactobacilli rhamnosus, Lactobacilli acidophilus).*

Nesses estudos, demonstrou-se que o uso de probióticos na prevenção da diarreia aguda tem evidência moderada. Em relação à prevenção de diarreia nosocomial, a cepa mais estudada é o *Lactobacillus GG.* A administração dessa cepa evidenciou redução significativa do risco de diarreia e vômitos, mas sem interferência no tempo de hospitalização.

Tratamento da diarreia aguda

O mecanismo de ação dos probióticos no tratamento da diarreia aguda não foi estabelecido. Sabe-se que a competição por nutrientes, a acidificação do meio e a produção de bacteriocinas por algumas cepas podem reduzir o crescimento dos enteropatógenos. A comprovação de sua eficácia é vista em vários estudos randomizados controlados por placebo, nos quais se avalia o tempo de duração da diarreia, o número de episódios de evacuação e a prevenção de complicações.

O estudo de revisão mais utilizado como referência no tratamento de diarreia aguda analisou 63 estudos com mais de 8 mil pacientes.[7,8] Ainda que estes tenham apresentado diferenças significativas quanto ao tempo de intervenção, aos tipos de cepas utilizados, às doses e às características dos pacientes, essa revisão sistemática evidenciou o papel dos probióticos na diminuição do tempo de diarreia em 24 horas e do risco da continuação da diarreia por mais de 4 dias, assim como na redução da frequência das evacuações a partir do segundo dia de uso. Ressalta-se ainda que melhores resultados devem ser analisados cepa a cepa. Atualmente, as cepas com maior recomendação de uso para tratar diarreia aguda, sempre em associação com a terapia de reidratação oral, são *Lacticaseibacillus rhamnosus GG, Saccharomyces boulardii* e *L. reuteri DSM 17938.*[7,8]

Em um estudo recente *head-to-head,* o *Saccharomyces boulardii CNCM I-745* demonstrou melhor eficácia que o *Bacillus clausii* para redução da diarreia aguda pediátrica. O último consenso europeu não recomenda o *B. clausii* para o tratamento da gastroenterite aguda em crianças.[9]

Prevenção da diarreia associada ao uso de antibióticos

A diarreia associada ao uso de antibióticos é uma complicação frequente, principalmente relacionada à clindamicina, penicilina, amoxacilina, amoxacilina associada à clavulanato e às cefalosporinas. Seu quadro clínico é variável, desde leve diarreia a colite pseudomembranosa, causada por *Clostridium difficile*.

Uma metanálise recente avalia que, por enquanto, somente *L. rhamnosus GG* e *Saccharomyces boulardii CNCM I-745* apresentam resultados significativos para prevenção da diarreia associada ao uso de antibióticos.[6] A escassez de estudos bem desenhados dificulta a sistematização do uso nessa indicação, apesar de haver evidências científicas. O uso deve começar simultaneamente ao antibiótico para prevenir a diarreia do antibiótico, tanto em pacientes hospitalizados como os ambulatoriais.[6,7]

Prevenção de diarreias nosocomiais

As crianças poderão receber *L. rhamnosus GG* durante a hospitalização para evitar diarreias nosocomiais. Os outros probióticos carecem de evidências para esse uso.[7]

Prevenção de infecções respiratórias

Infecções respiratórias são as principais causas de infecção entre pré-escolares e escolares jovens. Alguns estudos indicam que os probióticos podem exercer efeito protetor nessas situações, porém a carência de estudos e sua heterogeneidade impedem a determinação de quais são as cepas, as doses e a idade ideais para sua utilização.[7]

Síndrome do intestino irritável

A abordagem da síndrome do intestino irritável (SII) pode variar de acordo com o padrão de sua apresentação clínica: diarreia ou constipação. De maneira geral, são empregadas mudanças dietéticas, medicações (procinéticos ou inibidores do peristaltismo, antiespasmódicos, antidepressivos), psicoterapias e probióticos. Alguns estudos demonstraram que crianças com SII podem apresentar maior concentração de bactérias da família Proteobacteria e da espécie dos *Ruminoccus*,

Veillonella, Prevotella, Lactobacillus e *Parasporbacterium*, e diminuição de *Bifidobacterium* e *Verrucomicrobium* naqueles com predomínio de diarreia.

Apesar do pequeno número de estudos sobre o uso de probióticos em SII na faixa etária pediátrica, a maioria destes estudos apresentou resultados benéficos. Um estudo duplo-cego e controlado por placebo *cross-over* avaliou o efeito de uma mistura de probióticos VSL#3 com 8 cepas diferentes (*Lactobacillus acidophilus, Lactobacillus plantarum, Lactobacillus casei, Lactobacillus bulgaricus, Bifidobacterium breve, Bifidobacterium longum, Bifidobacterium infantis* e *Streptococcus thermophilus*) em crianças e adolescentes. Seus resultados mostraram melhora da dor abdominal, da distensão abdominal e da flatulência, sem a melhora da diarreia e/ou da constipação. Outros estudos com *L. reuteri* e LGG também evidenciaram melhora da dor, ainda que sem efeito no hábito intestinal.[7,8,10-12]

Cólica do lactente

Apesar de a cólica ser uma queixa frequente nos primeiros meses de vida dos lactentes, o total entendimento de sua patogênese ainda não foi estabelecido. Mesmo assim, o papel da disbiose tem sido avaliado por meio de diferentes tipos de pesquisas que consideraram a ação dos probióticos na prevenção e no tratamento da cólica do lactente. Alguns desses estudos compararam o tempo de choro entre lactentes que receberam probióticos e aqueles que receberam placebo. Demonstrou-se que o *L. GG* e o *L. reuteri DSM 17938* têm papel promissor na prevenção e/ou no tratamento da cólica do lactente.[13-17] Contudo, esses estudos apresentam vulnerabilidades quanto ao desenho, por se tratar de estudos abertos, pela não padronização da dieta de eliminação materna em pacientes em aleitamento materno e pela falta de medidas objetivas para contabilizar o tempo total de choro dos lactentes. Isso dificulta a recomendação de seu uso sistemático pelos *guidelines* de tratamento de doenças funcionais. O consenso da Sociedade Europeia de Gastroenterologia, Hepatologia e Nutrição em Pediatria (ESPGHAN) recomenda *L. reuteri* e *B. lactis BB12* para o tratamento da cólica do lactente.[7]

BB12 e Kollis (*Bifidobacterium longum* e *Pentococcus pentosaceus*)

Estudos recentes mostraram que *Bifidobacterium animalis* subsp. *lactis, BB12* tem importante papel imunomodulatório com aumento dos biomarcadores de imunidade nas fezes, como butirato, IgA secretória, catelicidina e beta-defensina. A modulação da microbiota é demonstrada com o aumento dos marcadores de imunidade inata e adquirida, além do aumento do butirato, que age na motilidade intestinal e na percepção visceral e exerce um efeito anti-inflamatório, todos efeitos importantes e benéficos na cólica do lactente. Também foi demonstrada melhoria na qualidade de vida dos pais dos lactentes com cólicas.[13]

Em estudo recente randomizado, duplo-cego e controlado por placebo, foi demonstrado que os probióticos *P. pentosaceus 8330* e *B. longum 7894* foram eficazes em diminuir o tempo de choro por causa da cólica infantil e em melhorar a consistência fecal. Nesse estudo foram incluídos 112 bebês amamentados exclusivamente ou com alimentação mista, com idade < 2 meses e seguindo os critérios de Roma IV para cólica infantil (48 no grupo probiótico e 42 no grupo placebo).[14,15]

Novos estudos também têm demonstrado segurança, resistência ao trato gastrointestinal (TGI), aderência às células intestinais, modulação da expressão dos genes do epitélio intestinal, potencial antimicrobiano contra patógenos, tolerabilidade e eficácia como probiótico nas doenças funcionais como um todo com diminuição das cólicas, melhora da constipação, bem como redução da ansiedade dos pais.[14,15]

Constipação intestinal

Tem-se considerado o uso dos prebióticos e dos probióticos no tratamento da constipação intestinal funcional. Estudos destinados a esse fim apresentam resultados conflitantes, e a maioria deles apresenta heterogeneidades em relação ao desenho, aos critérios diagnósticos e aos desfechos estudados, o que dificulta a análise de seus resultados e, portanto, dificulta a exposição de evidências suficientes para recomendação de seu uso.

Questiona-se, também, se os probióticos predominantemente estudados (*Bifidobacterium* e *Lactobacillus*, representantes dos filos Actinobacteria e Firmicutes) seriam os ideais para essa situação, pois um estudo que comparou a microbiota de crianças obesas constipadas e não constipadas acabou por não evidenciar a diminuição dessas bactérias utilizadas.[7]

Doença hepática gordurosa não alcoólica

A doença hepática gordurosa não alcoólica (DHGNA) é uma questão alarmante, inclusive na pediatria, em razão do aumento da obesidade infantil e de sua associação a outras comorbidades, como diabetes *mellitus* tipo 2, e à síndrome metabólica. A possibilidade de progressão para esteato-hepatite (NASH) com necrose tecidual e potencial evolução para cirrose reforça a relevância dessa entidade. A associação entre a doença hepática e a disbiose tem sido comprovada em vários estudos experimentais.[18]

Apesar da escassez de ensaios clínicos comprovando a eficácia do uso de probióticos no manejo da DHGNA, alguns deles têm demonstrado que o uso de probióticos pode ser promissor. Esses estudos fizeram uso de determinada mistura de probióticos VSL#3 ou *Lactobacillus* LGG e comprovaram melhora no índice de massa corporal (IMC), nos índices de esteatose por ultrassonografia e nos níveis de transaminases quando comparados ao placebo.[18]

Enterocolite necrosante

A enterocolite necrosante (ECN) é uma doença com alta morbidade e mortalidade entre os recém-nascidos (RN) prematuros e de baixo peso. Sua patogênese não está bem estabelecida, porém pesquisas demonstram que o leite humano e probióticos podem desempenhar papel protetor tanto na redução da frequência da ECN quanto na diminuição da mortalidade de RN pré-termo. Recente metanálise evidenciou que três probióticos podem reduzir significativamente a mortalidade relacionada à enterocolite:

- *B. bifidum NCDO,* associado ao *L. acidophilus NCDO 1748.*
- A associação de *B. bifidum, B. infantis, B. longum* e *L. acidophilus.*
- E a mistura de *B. infantis, L. acidophilus, L. casei, L. plantarum, L. rhamnosus* e *S. thermophilus.*

A frequência da enterocolite se mostrou reduzida com os seguintes tratamentos:

- *B. lactis BB12* ou *B94.*
- *L. reuteri ATCC 55730* ou *DSM 17938.*

- *L. rhamnosus GG.*
- A associação de *B. bifidum, B. infantis, B. longum* e *L. acidophilus.*
- A mistura de *B. infantis ATCC 15697* e *L. acidophilus ATCC 4356.*
- A associação de *B. infantis BB02, B. lactis BB2* e *S. thermophilus TH-4.*
- A associação de *B. longum 35624* e *L. rhamnosus GG.*[7]

As respostas dos diferentes tratamentos evidenciaram uma questão interessante em relação à associação de cepas. O *B. lactis BB12* e o *B. longum BB536,* quando usados separadamente, apresentaram resultados positivos, porém, quando associados, esse efeito não foi demonstrado. O mesmo ocorreu com a mistura de *L. rhamnosus GG* e *B. longum BB536.* Isso leva à hipótese de um possível efeito antagonista entre algumas cepas, portanto a associação de cepas deve ser utilizada após comprovação de sua eficácia.[7]

Mesmo com dados tão promissores e relativa segurança no uso de probióticos nesses pacientes, é recomendado que sejam estabelecidos cuidados para garantir maior segurança ao paciente, como a avaliação da possibilidade de este apresentar imunodeficiência primária e de a cepa utilizada ser capaz de transmitir genes de resistência a antibióticos.

O último consenso da ESPGHAN recomenda apenas *L. rhamnosus GG,* ou a combinação de *Bifidobacterium infantis BB02, BB12* e *Strepto termophilus,* para prevenção de ECN.[7]

Doença inflamatória intestinal

O uso de probióticos na doença inflamatória intestinal (DII) parece promissor, uma vez que existem evidências de que o processo inflamatório da DII seja secundário a alterações na permeabilidade da barreira da mucosa intestinal, na disbiose e na exacerbação da resposta imune aos antígenos bacterianos. Foram demonstradas diferenças significativas entre a composição da microbiota de indivíduos portadores de DII e indivíduos sadios e, também, entre pacientes com doença de Crohn e colite ulcerativa. Muitas pesquisas em modelos animais demonstram melhora da colite com o uso de diversas cepas, com mudança no perfil de citocinas e com mudança da resposta inflamatória.

Na doença de Crohn poucos ensaios clínicos foram realizados, e até o momento não houve nenhuma resposta efetiva em relação ao uso de probióticos na manutenção da remissão da doença. Por outro lado, os resultados na colite ulcerativa parecem mais promissores. Dois ensaios com pacientes portadores de colite ulcerativa, na faixa etária pediátrica, demonstraram melhora nas taxas de indução e no tempo de remissão da doença com o uso de VSL#3 e *L. reuteri ATCC 55730*, quando comparados com placebo.[7]

A diferença de resposta aos probióticos na doença de Crohn e na colite ulcerativa se deve, provavelmente, aos distintos genótipos e fenótipos dessas entidades, bem como à diferença na constituição da microbiota entre os pacientes. Dessa forma, postula-se que, com o advento de mais estudos e testes de diferentes cepas e doses, resultados promissores possam ser encontrados também na doença de Crohn.

Em 2022, o *position paper* da ESPGHAN não recomenda nenhum probiótico nas DII (nem na retocolite ulcerativa – RCU – nem na doença de Crohn), em razão da falta de evidências.[7]

Prevenção de doenças alérgicas

Apesar de não haver ainda evidências de que os probióticos sejam eficazes na prevenção e até mesmo no tratamento das alergias, a Organização Mundial de Alergia (WAO, do inglês World Allergy Organization) aconselha que se usem prebióticos e probióticos nas mães que amamentam, que têm risco de terem filhos alérgicos, assim como nos lactentes não amamentados.[7,19,20]

PSICOBIÓTICOS

Estudos pré-clínicos têm demonstrado os efeitos neuroimunes, neurais e hormonais da microbiota no eixo cérebro-intestino. Eles sugerem a possibilidade de intervir ou auxiliar no tratamento dos distúrbios neuropsiquiátricos por meio da modulação da microbiota. Alguns estudos avaliaram o papel do *Lactobacillus helveticus R0052* e *Bifidobacterium longum R0175* na melhora do comportamento depressivo de cobaias, após infarto do miocárdio. Outros estudos demonstraram a capacidade de reduzir os níveis de ansiedade e de cortisol urinário em humanos.

Além do uso de probióticos na ansiedade e na depressão, pesquisas avaliam sua aplicação em outras doenças neuropsiquiátricas, como doença de Parkinson, Alzheimer e transtornos do espectro autista.[19,20]

PÓS-BIÓTICOS

A metabolômica identifica e quantifica os metabólitos produzidos pela microbiota, e a partir de sua aplicação está sendo possível identificar e correlacionar alguns padrões de concentração de metabólitos e de moléculas com o desenvolvimento de doenças. Com isso, surge a possibilidade de mais uma forma de intervenção na disbiose, com o uso de pós-bióticos. Os pós-bióticos podem ser fragmentos bacterianos, metabólitos como AGCC, ou ainda compostos bioativos secundários à ação da microbiota, como derivados de alguns aminoácidos, que podem apresentar benefícios semelhantes aos probióticos. A vantagem do uso dos pós-bióticos sobre os probióticos seria a não utilização de organismos vivos, no entanto os estudos nessa área ainda estão bastante incipientes.

A partir da fermentação dos prebióticos são produzidos AGCC, por exemplo, o ácido acético, o ácido propiônico e o ácido butírico. Estes se tornam fontes de energia para as células epiteliais, favorecem a diferenciação dos enterócitos, auxiliam no fortalecimento da junção entre os enterócitos, estimulam o crescimento de cepas benéficas, auxiliam na regulação da motilidade intestinal, interferem na apoptose celular e modulam o sistema imune. Além disso, alguns AGCC diminuem os níveis de glucagon, o que ajuda a melhorar a resistência periférica à insulina.[19,20]

SIMBIÓTICOS

A associação de prebióticos e probióticos é chamada de simbiótico. Considera-se que a partir dessa associação seja possível obter a potencialização de seus efeitos. No entanto, a carência de estudos com esses produtos nos leva a reflexão de que não é possível extrapolar esse conceito, ao assumir que qualquer associação de prebióticos e probióticos seria benéfica, e mais uma vez se ressalta a importância de mais estudos com cada associação proposta para comprovar sua eficácia.

O TRANSPLANTE DE MICROBIOTA FECAL

O transplante de microbiota fecal (TMF), também chamado transplante fecal, consiste em transferir material fecal de um doador saudável, previamente selecionado, para o receptor com a finalidade de reverter a disbiose. A eficácia do transplante de microbiota no tratamento da colite por *Clostridium difficile*, refratária ao tratamento com antibióticos, está bem estabelecida.[11,12] O sucesso desse procedimento varia de acordo com a capacidade de colonizar o cólon do receptor das bactérias transferidas e da técnica utilizada. Pondera-se que outros fatores possam interferir no êxito do TMF, entre eles a presença de imunossupressão e de DII.

Várias técnicas são descritas para a realização do TMF. A utilização de um único enema fecal apresenta taxa de cura no tratamento da infecção por *Clostridium difficile* em cerca de 49%, enquanto a realização de múltiplos enemas tem eficácia de 88%. Outros estudos comparam o TMF via colonoscópica ou via sonda nasogástrica ou nasoduodenal. O primeiro apresenta eficácia de cerca de 91-95%, e o segundo, de 80-88%. Recentemente, foi descrito o TMF por meio de cápsulas, no entanto sua maior dificuldade está na necessidade de que uma grande dose posológica seja utilizada em única administração.[11,12]

O TMF tem-se mostrado bastante seguro mesmo em populações potencialmente de risco, como pacientes imunocomprometidos e crianças. Além da indicação do TMF para controle da infecção do *Clostridium difficile,* novas indicações emergem, como na remissão da DII e no tratamento da SII, embora estudos sejam necessários. Ademais, outras aplicações, como encefalopatia hepática, hepatite crônica B, síndrome metabólica, esclerose múltipla, distonia mioclônica, transtorno do espectro autista, púrpura trombocitopênica imune, doença do enxerto *versus* hospedeiro e sepse, estão em investigação.[11,12]

A utilização sistemática do TMF como opção terapêutica enfrenta vários desafios, principalmente pela dificuldade de estabelecer quais seriam os doadores ideais e pela falta de *guidelines* com padronização em relação à técnica do procedimento, ao preparo do receptor, ao uso de antibióticos e à sua frequência.[11,12]

CONCLUSÃO

O estudo da microbiota cada vez avança mais nos dias atuais. Ainda há muitas dúvidas e falta de evidências científicas, mas a relevância clínica dos dados apresentados e o aumento exponencial de artigos científicos sobre o tema expõem a necessidade de estar em constante atualização para levar para a prática clínica a melhor evidência científica possível. Deve ser levado em consideração e estar atento para a especificidade das cepas e características de acordo com as doenças específicas ao recomendar um probiótico para o paciente.

A composição e a manipulação da microbiota com prebióticos, probióticos, simbióticos, pós-bióticos e o transplante de microbiota fecal têm espaço reservado na medicina do futuro, na qual o alvo dos estudos tende a ser a microbiota própria de cada indivíduo somada a sua condição clínica para que as intervenções sejam cada vez mais precisas.

REFERÊNCIAS

1. Qin J, Li R, Raes J, Arumugam M, Burgdorf KS, Manichanh C, et al. A human gut microbial gene catalogue established by metagenomic sequencing. Nature. 2010;464(7285):59-65.
2. Guarner F, Khan AG, Garish J, Eliakim R, Gangl A, Thomson A, et al. World Gastroenterology Organisation Global Guidelines: probiotics and prebiotics. October 2011. J Clin Gastroenterol. 2012;46(6):468-81.
3. Yoo YJ, Kim SS. Probiotics and prebiotics: present status and future perspectives on metabolic disorders. Nutrients. 2016;8:173-93.
4. Skórka A, Pieścik-Lech M, Kołodziej M, Szajewska H. Infant formulae supplemented with prebiotics: are they better than unsupplemented formulae? An updated systematic review. Br J Nutr. 2018;119(7):810-25.
5. Floch MH. The role of prebiotics and probiotics in gastrointestinal disease. Gastroenterol Clin North Am. 2018; 47(1):179-91.
6. Szajewska H, Canani RB, Guarino A, Hojsak I, Indrio F, Kolacek S, et al. Probiotics for the prevention of antibiotic-associated diarrhea in children. J Pediatr Gastroenterol Nutr. 2016;62(3):495-506.
7. Szajewska H, Canani RB, Domellof M, Guarino A, Hojsak I, Indrio F, et al. Probiotic for the management of pediatric gastrointestinal disorders: position paper of the ESPGHAN special interest group on gut microbiota and modifications. JPGN. 2022;76:232-47.
8. Francavilla R, Cristofori F, Indrio F. Indications and recommendations by societies and institutions for the use of probiotics and prebiotics in paediatric functional intestinal disorders. J Pediatr Gastroenterol Nutr. 2016;63(1):36-7.
9. Altcheh J, Carosella MV, Ceballos A, DÁndrea U, Jofre SM, Marotta C, et al. Randomized, direct comparison study of Saccharomyces boulardii CNCM I-745 versus multi-strained Bacillus clausii probiotics for the treatment of pediatric acute gastroenteritis. Medicine. 2022;101:36.
10. Guandalini S, Cernat E, Moscoso D. Prebiotics and probiotics in irritable bowel syndrome and inflammatory bowel disease in children. Benef Microbes. 2015;6(2):209-17.
11. Panchal P, Budree S, Scheeler A, Medina G, Seng M, Wong WF, et al. Scaling safe access to fecal microbiota transplantation: past, present, and future. Curr Gastroenterol Rep. 2018;20(4):14.
12. Cohen NA, Maharshak N. Novel indications for fecal microbial transplantation: update and review of the literature. Dig Dis Sci. 2017;62(5):1131-45.
13. Chen K, Zhang G, Xie H, You L, Li H, Zhang Y, et al. Efficacy of Bifidobacterium animalis subsp. lactis, BB-12® on infant colic: a randomised, double-blinded, placebo-controlled study. Benef Microbes. 2021;12(6):531-40.
14. Chen K, Liu C, Li H, Lei Y, Zeng C, Xu S, et al. Infantile colic treated with Bifidobacterium longum CECT 7894 and Pediococcus pentosaceus CECT 8330: a randomized, doble-blind placebo controlled trial. Frontiers Pediatr. 2021;9:635176.
15. Astó E, Huedo P, Altadill T, Garcia MA, Sticco M, Perez M. et al. Probiotic properties of Bifidobacterium longum KABPO42 and Pediococcus pentosaceus KABP041 show potential to counteract functional gastrointestinal disorders in an observational pilot trial in infants. Frontiers Microbiol. 2022;12:741391.

16. Wadhwa A, Kesavelu D, Kumar K, Chatterjee P, Jog P, Gopalan S, et al. Role of Lactobacillus reuteri DSM 17938 on crying time reduction in infantile colic and its impact on maternal depression: a real-life clinic-based study. Clin Pract. 2022;12(1):37-45.
17. Henrick B, Rodriguez L, Lakshmikanth T, Pou C, Henckel E, Arzoomand A. Bifidobacteria-mediated immune system imprinting early in life. Cell. 2021;184(15):3884-98.e11.
18. Gao X, Zhu Y, Wen Y, Liu G, Wan C. Efficacy of probiotics in non-alcoholic fatty liver disease in adult and children: a meta-analysis of randomized controlled trials. Hepatol Res. 2016;46(12):1226-33.
19. Shin A, Preidis GA, Shulman R, Kashyap P. The gut microbiome in adult and pediatric functional gastrointestinal disorders. Clin Gastroenterol Hepatol. 2019;17(2):256-74.
20. Wei L, Singh R, Goshal UC. Enterochromaffin cells-gut microbiota crosstalk: underpinning the symptoms, pathogenesis, and pharmacotherapy in disorders of gut-brain interaction. J Gastroenterol Motil. 2022;28(3):357-75.

SEÇÃO 2

Microbiota e pré-natal

5

O microbioma no cenário uterino: verdadeiro ou falso?

Mariana González de Oliveira
Marôla Flores da Cunha Scheeren

DESTAQUES

- O microbioma é um ecossistema complexo composto de trilhões de microrganismos que residem no corpo humano e desempenham papel fundamental na saúde e no funcionamento do organismo.
- Embora a maioria das pesquisas tenha se concentrado no intestino, recentemente tem havido interesse crescente em compreender o microbioma do trato reprodutivo feminino, incluindo o uterino.
- Até recentemente, acreditava-se que o ambiente intrauterino era estéril. Porém, estudos mais recentes têm demonstrado a possibilidade de o útero ter algum tipo de microbioma incipiente ou subprodutos bacterianos, o qual poderia exercer influências sobre a saúde do feto e do recém-nascido.
- Neste capítulo será explorada a questão: o microbioma no cenário uterino é verdadeiro ou falso?

INTRODUÇÃO

"Microbioma" é um termo usado para descrever o conjunto de microrganismos, como bactérias, vírus, fungos e leveduras que vivem em simbiose em um ecossistema particular: humano, animal ou planta. Nos seres humanos, o microbioma é composto de trilhões de microrganismos, principalmente bactérias que habitam diferentes partes do corpo, como a pele, o trato gastrointestinal, o trato respiratório e o trato urogenital. Esses organismos são tão numerosos que o material genético bacteriano é até 10 vezes maior que o material genético humano, e 97% dessas bactérias estão no intestino grosso.[1]

Essa comunidade microbiana não apenas divide um hábitat, mas desempenha papel fundamental na saúde e no funcionamento do ecossistema. Embora a palavra "microbioma" seja frequentemente associada à flora intestinal, é importante destacar que existem microbiomas específicos para cada região do corpo.

Além de altamente complexa e diversificada, pode ser composta de milhares de espécies diferentes, que interagem entre si e com outros organismos de várias maneiras. Por exemplo, o microbioma intestinal está envolvido na digestão de alimentos, na síntese de vitaminas e na regulação do sistema imune. Já o microbioma da pele desempenha papel importante na proteção contra patógenos e na manutenção da saúde desse órgão. Alguns exemplos de como as ações exercidas pelo microbioma intestinal podem contribuir para o hospedeiro podem ser encontrados na Tabela 1.[2]

A formação do microbioma começa antes mesmo do nascimento e é influenciada por diversos fatores, como a genética, o ambiente em que vivemos, a dieta, o uso de medicamentos e até mesmo o tipo de parto. Durante os primeiros anos de vida, o microbioma passa por um processo de estabelecimento e maturação, sendo moldado por esses fatores e por suas interações com o ambiente (Figura 1). Um microbioma pode ter uma simbiose saudável ou não com seu ecossistema.

Um microbioma saudável é caracterizado pela diversidade microbiana e pelo equilíbrio entre os diferentes microrganismos presentes. Seria uma relação em que o corpo humano oferece um ambiente adequado e nutrientes para o crescimento microbiano, enquanto os micróbios ajudariam a exercer funções como desenvolver o sistema imune, auxiliar funções metabólicas ou defender o organismo contra infecções.[3] No entanto, alterações nesse ambiente, como um desequilíbrio na composição das espécies microbianas (disbiose), podem estar associadas a várias doenças e condições, como doenças inflamatórias intestinais, obesidade, diabetes, alergias e até mesmo distúrbios do humor.

Nos últimos anos, o estudo do microbioma tem despertado interesse significativo na comunidade científica, pois está se tornando cada vez mais evidente a importância desses microrganismos para a saúde humana. Os pesquisadores dedicados a essa área buscam compreender melhor a inter-relação entre os

TABELA 1 Ações e efeitos dos micróbios intestinais para o hospedeiro

Ações	Efeitos
Fermentação de carboidratos	Produção de ácidos graxos de cadeia curta como fonte de energia
Supressão da lipase lipoproteica em adipócitos	Metabolismo de lipídeos
Aumento nas concentrações de ácidos pirúvico, cítrico, fumárico e málico na circulação	Fontes de energia
Folato, butirato, acetato	Possíveis efeitos epigenéticos
Proteinases e peptidases microbianas	Conversão de aminoácidos em peptídeos antimicrobianos
Síntese de vitaminas	Vitamina K, componentes de vitamina B
Conversão de ácidos biliares primários	Síntese de ácidos biliares secundários
Desintoxicação	Contaminantes ambientais podem ser metabolizados por micróbios em compostos tóxicos
Antimicrobianas	Produção de mucina, peptídeos antimicrobianos, padrões de reconhecimento de receptores, síntese de imunoglobulinas
Produção de aminoácidos	Síntese de triptofano
Imunomodulação, tolerância e defesa do hospedeiro	Imunoglobulina A secretória, células dendríticas, desenvolvimento de células T, imunidade inata

Fonte: adaptada de Groer, 2015.[2]

microrganismos e o organismo humano, bem como desenvolver terapias e intervenções que visem promover um ecossistema saudável e que possa prevenir ou tratar doenças associadas a disfunções microbiológicas.

Em resumo, o microbioma é o conjunto de microrganismos que habitam diferentes partes do corpo humano, desempenhando papel crucial na saúde e no funcionamento do organismo hospedeiro. Seu estudo tem o potencial de revolucionar a forma como a saúde é compreendida e abordada, abrindo novas perspectivas para a prevenção e o tratamento de uma ampla gama de doenças.

O MICROBIOMA UTERINO

A existência do microbiano uterino tem sido debatida há quase um século e meio. De acordo com o paradigma do útero estéril, o microbioma fetal seria

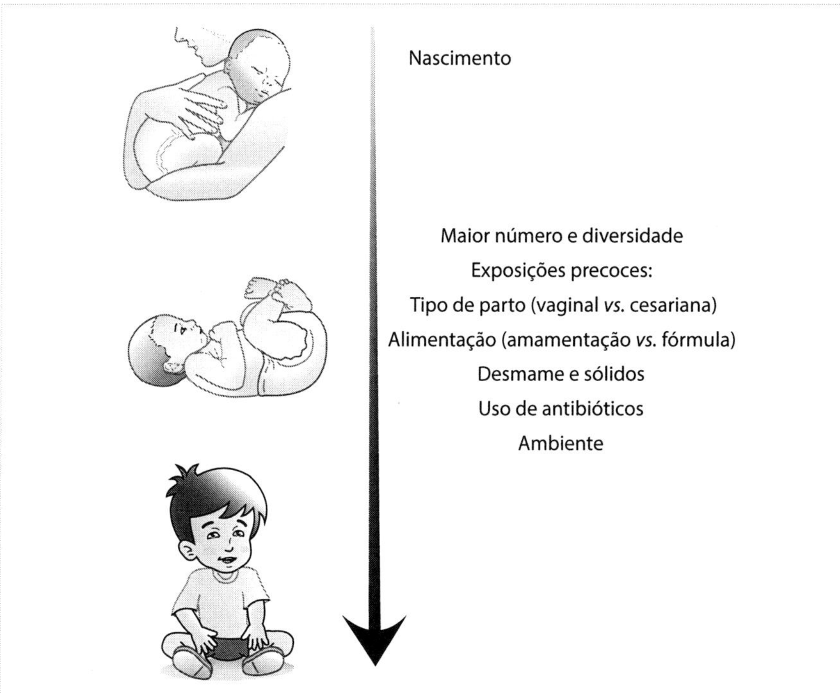

FIGURA 1 Exposições precoces que alteram o microbioma.

adquirido durante a passagem pelo canal de parto e após o nascimento.[4] Entretanto, empregando técnicas de identificação molecular, pesquisadores têm encontrado comunidades bacterianas não apenas no útero, mas também na placenta, no líquido amniótico, no cordão umbilical e no mecônio de gestações saudáveis. Esses achados desafiaram a compreensão do "paradigma do útero estéril" e mudaram a forma como cientistas, pesquisadores e clínicos compreendiam a colonização do intestino fetal e seu papel no desenvolvimento humano.

O útero, anteriormente considerado estéril, é agora reconhecido como um ambiente dinâmico que abriga diversos microrganismos.

Estudos recentes revelaram a presença de um microbioma uterino, embora sua composição e função ainda estejam sendo investigadas. Comprovou-se que exposições maternas e precoces podem contribuir para o desenvolvimento da microbiota intestinal, causando disbiose, ou o desequilíbrio da composição bacteriana normal.[5-7] Dessa forma, exposições ambientais (poluição, tabagismo, tipo de dieta, uso de antibióticos) e até mesmo a via de parto (vaginal ou cesariana) podem causar alterações na colonização intestinal do feto.

A disbiose do intestino infantil tem sido associada ao desenvolvimento de vários distúrbios crônicos e metabólicos, incluindo asma, doenças alérgicas e obesidade.[8,9] Além disso, o dogma clássico de que o feto reside em um ambiente microbiologicamente estéril tem sido abandonado na última década, com a comprovação de que a colonização intestinal fetal começa no útero.

Os outros componentes do ambiente fetal (placenta, córion, vilosidades, líquido amniótico e cordão umbilical) também têm demonstrado uma flora bacteriana que exerce influência na colonização do intestino fetal. A placenta, por exemplo, contém baixa abundância de espécies em sua maioria não patogênicas, especialmente dos filos Firmicutes, Tenericutes, Proteobacteria, Bacteroidetes e Fusobacteria. Aagaard et al.[10] demonstraram que as espécies presentes na placenta são similares às encontradas na cavidade oral humana. Sua origem parece ser a disseminação hematogênica a partir da boca para a placenta, em vez da contaminação ascendente a partir do trato vaginal (Figura 2). O tipo de colonização placentária também parece estar implicado na origem do trabalho de parto prematuro, e sua composição pode ser alterada pelo uso materno de antimicrobianos e até mesmo por sua higiene oral.[11]

Acredita-se também que o microbioma uterino possa exercer influência sobre a fertilidade de várias maneiras. Por exemplo, certas bactérias podem afetar a

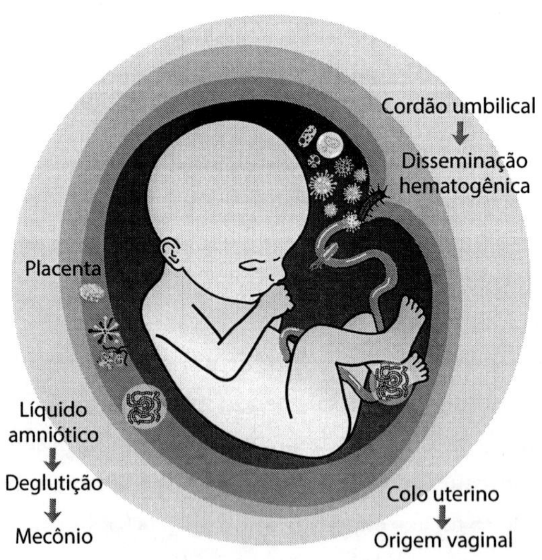

FIGURA 2 O primeiro contato com bactérias inicia-se no útero.

qualidade do muco cervical, tornando-o hostil aos espermatozoides ou interferindo em sua capacidade de se mover em direção ao óvulo. Além disso, alterações no microbioma podem levar a inflamações no útero, que poderiam prejudicar a implantação do embrião. Outro aspecto interessante é a possível influência sobre a própria saúde gestacional. Estudos sugerem que certas bactérias benéficas podem ajudar a prevenir infecções intrauterinas, protegendo o feto de possíveis complicações. Além disso, pode interagir com o sistema imune materno, desempenhando papel na tolerância imunológica necessária para uma gestação saudável.

Em conjunto, esses achados sugerem fortemente que o primeiro contato com bactérias para muitos bebês não ocorre no nascimento, mas começa no útero. Como ocorre a colonização da placenta, do líquido amniótico e do feto ainda não está claro. Os micróbios potencialmente ganham acesso ao ambiente intrauterino pela ascensão da vagina e/ou se originam do intestino e da cavidade oral através da corrente sanguínea.

No entanto, é importante ressaltar que a pesquisa sobre o microbioma uterino apresenta desafios significativos. A coleta de amostras é um dos principais obstáculos, pois é necessário evitar a contaminação durante o processo de coleta. A introdução de microrganismos da vagina ou do trato urinário pode afetar os resultados e dificultar a interpretação dos dados. Portanto, são necessários métodos de coleta de amostras rigorosos e padronizados.

Além disso, ainda não existe consenso sobre como definir e caracterizar o microbioma uterino. A diversidade de microrganismos presentes e sua interação complexa com o hospedeiro tornam desafiadora a criação de uma taxonomia e classificação precisas. Novas técnicas e abordagens estão sendo desenvolvidas para superar esses desafios e avançar no conhecimento sobre o microbioma uterino.

Apesar das limitações e lacunas de conhecimento, as pesquisas sobre o assunto oferecem perspectivas animadoras. A modulação do microbioma uterino pode se tornar uma abordagem terapêutica inovadora para o tratamento de condições ginecológicas e até mesmo fetais. A administração de probióticos específicos ou a manipulação desse ecossistema com outras estratégias pode ajudar a restaurar o equilíbrio microbiano no útero e melhorar a saúde reprodutiva e gestacional.

A compreensão aprofundada do microbioma uterino também pode levar a avanços no campo da medicina personalizada. A análise do ambiente uterino pode fornecer informações únicas sobre a saúde de uma mulher e ajudar a orientar a seleção de tratamentos mais adequados e individualizados. No entanto, é crucial que sejam realizadas pesquisas adicionais para validar as descobertas iniciais e entender melhor os mecanismos subjacentes. Estudos controlados e longitudinais em grande escala são necessários para fornecer evidências sólidas e estabelecer relações causais entre o microbioma uterino e a saúde reprodutiva feminina.

O MICROBIOMA UTERINO E O DESENVOLVIMENTO DO FETO

O microbioma uterino emerge como fator essencial no desenvolvimento do feto e na saúde perinatal. Publicações recentes sugerem que possa influenciar na formação e no crescimento adequado do feto, além de desempenhar papel crítico na programação metabólica e do sistema imune do recém-nascido (RN).

Durante a gravidez, acredita-se que o microbioma uterino possa afetar o desenvolvimento fetal de várias maneiras. Por exemplo, estudos demonstraram que certas bactérias presentes no útero estão envolvidas na produção de metabólitos que podem passar pela placenta e afetar o desenvolvimento fetal, alterando seu metaboloma.[12]

Além disso, parece influenciar diretamente a resposta imunológica do feto. Durante a gestação, o sistema imune da mãe passa por mudanças significativas para tolerar o feto em desenvolvimento. O microbioma uterino desempenha papel nesse processo, ajudando a modular a resposta imunológica materna e contribuindo para facilitar a tolerância imunológica em relação ao feto. Dessa forma, poderia afetar a programação do sistema imune do feto, influenciando sua suscetibilidade a doenças no futuro.

Estudo recente, ainda em fase experimental, demonstrou que a microbiota materna impulsiona o desenvolvimento do sistema de imunidade inata pós-natal precoce. Supõe-se que a colonização pós-natal do corpo com micróbios seja o principal estímulo ao desenvolvimento imunológico pós-natal. Os pesquisadores colonizaram transitoriamente camundongos fêmeas grávidas e mostraram que a microbiota materna molda o sistema imune da prole. A colonização materna reprogramou os perfis transcricionais intestinais da prole, incluindo o aumento da expressão de genes que codificam peptídeos antibacterianos epiteliais e o metabolismo de moléculas microbianas. Alguns desses efeitos foram dependentes de anticorpos maternos que potencialmente retêm moléculas microbianas e as transmitem à prole durante a gravidez e pelo leite. Filhotes nascidos de mães transitoriamente colonizadas na gestação são mais capazes de evitar respostas inflamatórias a moléculas microbianas e a penetração de micróbios intestinais.[13]

Outras pesquisas, também realizadas em animais, apontam que o microbioma uterino pode influenciar diretamente o metabolismo do feto. Alterações no ecossistema durante a gravidez têm sido associadas a distúrbios metabólicos, como obesidade e resistência à insulina, em descendentes. Esses achados corroboram a impressão de que possa desempenhar papel na programação metabólica do feto, afetando seu risco de desenvolver doenças metabólicas mais tarde na vida.

No entanto, é importante ressaltar que a pesquisa sobre o impacto do microbioma uterino no desenvolvimento fetal ainda está em seus estágios iniciais. Estudos em humanos são limitados, e a maioria das evidências vem de estudos observacionais e experimentais em animais. São necessárias mais pesquisas para entender completamente os mecanismos subjacentes e o estabelecimento de relações causais. Além disso, a complexidade do microbioma uterino e sua interação com outros fatores, como o microbioma intestinal da mãe, tornam o campo ainda mais desafiador. O equilíbrio entre microrganismos benéficos e patogênicos no útero é fundamental para um desenvolvimento fetal saudável, por isso alterações nesse equilíbrio podem ter consequências significativas.

Apesar das limitações atuais, o potencial do microbioma uterino para influenciar o desenvolvimento do feto abre novas perspectivas para a medicina reprodutiva. A modulação do ecossistema uterino pode ser considerada uma estratégia terapêutica para melhorar a saúde perinatal. No entanto, mais estudos são necessários para entender melhor os mecanismos envolvidos, identificar intervenções eficazes e garantir a segurança dessas abordagens.

O MICROBIOMA UTERINO E O SISTEMA IMUNE FETAL

Como comentado anteriormente, o microbioma uterino parece influenciar diretamente o desenvolvimento do sistema imune fetal. Durante a vida intrauterina, o feto é exposto a uma variedade de sinais microbianos provenientes do ambiente uterino. Esses sinais ajudam a moldar a programação e a maturação do sistema imune do feto, preparando-o para responder adequadamente a ameaças futuras. Acredita-se que a exposição precoce a microrganismos específicos do ambiente uterino possa desempenhar papel fundamental na resposta e na diferenciação das células imunológicas do feto. Modelos animais mostraram que a falta de exposição microbiana durante a vida intra e extrauterina está associada a alterações no desenvolvimento e na função do sistema imune fetal.

Também há evidências crescentes que apoiam a existência de um papel causal entre a disbiose e a desregulação imunológica. Em 1989, Strachan[14] propôs a “hipótese da higiene”, postulando que a diminuição da exposição a agentes infecciosos e antígenos diversos resultaria em estimulação inadequada de nosso sistema imune em desenvolvimento, levando ao aumento da prevalência de doenças modernas relacionadas à regulação imunológica. O termo mais recente, “hipótese da microflora”, reconhece um papel mediador para a distorção disbiótica da tolerância imunológica causada por antibióticos e/ou outras influências ambientais modernas.[15] A Tabela 2 ilustra algumas associações epidemiologicamente ligadas ao desenvolvimento de reações alérgicas.

TABELA 2 Exposições epidemiologicamente associadas a reações alérgicas

1. Colonização vaginal materna por *Ureaplasma urealyticum*
2. Uso materno de antibióticos
3. Parto cesáreo (quando comparado ao vaginal)
4. Parto hospitalar (quando comparado ao domiciliar)
5. Baixa diversidade bacteriana intestinal durante o período neonatal
6. Exposição neonatal a antibióticos
7. Exposição a antibióticos no primeiro ano de vida
8. Usar máquina de lavar louça (comparado a lavar a mão)
9. Pais limparem a chupeta com a própria boca

Fonte: adaptada de Meropol e Edwards, 2015.[16]

Essas descobertas levantam a hipótese de que o microbioma uterino desempenha papel crítico na prevenção de doenças autoimunes e alérgicas no futuro do indivíduo. A exposição adequada a microrganismos no útero pode ajudar a estabelecer a tolerância imunológica e a promover uma resposta equilibrada a antígenos.

Além disso, o equilíbrio da comunidade uterina é essencial para um desenvolvimento imunológico adequado. Desequilíbrios ou alterações no microbioma podem levar a respostas imunes inadequadas e aumentar o risco de doenças imunológicas no futuro.

Assim como crenças históricas de que o ambiente fetal é mantido estéril, também era a antiga visão de um sistema imune fetal imaturo e inativo.[17] Fica cada vez mais evidente que o feto está exposto a antígenos ambientais por meio de sua mãe; o sistema imune fetal interage de perto e é influenciado pelo sistema imune materno, tanto fisiológica quanto metabolicamente.[18] Mesmo que a placenta atue como uma barreira física entre a mãe e o feto, vários fatores maternos, como hormônios, citocinas, bactérias intestinais maternas e possivelmente seus metabólitos, também podem ser transmitidos ao ambiente intrauterino e afetar o sistema imune fetal.[19]

O MICROBIOMA UTERINO E O METABOLISMO DO FETO

O microbioma uterino tem sido reconhecido como um potencial influenciador do metabolismo do feto durante o desenvolvimento fetal. Há cada vez mais evidências de que a programação microbiana para a saúde ou a doença tenha início na vida fetal e de que o ambiente intrauterino possa afetar o feto e desempenhar papel crítico na determinação do risco de doenças metabólicas ao longo da vida.

Acredita-se que o microbioma uterino possa influenciar o metabolismo fetal de várias maneiras. Primeiramente, certos microrganismos presentes no útero têm a capacidade de produzir metabólitos bioativos, como ácidos graxos de cadeia curta. Esses metabólitos têm sido associados a efeitos benéficos na saúde metabólica, incluindo regulação do peso corporal, controle da glicose e melhora da função intestinal.

Além disso, estudos em animais sugerem que alterações no microbioma uterino durante a gravidez podem levar a mudanças no metabolismo fetal. Por exemplo, a falta de exposição a microrganismos específicos pode estar associada ao desenvolvimento de distúrbios metabólicos, como obesidade, resistência à insulina e doenças cardiovasculares, no futuro.

A composição do microbioma uterino também pode afetar o metabolismo do feto por interações com o sistema imune materno. A inflamação e a ativação imunológica materna desreguladas podem levar a alterações metabólicas no feto. O ambiente uterino desempenha um papel na modulação da resposta imunológica materna, o que pode influenciar indiretamente o metabolismo fetal.

Mais uma vez, é importante destacar que a pesquisa sobre a influência do microbioma uterino sobre o metabolismo fetal ainda está em estágios iniciais. São necessários estudos adicionais, especialmente em humanos, para confirmar essas descobertas e entender os mecanismos subjacentes.

Outro desafio enfrentado nessa área é a complexidade da interação entre o microbioma uterino e outros fatores, como o microbioma intestinal da mãe. O equilíbrio e a diversidade do ecossistema uterino são essenciais para um metabolismo fetal adequado. Alterações nesse equilíbrio podem levar a respostas metabólicas desfavoráveis e aumentar o risco de distúrbios metabólicos futuros.

Outro aspecto interessante a considerar é que estudos sobre a microbiota do mecônio estão se acumulando para fornecer novos *insights* sobre como a colonização inicial molda a composição microbiana do intestino infantil e suas relações com a saúde e a doença futuras. As influências intrauterinas no desenvolvimento da microbiota meconial são amplamente desconhecidas e especulativas.[20] A colonização microbiana pré-natal pode desempenhar papel importante na adaptação do feto para a vida após o nascimento e, como tal, requer testes rigorosos para detectar a presença de micróbios e confirmar seu papel.

Apesar das limitações atuais, a compreensão da influência do microbioma uterino sobre o metabolismo fetal pode ter implicações importantes na saúde metabólica de longo prazo. Estratégias terapêuticas e intervenções direcionadas ao microbioma uterino podem ser desenvolvidas para prevenir distúrbios metabólicos no futuro.

O MICROBIOMA UTERINO E A SAÚDE DE PREMATUROS

O microbioma uterino desempenha papel crucial na saúde dos prematuros. Bebês nascidos prematuramente, antes de completar 37 semanas de gestação, geralmente têm o próprio microbioma imaturo, com menor diversidade microbiana e composição desequilibrada. Essa imaturidade pode ter consequências significativas para a saúde desses bebês.

O RN prematuro de muito baixo peso (inferior a 1.500 g), especificamente, é retirado de modo precoce de um ambiente uterino que deveria oferecer maior apoio e proteção, no qual o crescimento e o desenvolvimento prosseguem de forma programada e em etapas, para um ambiente extrauterino caótico e tóxico. A sucessão microbiana e o estabelecimento da microbiota em vários nichos corporais ocorrem logo após o nascimento, tanto nos nascidos a termo quanto nos prematuros, mas o prematuro, por ser vulnerável e imaturo, enfrenta ameaças e riscos adicionais relacionados ao desenvolvimento microbiano.

Estudos evidenciam que bebês prematuros têm maior risco de desenvolver complicações relacionadas à imaturidade do sistema imune e ao desequilíbrio microbiano. O microbioma uterino é uma fonte importante de microrganismos benéficos que desempenham papel crucial no desenvolvimento do sistema imune e na proteção contra infecções. Os prematuros perdem precocemente o contato com esse ambiente e seus benefícios.

A falta de exposição aos germes adequados pode levar à colonização precoce do intestino por microrganismos patogênicos, aumentando o risco de infecções e complicações. Essas infecções podem afetar o trato respiratório, o trato gastrointestinal e outros órgãos, levando a problemas de saúde de curto e longo prazo que podem ser ainda mais impactantes que nos bebês a termo.

Além disso, o desequilíbrio microbiano nos bebês prematuros está associado a distúrbios gastrointestinais, como enterocolite necrosante (ECN) e a displasia broncopulmonar, só para citar duas das principais complicações presentes em unidades de terapia intensiva (UTI) neonatal. A ECN é uma condição grave que causa inflamação e morte do tecido intestinal e pode levar a danos permanentes no sistema digestório. A displasia broncopulmonar por interrupção do desenvolvimento respiratório, com alterações não apenas morfológicas mas também funcionais, é bastante associada a desequilíbrios de natureza infecciosa e inflamatória.

A influência do microbioma uterino na saúde dos prematuros também se estende à função imunológica. A exposição precoce a microrganismos benéficos durante a vida intrauterina ajuda a educar e desenvolver o sistema imune do feto, preparando-o para lidar com ameaças futuras. A falta dessa exposição pode comprometer a resposta imunológica dos prematuros, tornando-os mais suscetíveis a complicações, infecções e doenças, como as citadas anteriormente.

Intervenções que visam promover um microbioma saudável em bebês prematuros têm sido objeto de estudos. Por exemplo, priorizar a oferta de leite materno cru da própria mãe ou a administração de probióticos, que são microrganismos benéficos, são estratégias que têm sido exploradas visando melhorar a saúde intestinal e reduzir o risco de complicações nos prematuros. No entanto, mais estudos bem delineados nessa população específica são necessários para determinar a eficácia e a segurança dessas intervenções.

O MICROBIOMA UTERINO E A SAÚDE DO RECÉM-NASCIDO A TERMO

O microbioma uterino também desempenha papel fundamental na saúde dos RN a termo, ou seja, aqueles que nascem após 37 semanas de gestação. Assim como nos bebês prematuros, esse ambiente contribui para o desenvolvimento de um sistema imune saudável e para a proteção contra doenças também em RN a termo.

Como visto anteriormente, o microbioma uterino fornece a exposição a microrganismos benéficos que ajudam a colonizar o intestino do bebê e a desenvolver uma comunidade microbiana diversa e equilibrada. Essa exposição a germes que promovem uma interação saudável desempenha papel crucial na proteção contra infecções. Os microrganismos benéficos presentes no ambiente uterino ajudam a fortalecer o sistema imune do RN, tornando-o mais resistente a patógenos prejudiciais. Além disso, é capaz de produzir substâncias antimicrobianas que podem inibir o crescimento de bactérias nocivas.

A presença de um microbioma uterino saudável está associada à redução no risco de infecções respiratórias, gastrointestinais e de pele em RN a termo. Essas infecções são comuns nos primeiros meses de vida e podem levar a complicações graves. Portanto, um ambiente uterino diverso e equilibrado desempenha papel protetor significativo na saúde desses bebês.

Além disso, assim como em prematuros, também influencia o desenvolvimento do sistema imune do RN a termo. A exposição a microrganismos benéficos no útero promove a maturação e a regulação do sistema imune, ajudando a evitar respostas inflamatórias excessivas ou respostas imunológicas inadequadas. Isso é especialmente importante no período neonatal, quando o sistema imune está se desenvolvendo e se adaptando ao ambiente externo.

Apesar dessas descobertas promissoras, ainda há muito a ser explorado no campo da influência do microbioma uterino na saúde dos RN a termo. A compreensão dos mecanismos exatos pelos quais o ecossistema uterino afeta a saúde do RN requer pesquisas adicionais. Além disso, questões como a importância da dieta materna, do parto e da amamentação na formação desse ecossistema e sua influência na saúde do RN precisam ser mais bem investigadas.

Um microbioma uterino saudável contribui para o desenvolvimento de um sistema imune robusto, proteção contra infecções e prevenção de doenças crônicas. Essas descobertas ressaltam a importância de investir na promoção da saúde reprodutiva e do acompanhamento pré-natal adequado durante a gravidez, por medidas como uma dieta equilibrada e estilo de vida saudável, para garantir um bom começo de vida para os RN.

CONCLUSÃO

O microbioma é o conjunto de microrganismos que habitam diferentes partes do corpo humano, desempenhando papel crucial na saúde e no funcionamento do organismo hospedeiro. Seu estudo tem o potencial de revolucionar a forma como a saúde é compreendida e abordada, abrindo novas perspectivas para a prevenção e o tratamento de uma ampla gama de doenças.

Nos últimos anos, o estudo do microbioma tem despertado interesse significativo na comunidade científica, pois está se tornando cada vez mais evidente a importância desses microrganismos na saúde humana. Os pesquisadores dedicados a essa área buscam compreender melhor a inter-relação entre os microrganismos e o organismo humano, bem como desenvolver terapias e intervenções que visem promover um ecossistema saudável e que possa prevenir ou tratar doenças associadas a disfunções microbiológicas.

A compreensão aprofundada do microbioma uterino também pode levar a avanços no campo da medicina personalizada. A análise do ambiente uterino pode fornecer informações únicas sobre a saúde de uma mulher e ajudar a orientar a seleção de tratamentos mais adequados e individualizados. No entanto, é crucial que sejam realizadas pesquisas adicionais para validar as descobertas iniciais e entender melhor os mecanismos subjacentes.

Estudos controlados e longitudinais em grande escala são necessários para fornecer evidências sólidas e estabelecer relações causais entre o microbioma uterino e a saúde reprodutiva feminina.

REFERÊNCIAS

1. Li J, Jia H, Cai X, Zhong H, Feng Q, Sunagawa S, et al. An integrated catalog of reference genes in the human gut microbiome. Nat Biotechnol. 2014;32(8):834-41.
2. Groer MW, et al. Birth Defects Research (Part C). 2015;105:252-64.
3. Chow J, Lee SM, Shen Y, Khosravi A, Mazmanian SK. Host-bacterial symbiosis in health and disease. In: Fagarasan S, Cerutti A (eds.). Advances in immunology. Academic Press; 2010. p.243-74. (Mucosal Immunity; v.107). Disponível em: https://www.sciencedirect.com/science/article/pii/B9780123813008000083. Acesso em: 5 abr. 2024.
4. Perez-Muñoz ME, Arrieta MC, Ramer-Tait AE, Walter J. A critical assessment of the "sterile womb" and "in utero colonization" hypotheses: implications for research on the pioneer infant microbiome. Microbiome. 2017;5(1):48.
5. Arrieta MC, Stiemsma LT, Amenyogbe N, Brown EM, Finlay B. The intestinal microbiome in early life: health and disease. Front Immunol. 2014;5:427.
6. Penders J, Thijs C, Vink C, Stelma FF, Snijders B, Kummeling I, et al. Factors influencing the composition of the intestinal microbiota in early infancy. Pediatrics. 2006;118:511-21.
7. Azad MB, Konya T, Maughan H, Guttman DS, Field CJ, Chari RS, et al. Gut microbiota of healthy Canadian infants: profiles by mode of delivery and infant diet at 4 months. CMAJ. 2013;185:385-94.
8. Candela M, Rampelli S, Turroni S, Severgnini M, Consolandi C, De Bellis G, et al. Unbalance of intestinal microbiota in atopic children. BMC Microbiol. 2012;12:1-9.
9. Kalliomaki M, Collado MC, Salminen S, Isolauri E. Early differences in fecal microbiota composition in children may predict overweight. Am J Clin Nutr. 2008;87(3):534-8.

10. Aagaard K, Ma J, Antony KM, Ganu R, Petrosino J, Versalovic J. The placenta harbors a unique microbiome. Sci Transl Med. 2014;6(237):237ra65.
11. Mysorekar IU, Cao B. Microbiome in parturition and preterm birth. Semin Reprod Med. 2014;32(1):50-5.
12. Pessa-Morikawa T, Husso A, Kärkkäinen O, Koistinen V, Hanhineva K, Iivanainen A, et al. Maternal microbiota-derived metabolic profile in fetal murine intestine, brain and placenta. BMC Microbiol. 2022;22(1):46.
13. Gomez de Agüero M, Ganal-Vonarburg SC, Fuhrer T, Rupp S, Uchimura Y, Li H, et al. The maternal microbiota drives early postnatal innate immune development. Science. 2016;351(6279):1296-302.
14. Noverr MC, Huffnagle GB. The "microflora hypothesis" of allergic diseases. Clin Exp Allergy J Br Soc Allergy Clin Immunol. 2005;35(12):1511-20.
15. Brugman S, Perdijk O, van Neerven RJ, Savelkoul HFJ. Mucosal immune development in early life: setting the stage. Arch Immunol Ther Exp Warsz. 2015;63:251-68.
16. Meropol; Edwards, Birth Defects Research (Part C). 2015;105:228-39.
17. Romano-Keeler J, Weitkamp JH. Maternal influences on fetal microbial colonization and immune development. Pediatr Res. 2015;77:189-95.
18. Hsu P, Nanan R. Foetal immune programming: hormones, cytokines, microbes and regulatory T cells. J Reprod Immunol. 2014;104105:2-7.

6

O microbioma pré-natal e os bióticos no processo de programação metabólica

Ramon V. Cortez
Luiz Gustavo Sparvoli
Carla R. Taddei

DESTAQUES

- O enigma da tolerância materna que desafia a teoria da imunossupressão temporária e destaca a complexidade da resposta imune materna ao feto.
- O microbioma vaginal na gravidez e a importância do gênero *Lactobacillus* no controle do pH e na inibição de patógenos.
- O remodelamento da microbiota intestinal durante a gravidez, influenciando o metabolismo e a saúde da gestante e favorecendo adequada programação metabólica fetal.
- O paradigma do útero estéril que gera debates sobre a presença ou não de bactérias no útero durante a gestação.

INTRODUÇÃO

A gestação é um período em que ocorrem diversas mudanças físicas, psicológicas e sociais na vida da mulher. Essas alterações fazem parte do contexto do período gestacional e englobam características necessárias para o desenvolvimento adequado do feto, mas em determinadas situações essas modificações podem propiciar o desenvolvimento de comorbidades nesse período.[1]

Um dos maiores enigmas da biologia reprodutiva é o desenvolvimento da gestação em mulheres com um sistema imune íntegro.[2] O mecanismo de tolerância materna ao feto ainda não está esclarecido. Por muitos anos, a gravidez foi considerada um estado de imunossupressão temporária e localizada, mas essa teoria foi contestada por inúmeras evidências que demonstram a ocorrência de resposta imune materna aos antígenos fetais.[2]

Hoje se sabe que, durante uma gestação normal, há o desenvolvimento de inflamação leve e transitória na interface materno-fetal, e participam desse processo vários fatores, mecanismos e células. A gestação é caracterizada pelo desenvolvimento de resposta imune variável durante seu curso, mas, de forma geral, predomina o perfil anti-inflamatório. Quando esse processo está alterado, podem ocorrer complicações, como o diabetes *mellitus* gestacional (DMG).[3]

O MICROBIOMA FEMININO DURANTE A GESTAÇÃO

Microbioma vaginal

As características histológicas da vagina propiciam um ambiente ideal para a proliferação de microrganismos. Seu epitélio consiste em três camadas: mucosa, muscular e camada adventícia. Nesse epitélio, o muco produzido é proveniente de glândulas presentes na cérvice uterina, já que em sua composição não estão presentes glândulas produtoras de muco. Em mulheres adultas, o epitélio vaginal apresenta-se estratificado e pavimentoso, conferindo ao órgão proteção contra agressões físicas e invasão de patógenos, auxiliando a manutenção da umidade vaginal e na produção de substâncias, como o glicogênio.[4] Além de produzir uma grande quantidade de glicogênio na fase estrogênica do ciclo menstrual e durante a gestação, esse epitélio é responsável por armazená-lo e liberá-lo para a luz vaginal durante a descamação do epitélio. O glicogênio liberado sofrerá a ação de amilases produzidas por células epiteliais presentes na vagina, sendo, então, clivado em maltose e glicose e servindo de substrato para bactérias que habitam a vagina.[5]

A composição da microbiota feminina varia com a idade, a produção hormonal, o ciclo menstrual, o uso de medicamentos e a atividade sexual. Evidências mostram que a composição da microbiota é importante para a saúde reprodutiva e do trato genital.[6] Como tal, a gravidez é uma condição em que várias adaptações fisiológicas (alterações imunológicas, hormonais e metabólicas) ocorrem para permitir o desenvolvimento fetal adequado, mantendo a saúde materna.[7] Alterações na composição da microbiota são observadas à medida que a gravidez progride, especialmente na microbiota vaginal.[8]

A composição da microbiota vaginal é caracterizada pela presença de diversos microrganismos fermentadores em razão das características ambientais da vagina.[9] O gênero *Lactobacillus* é o mais predominante encontrado em mulheres saudáveis em idade reprodutiva, compreendendo a cerca de 85% da comunidade bacteriana vaginal. As principais espécies presentes na vagina são *L. gasseri, L. crispatus, L. jensenii* e *L. iners.*[6] A predominância de *Lactobacillus* na microbiota vaginal de mulheres saudáveis é um marcador importante para a saúde do trato genital feminino, já que eles são os principais responsáveis pela fermentação lática ocorrida. A produção de lactato garante a acidificação do pH vaginal, criando assim um ambiente ótimo para a reprodução de *Lactobacillus* e inibindo o desenvolvimento de gêneros patogênicos como *Gardnerella, Atopobium* e *Prevotella* presentes na microbiota.[10]

As alterações que o organismo materno sofre durante a gestação ocorrem, na grande maioria, graças ao aumento do feto e suas necessidades e, principalmente, pela constante produção de estrogênio e progesterona ocorrida durante a gestação.[11] Por causa da influência do estrogênio e da progesterona, o epitélio vaginal espessa-se, em razão do acúmulo e da produção constante de glicogênio, além de também estar aumentada sua descamação nesse período, aumentando secreções vaginais.

O glicogênio liberado durante o período gestacional tem importante papel na abundância e na manutenção de *Lactobacillus* na mucosa vaginal. *Lactobacillus* desempenham papel fundamental na imunidade vaginal, além de serem responsáveis pela produção de ácido lático. Dessa forma, o aumento na abundância de *Lactobacillus* garante a manutenção do baixo pH local, tornando, assim, a vagina inóspita para potenciais patógenos.[12] Em geral, a composição da microbiota vaginal tende a apresentar grande abundância de *Lactobacillus,* que aumenta e permanece mais estável à medida que a gravidez progride. No entanto, há alta variabilidade interindividual, além do enriquecimento de outros gêneros, como os pertencentes aos Filos Actinomycetes e Bacteroidetes.[13]

Microbioma intestinal

A constituição da microbiota intestinal humana sofre influência de uma série de fatores, incluindo as espécies microbianas adquiridas no nascimento, genética, fatores imunológicos, antibióticos e também os efeitos da alimentação.[14] A microbiota materna e seu metabolismo também passam por mudanças, relacionadas a adaptações fisiológicas e imunológicas da gestante. De fato, a remodelação da microbiota intestinal é um sinal ativo para a mãe, facilitando variações metabólicas e imunológicas essenciais para uma gravidez bem-sucedida. Assim, acredita-se que modificações na composição da flora intestinal podem afetar o metabolismo da gestante e comprometer o desenvolvimento da gestação.[15]

A composição da microbiota intestinal no primeiro trimestre da gestação é semelhante àquela observada em mulheres não grávidas, sendo os principais gêneros observados *Bacteroides, Ruminococcus, Prevotella* e *Eubacterium*.[16] No entanto, à medida que a gravidez progride, mudanças significativas são observadas e a diversidade aumenta, enquanto a riqueza diminui.[17] Estudos demonstraram que a diminuição da diversidade na microbiota intestinal está associada a um perfil disbiótico, induzindo a produção de marcadores inflamatórios.[18] Por sua vez, esse padrão alterado foi associado a diferentes doenças gestacionais, por exemplo, o DMG e a hipertensão gestacional.[17,19]

Alguns trabalhos sugerem que, em virtude das adaptações gestacionais, a microbiota intestinal passa por variações no decorrer da gestação, chegando ao terceiro trimestre com um perfil mais rico em gêneros produtores de ácidos graxos de cadeia curta (AGCC).[20] Isso favorece a manutenção do perfil glicêmico normal tanto em situações fisiológicas como na resistência periférica à insulina ocorrida durante a gestação e em situações patológicas como o diabetes *mellitus* (DM) e o DMG,[21] além de também participar no controle da pressão arterial e em diversos outros eventos mediados por processos inflamatórios.[19]

SITUAÇÕES DISBIÓTICAS DA GESTAÇÃO

O desenvolvimento fetal é sustentado por metabólitos presentes na circulação materna, que se difundem pela placenta, sendo a glicose o nutriente quantitativamente mais importante, pois o feto depende de sua disponibilidade contínua.[22] Durante o primeiro trimestre da gestação, a tolerância à glicose não se altera, ou está levemente aumentada, e a sensibilidade à insulina se mantém inalterada.[23] No segundo e terceiro trimestres gestacionais, há aumento progressivo da resistência insulínica (RI) de forma fisiológica, por causa do aumento na secreção de cortisol e dos hormônios derivados da placenta, incluindo lactogênio placentário humano (LPH), prolactina, progesterona e estrogênio, hormônios que antagonizam a ação da insulina.[24] A RI é definida como diminuição da capacidade de tecidos-alvo, como o fígado, o tecido adiposo e o músculo, responder a concentrações circulantes de insulina.[25]

De modo a compensar essa resistência fisiológica, as células betapancreáticas aumentam a secreção de insulina gradativamente no primeiro trimestre da gestação, alcançando seu nível máximo no terceiro trimestre e retornando a valores normais após o parto. Porém, quando o consumo de insulina é maior do que a capacidade das células betapancreáticas de produzi-la, pode ocorrer o desenvolvimento do DMG.[26]

Para manter uma condição de normoglicemia, na gestação saudável ocorre redução de cerca de 40 a 60% da sensibilidade insulínica e aumento de 200 a 250% da taxa de secreção da insulina.[6] Esses eventos são considerados benéficos na gestação normal, pois ajudam no crescimento do feto e preparam o corpo da gestante para as demandas da lactação.[17]

A microbiota intestinal está envolvida no controle de diversas vias fisiológicas, impactando no funcionamento de todo o organismo do hospedeiro. De modo que a microbiota intestinal pode levar à inflamação, elevar a RI e promover a ativação de populações celulares em sangue periférico.[27] Trabalhos demonstraram que as bactérias intestinais podem iniciar um estado inflamatório e consequente RI pela ativação de lipopolissacarídeos (LPS).[28] LPS são componentes extracelulares de bactérias Gram-negativas, que representam um dos mais potentes ativadores da resposta imune inata, podendo desencadear processos inflamatórios.[29]

A ativação de células mediadas por LPS envolve sua interação com o receptor de superfície CD14.[30] A glicoproteína CD14 foi primeiramente identificada como um marcador de monócitos, porém hoje em dia se sabe que desempenha outras funções.[31] Como CD14 não é capaz de iniciar um sinal de ativação transmembranar, a transdução de sinal é efetuada por receptores *toll-like* (TLR), que são proteínas transmembranares. A ligação entre o LPS e seu receptor TLR, o TLR-4, inicia uma sequência de eventos, correlacionados com a indução de RI, e induzindo a secreção de citocinas pró-inflamatórias, principalmente fator de necrose tumoral alfa (TNF-alfa) e interleucina-6 (IL-6), por adipócitos. Em sua forma solúvel, o receptor CD14 (sCD14) se liga com o LPS, impedindo a ativação de TLR-4 e inibe a ativação de monócitos e macrófagos, reduzindo assim a inflamação mediada por adipócitos e a RI.[31]

Durante o período gestacional, a microbiota intestinal passa por modificações imunológicas e fisiológicas, relacionadas às necessidades metabólicas maternas, facilitando adaptações vitais para uma gravidez bem-sucedida.[18] DiGiulio et al.[12] avaliaram a microbiota intestinal de 40 gestantes para caracterizar a variação semanal na microbiota ao longo da gravidez e até 12 meses depois do puerpério. Posteriormente à análise dos dados, observaram que a composição taxonômica da comunidade microbiana e sua diversidade permaneceram estáveis durante e após a gravidez.

Em contraposição, outros investigadores observaram que, do primeiro para o terceiro trimestre, a composição da microbiota intestinal muda de acordo com o ganho de peso, expandindo a diversidade bacteriana de maneira individual.[12,18] Por sua vez, foi demonstrado que causas exógenas e endógenas, assim como o remodelamento diferencial, podem resultar em desequilíbrio exacerbado na microbiota intestinal.[15] No estudo realizado pela equipe de Jost[32] foram coletadas amostras de fezes de 7 mulheres no terceiro trimestre e após o parto para avaliar se a microbiota do intestino materna sofreu alterações durante o período perinatal. Como resultado, observaram que a microbiota intestinal permaneceu estável durante esse período, com predominância de bactérias do filo Firmicutes e dos gêneros *Bacteroides* e *Bifidobacterium*.[32]

O consumo e o armazenamento de energia parecem estar correlacionados com desvios na microbiota intestinal, aumentando a quantidade de fermentação e absorção de diferentes carboidratos não digeríveis.

Santacruz et al.[33] analisaram a composição da microbiota intestinal de 50 gestantes no segundo trimestre, classificadas de acordo com o índice de massa corporal (IMC) pré-gestacional, das quais 34 gestantes eutróficas e 16 com sobrepeso, para estabelecer possíveis relações entre a microbiota intestinal, o peso corporal, o ganho de peso e parâmetros bioquímicos. Após as análises, encontraram que grupos bacterianos específicos estão relacionados ao excesso de peso e ao ganho de peso durante a gravidez. O número de *Bifidobacterium* e *Bacteroides* foi significativamente maior em gestantes eutróficas que em gestantes com sobrepeso, enquanto *Enterobacteriaceae* e *Staphylococcus* foram menores em gestantes eutróficas.[34]

Em relação ao ganho de peso, os números de *E. coli* foram significativamente mais elevados em mulheres com ganho de peso excessivo (> 16 kg para gestantes eutróficas e > 11 kg para gestantes com sobrepeso). Uma tendência semelhante foi encontrada para a quantidade de *Enterobacteriaceae*, embora as diferenças não tenham sido significativas. Contrariamente a essa tendência, os números de *A. muciniphila* e *Bifidobacterium* foram maiores em mulheres com ganho de peso normal. Além disso, observaram associações entre esses grupos bacterianos e mudanças benéficas nos biomarcadores metabólicos, sugerindo uma conexão entre a microbiota intestinal e o metabolismo do hospedeiro.[34]

O sobrepeso pode estar relacionado a diversas patologias obstétricas que podem afetar tanto a mãe como o feto, como DMG, hipertensão, crescimento fetal anormal e hipoglicemia.[35] Particularmente, a microbiota intestinal participa na evolução de situações pré-diabéticas, como a RI. Estudos clínicos evidenciaram que indivíduos com RI aumentada apresentam alteração da composição da microbiota intestinal, em especial da relação Firmicutes/Bacteroidetes, que é maior que a observada em indivíduos saudáveis.[36] Além disso, a microbiota intestinal desempenha papel importante no estabelecimento do sistema imune e coopera para preservar a homeostase intestinal.[29]

Fugmann et al.[37] avaliaram a microbiota intestinal de 42 mulheres que tiveram DMG e 35 controles (gestação prévia sem alterações glicêmicas), no período de 3 a 16 meses pós-parto, para investigar se os dois grupos apresentavam diferenças em sua microbiota fecal. Não encontraram diferenças relacionadas à alfa e beta diversidade entre os grupos, porém observaram que as mulheres do grupo pós-DMG apresentaram diminuição no filo Firmicutes. No mesmo sentido, Koren et al.[17] analisaram a microbiota intestinal de 91 gestantes no primeiro e terceiro trimestres gestacionais, das quais 76 saudáveis e 15 diagnosticadas com DMG. Como resultado, observaram grande mudança da microbiota com a evolução da gestação, porém não observaram diferenças na composição da microbiota entre gestantes diabéticas e saudáveis. Adicionalmente, demonstraram que mulheres que desenvolveram DMG apresentaram menor biodiversidade da microbiota intestinal durante o primeiro trimestre da gestação.

O período gestacional também se caracteriza por diversas mudanças metabólicas que promovem o crescimento de tecido adiposo no início da gestação, seguido por RI e lipólise facilitada no final da gestação. A habilidade da insulina de suprimir a lipólise também está reduzida no final da gestação, e ainda mais reduzida em gestantes com DMG, contribuindo para o aumento de ácidos graxos livres pós-prandiais, aumento da produção de glicose hepática e instalação de RI severa.

De forma geral, o DMG prévio deve ser considerado uma expressão precoce de síndrome metabólica, aumentando o risco de desenvolver hipertensão, dislipidemia e doença cardíaca.[38] Além disso, mulheres com DMG estão mais suscetíveis a desenvolver DM tipo 2 nos anos seguintes à gravidez.[39]

A RI é um dos principais resultados da inflamação crônica estimulada por ácidos graxos livres, por meio da produção de citocinas pró-inflamatórias a partir de tecido adiposo inflamado.[40] À medida que a gravidez avança, a RI aumenta, o que está associado a resultados adversos tanto para a mãe como para o feto. Portanto, o acompanhamento da RI durante a gravidez e a intervenção precoce podem ser importantes para reduzir as complicações associadas.

PARADIGMA DO ÚTERO ESTÉRIL

Há algum tempo, a discussão de que o útero materno era colonizado durante a gestação começou a aflorar na literatura mundial, baseado na observação de estudos em animais, mostrando a passagem de bactérias administradas por gavagem a ratas prenhas e, consequentemente, à observação dessas bactérias na microbiota intestinal da prole. Uma avalanche de estudos seguintes demonstrou a presença de DNA bacteriano nas membranas uterinas, primeiro mecônio do bebê e líquido amniótico.

Uma vez que as técnicas de sequenciamento da microbiota usam DNA extraído de tecidos e amostras clínicas para as análises, a presença de qualquer DNA bacteriano é detectada, independentemente de a bactéria estar ou não viável no tecido. Em vista disso, alguns autores começaram a questionar o real significado dos trabalhos que mostravam DNA bacteriano em tecidos uterinos e no primeiro mecônio de recém-nascidos (RN).

Stison et al.[41] demonstraram que o primeiro mecônio de RN continha uma quantidade detectável de AGCC, mais precisamente de propionato e acetato. Esses AGCC são produzidos por bactérias da microbiota que fermentam os carboidratos e, como produto de metabolismo, produzem propionato, acetato e/ou butirato. Os autores concluíram, portanto, que, se há a presença de AGCC no primeiro mecônio, havia bactérias viáveis no útero durante a gestação, que colonizavam o trato gastrointestinal do feto, produzindo assim AGCC.[42]

Porém, em 2021, Kennedy et al. publicaram um elegante estudo mostrando que o mecônio presente na ampola retal dos fetos intraútero, recém-expostos em parto cesáreo, não continha bactérias além daquelas encontradas na pele da mãe, coletadas com *swab* antes do procedimento cirúrgico. Os autores concluíram que não há bactérias no útero gravídico e que a colonização do bebê ocorre durante o parto.[43]

Dessa forma, a microbiota da mãe no período pré-natal pode ser relacionada às condições de saúde da mãe, tendo implicação indireta na saúde do feto, até o momento do parto. Isso é observado em situações de disbiose da microbiota materna, como infecções vaginais, infecções do trato urinário, desnutrição materna e comprometimento do sistema imune da mãe, trazendo consequências na programação metabólica fetal, com resultados que podem alterar a nutrição do feto, aumentado risco de parto prematuro, baixo peso ao nascer, doenças não transmissíveis na vida adulta, entre outras.

MICROBIOMA DO LEITE MATERNO

O leite materno (LM) é a principal fonte de carboidratos, proteínas, imunoglobulinas, oligossacarídeos, fatores de crescimento e citocinas, entre outros componentes benéficos ao RN, incluindo bactérias. O principal carboidrato (CHO) do LM é a lactose (5,3 a 7 g/dL, que consiste em 70% dos CHO) e é responsável por 50% de seu conteúdo energético, mas também da grande oferta de pré e probióticos ao RN.[44]

A colonização do leite humano (LH) tem diferentes origens. A primeira e mais discutida é o eixo enteromamário, no qual células dendríticas da mucosa intestinal da mãe engolfam bactérias e as levam via circulação até as glândulas mamárias, onde então são liberadas. A segunda é a microbiota oral dos bebês, com uma colonização retrógrada da boca do bebê ao ducto mamário. E a terceira via é a pele da mãe, explicando o fato de existir uma grande abundância de *Staphylococcus* na microbiota do LH.[45]

A composição do LM é variável, e existe uma intervariabilidade como visto na microbiota intestinal. A composição bacteriana do leite tem sido amplamente estudada ao longo dos últimos anos, e os principais gêneros que colonizam as glândulas mamárias são: *Staphylococcus, Streptococcus, Lactobacillus* e *Bifidobacterium*. No entanto, um grupo de 9 gêneros bacterianos são encontrados em quase todas as amostras de LH testados, podendo ser encontrados em diferentes graus de abundância. São estes: *Streptococcus*, *Staphylococcus*, *Serratia*, *Pseudomonas*, *Corynebacterium*, *Ralstonia*, *Propionibacterium*, *Sphingomonas* spp. e membros da família *Bradyrhizobiaceae*.[44,45]

Essa intervariabilidade do microbioma do LM pode ser atribuída a condições genéticas, idade, tipo de parto, saúde e dieta materna, entre outros fatores. Esses fatores estão também envolvidos na modulação do microbioma intestinal, oral, vaginal maternos.[44,45]

A maturação do LH ocorre durante as primeiras semanas de vida do bebê, sendo dividido em colostro, leite de transição e leite maduro. Sabe-se que o colostro, produzido entre o primeiro e terceiro dia de lactação, tem altas concentrações dos componentes mencionados, quando comparado ao leite maduro. O colostro apresenta maior diversidade bacteriana quando comparado ao leite maduro e maiores abundâncias de *Weissella*, *Leuconostoc*, *Staphylococcus*, *Streptococcus* e *Lactococcus*. À medida que o leite começa a entrar na fase de maturação, essa diversidade vai sendo modificada e maior abundância de *Veillonella*, *Prevotella*, *Leptotrichia*, *Lactobacillus* e *Streptococcus* é encontrada, com destaque para os crescentes níveis de colonização por *Bifidobacterium* e *Enterococcus*.[44,45]

O tipo de parto tem influência significativa na composição do microbioma do leite. Maior diversidade e maior prevalência de *Bifidobacterium* e *Lactobacillus* são encontradas em leite de mulheres que tiveram parto vaginal.

A idade gestacional também é importante fator na modulação do LH, uma vez que a composição do LM é diferente em mães de RN prematuros e a termo, conferindo maior proteção ao neonato. O colostro de mães de bebês prematuros tem maior prevalência, *Enterococcus*, e o leite dessas mesmas mães apresenta menor abundância de *Bifidobacterium* sp. quando comparada com colostro e leite de mães de bebês a termo.[46]

USO DE BIÓTICOS E PROGRAMAÇÃO METABÓLICA

O termo "programação metabólica" tem sido relacionado à relação entre alterações no binômio mãe-bebê no período crítico do desenvolvimento, como a desnutrição, levando ao desenvolvimento alterado de tecidos e sistemas metabólicos, como pâncreas, coração, rim, fígado, músculo esquelético, tecido adiposo e eixos endócrinos, com consequentes anormalidades metabólicas permanentes. Isso tem sido mostrado em experimentos com animais, em que a manipulação da dieta das mães durante a gravidez e outras intervenções que prejudicam a nutrição fetal levaram a processos de alteração em respostas endócrinas e vulnerabilidade à hipertensão e diabetes em animais adultos, entre outros.

A literatura descreve a nutrição materna durante a gravidez e/ou lactação como uma das variáveis mais relacionadas à restrição do crescimento fetal, principalmente em populações com alta prevalência de baixo peso materno, baixa estatura e deficiências de micronutrientes. Nesse contexto, a programação fetal é caracterizada por respostas adaptativas do feto a condições ambientais durante os estágios iniciais da vida, levando a alteração na expressão gênica e afetando permanentemente a estrutura e a função de vários órgãos e tecidos. Alguns autores correlacionam a saúde materna e a programação fetal como importantes aspectos relacionados ao desenvolvimento do sistema nervoso central, englobando o desenvolvimento cognitivo do bebê no período pós-natal, especificamente nos primeiros mil dias de vida.[47]

Fatores nutricionais, como ácidos graxos poli-insaturados, proteínas, micronutrientes e folato, afetam vários aspectos da programação fetal. Porém, são escassos até o momento os estudos que relacionam a programação fetal à composição do microbioma materno. Em revisão sistemática, Moore et al. investigaram a transmissão de cepas bacterianas de mãe para filho pela suplementação com probióticos.[48]

Apesar de existir na literatura uma vasta gama de artigos descrevendo os efeitos da suplementação com probiótico durante a gestação, são poucos os que estudam os efeitos no bebê. Não são descritos efeitos negativos da suplementação materna no bebê, porém não foram todos os artigos selecionados que encontraram resultados significativos. Nessa revisão, um dos estudos empregou exclusivamente uma estratégia de suplementação pré-natal. Os resultados não mostraram aumento da cepa probiótica nas fezes dos bebês, mas aumento em *B. longum* e *B. breve* entre os lactentes suplementados foi relatado. Os estudos que suplementaram as mães no período pré e pós-natal encontraram aumento de *Bifidobacterium* e diminuição de enterobactérias nas fezes do bebê. Os mecanismos envolvidos nessa transferência ainda não estão esclarecidos, mas parece importante o papel dos probióticos no binômio mãe-bebê, apesar da escassez de trabalhos nessa temática.[48]

O uso de prebióticos como inulina e oligossacarídeos foi largamente testado em ensaios em animais, com a finalidade de se avaliar efeitos na prole com relação a doenças cardiovasculares e metabólicas. Os efeitos benéficos dessa interação parecem ter relação com o aumento da abundância relativa de cepas como *Bifidobacterium* nas fezes da prole. Os pós-bióticos, como acetato de magnésio, butirato de sódio e ácido linoleico, também já foram testados em animais, com resultados mostrando efeitos protetores na prole, relacionados ao desenvolvimento de hipertensão.[48]

Apesar dos efeitos benéficos observados extensamente em ensaios animais envolvendo programação fetal, a literatura não traz estudos semelhantes em humanos. Os efeitos de pró e prebióticos são largamente conhecidos com relação aos benefícios à saúde do indivíduo. Os resultados observados em ensaios em humanos sugerem que exista uma relação com a programação metabólica fetal, mas que, por questões experimentais, serão de difícil comprovação científica.

O uso desses bióticos na prática clínica voltados ao tratamento de doenças do indivíduo, criança ou adulto, ainda não está cientificamente comprovada, pela dificuldade na reprodutibilidade de ensaios, uso de cepas e escolha de voluntários. Dessa forma, é ainda mais difícil o estabelecimento de protocolos destinados à suplementação da mãe durante a gestação objetivando a programação fetal.

REFERÊNCIAS

1. Berggren EK, Presley L, Amini SB, Mouson SH, Catalano PM. Are the metabolic changes of pregnancy reversible in the first year postpartum? Diabetologia. 2015;58:1561-8.
2. Collado MC, Isolauri E, Laitinen K, Salminen S. Distinct composition of gut microbiota during pregnancy in overweight and normal-weight women. Am. J Clin Nutr. 2008;88(4):894-9.
3. Romero R, Gotsh F, Pinelis B, Kusanovic JP. Inflammation in pregnancy: its roles in reproductive physiology, obstetrical complications, and fetal injury. Nutr Rev. 2007;65(suppl 3):S194-S202.
4. Thompson IOC, Bijl PVD, Wyk CWV, Eyk ADV. A comparative light-microscopic, electron-microscopic and chemical study of human vaginal and buccal epithelium. Arch Oral Biol. 2001;46(12):1091-8.
5. Mirmonsef P, Hotton AL, Gilbert D, Burgad D, Landay A, Weber KM, et al. Free glycogen in vaginal fluids is associated with Lactobacillus colonization and low vaginal pH. PLoS ONE. 2014;9(7):26-9.
6. Younes JA, Lievens E, Hummelen R, van der Westen R, Reid G, Petrova MI. Women and their microbes: the unexpected friendship. Trends Microbiol. 2018;26(1):16-32.
7. Clemente JC, Ursell LK, Parfrey lW, Knight R. The impact of the gut microbiota on human health: an integrative view. Cell. 2012;148(6):1258-70.
8. Taddei CR, Cortez RV, Mattar R, Torloni MR, Daher S. Microbiome in normal and pathological pregnancies: A literature overview. Am J Reprod Immunol. 2018;80(2):1-9.
9. Hickey RJ, Zhou X, Pierson JD, Ravel J, Forney LJ. Understanding vaginal microbiome complexity from an ecological perspective. Transl Res. 2012;160(4):267-82.

10. Miller EA, Beasley DAE, Dunn EE, Archie EA. Lactobacilli dominance and vaginal pH: Why is the human vaginal microbiome unique? Front Microbiol. 2016;7:1-13.
11. Tan K, Tan L. Alterations in physiology and anatomy during pregnancy. Best Pract Res Clin Obst Gynaecol. 2013;27(6):791-802.
12. DiGiulio DB, Callahan BJ, McMurdie PJ, Costello EK, Lyell DJ, Robaczewska A, et al. Temporal and spatial variation of the human microbiota during pregnancy. Proc Nat Acad Sci. 2015;112(35):11060-5.
13. Pelzer E, Gomez-Arango LF, Barrett HJ, Nitert MD. Review: maternal health and the placental microbiome. Placenta. 2017;54:30-7.
14. Scott KP, Gratz SW, Sheridan PO, Flint HJ, Duncan SH. The influence of diet on the gut microbiota. Pharm Res. 2013;69(1):52-60.
15. Zhang D, Huang Y, Ye D. Intestinal dysbiosis: an emerging cause of pregnancy complications? Med Hypotheses. 2015;84(3):223-6.
16. Nuriel-Ohayon M; Neuman H, Koren O. Microbial changes during pregnancy, birth, and infancy. Front Microbiol. 2016;7:1-13.
17. Koren O, Goodrich JK, Cullender TC, Spor A, Laitinen K, Bäckhed HK, et al. Host remodeling of the gut microbiome and metabolic changes during pregnancy. Cell. 2012;150(3):470-80.
18. Gohir W, Ratcliffe EM, Sloboda DM. Of the bugs that shape us: maternal obesity, the gut microbiome, and long-term disease risk. Pediatr Res. 2015;77(1):196-204.
19. Gomez Arango LF, Barrett HL, Callaway LK, Nitert MD. Probiotics and pregnancy. Curr Diab Rep. 2015;15(1):567.
20. Fuller M, Priyadarshini M, Gibbons SM, Angueira AR, Brodsky M, Hayes MG. The short-chain fatty acid receptor, FFA2, contributes to gestational glucose homeostasis. Am J Physiol Endocrinol Metab. 2015;309(10): E840-51.
21. Cortez RV, Taddei CR, Sparvoli LG, Ângelo AGS, Padilha M, Mattar R, et al. Microbiome and its relation to gestational diabetes. Endocrine. 2019;64(2):254-64.
22. Herrera E. Lipid metabolism in pregnancy and its consequences in the fetus and newborn. Endocrine. 2002;19:43-55.
23. Nelson SM, Matthews P, Poston L. Maternal metabolism and obesity: modifiable determinants of pregnancy outcome. Hum Reprod Update. 2010;16(3):255-75.
24. Burton GJ, Fowden AL. The placenta: a multifaceted, transient organ. Philos Trans R Soc Lond B Biol Sci. 2015;370(1663):20140066.
25. Sonagra AD, Biradar SM, K D, Murthy DSJ. Normal pregnancy-a state of insulin resistance. J Clin Diag Res. 2014;8(11):CC01-3.
26. Kuzmicki M, Telejko B, Zonenberg A, Szamatowicz J, Kretowski A, Nikolajuk A, et al. Circulating pro-and anti-inflammatory cytokines in Polish women with gestational diabetes. Horm Metab Res. 2008;40(8):556-60.
27. Cani PD, Geurts L, Matamoros S, Plovier H, Duparc T. Glucose metabolism: focus on gut microbiota, the endocannabinoid system and beyond. Diab Metabol. 2014;40(4):246-57.
28. Musso G, Gambino R, Cassader M. Obesity, diabetes, and gut microbiota: the hygiene hypothesis expanded? Diab Care. 2010;33(10):2277-84.
29. Zhang Y, Zhang H. Microbiota associated with type 2 diabetes and its related complications. Food Sci Human Welln. 2013;2(3-4):167-72.
30. Ziegler-Heitbrock L, Ancuta P, Crowe S, Dalod M, Grau V, Hart DN, et al. Nomenclature of monocytes and dendritic cells in blood. Blood. 2010;116(16):e74-e80.
31. Zanoni I, Granucci F. Role of CD14 in host protection against infections and in metabolism regulation. Front Cell Infect Microbiol. 2013;3:32.
32. Jost T, Lacroix C, Braegger C, Chassard C, et al. Stability of the maternal gut microbiota during late pregnancy and early lactation. Curr Microbiol. 2014;68:419-27.

33. Santacruz A, Collado MC, García-Valdés L, Segura MT, Martín-Lagos JA, Anjos T, et al. Gut microbiota composition is associated with body weight, weight gain and biochemical parameters in pregnant women. Br J Nutr. 2010;104(1):83-92.
34. Moh LC, Ocheke AN. Correlation between maternal weight and insulin resistance in second half of pregnancy. Nig Med J. 2014;55(6):465.
35. Moreno-Indias I, Sánchez-Alcoholado L, García-Fuentes E, Cardona F, Queipo-Ortuño MI, Tinahones FJ. Insulin resistance is associated with specific gut microbiota in appendix samples from morbidly obese patients. Am J Transl Res. 2016;8(12):5672.
36. Garret WS, Gordon JI, Glimcher LH. Homeostasis and inflammation in the intestine. Cell. 2010;140(6):859-70.
37. Fugmann M, Breier M, Rottenkolber M, Banning F, Ferrari U, Sacco V, et al. The stool microbiota of insulin resistant women with recent gestational diabetes, a high risk group for type 2 diabetes. Sci Rep. 2015;5(1):13212.
38. Akinci B, Celtik A, Yener S, Yesil S. Prediction of developing metabolic syndrome after gestational diabetes mellitus. Fertil Steril. 2010;93(4):1248-54.
39. Coustan DR. Gestational diabetes mellitus. Clin Chem. 2013;59(9):1310-21.
40. Pal D, Dasgupta S, Kundu R, Maitra S, Das G, Mukhopadhyay S, et al. Fetuin-A acts as an endogenous ligand of TLR4 to promote lipid-induced insulin resistance. Nat Med. 2012;18(8):1279-85.
41. Stinson LF, Boyce MC, Payne MS, Keelan JA. The Not-so-Sterile Womb: Evidence That the Human Fetus Is Exposed to Bacteria Prior to Birth. Front Microbiol. 2019;10:1124.
42. Kennedy KM, Bellissimo CJ, Breznik JA, Barrett J, Braun T, Bushman FD, et al. Over-celling fetal microbial exposure. Cell. 2021;184:5839-41.
43. Witkowska-Zimny M, Kaminska-El-Hassan E, Wrobel E. Milk therapy: unexpected uses for human breast milk. Nutrients. 2019;11(5):944.
44. Khodayar-Pardo P, Mira-Pascual L, Collado MC, Martínez-Costa C. Impact of lactation stage, gestational age and mode of delivery on breast milk microbiota. J Perinatol. 2014;34(8):599-605.
45. Cabrera-Rubio R, Collado MC, Laitinen K, Salminen S, Isolauri E, Mira A. The human milk microbiome changes over lactation and is shaped by maternal weight and mode of delivery. Am J Clin Nutr. 2012;96(3):544-51.
46. Osadchiy V, Martin CR, Mayer EA. The gut-brain axis and the microbiome: mechanisms and clinical implications. Clin Gastroenterol Hepatol. 2019;17(2);322-32.
47. Moore RL, Geraghty AA, Feehily C, et al. Can a probiotic supplement in pregnancy result in transfer to the neonatal gut: a systematic review. Acta Obstet Gynecol Scand. 2020;99:1269-77.
48. Huang YH, Tain YL, Hsu CN. Maternal supplementation of probiotics, prebiotics or postbiotics to prevent offspring metabolic syndrome: the gap between preclinical results and clinical translation. Int J Mol Sci. 2022;23(17):10173.

7

A formação da microbiota e aspectos influenciadores

Fernando Burgos
Bruno Acatauassu Paes Barreto

DESTAQUES

- A microbiota intestinal é essencial para o desenvolvimento do sistema imune e para a homeostase do indivíduo, sendo a colonização inicial crucial neste processo.
- A formação da microbiota é influenciada, principalmente, pelo tipo de parto, pela dieta e pelo uso de antibióticos, e dessa maneira impactam diretamente na saúde do recém-nascido, em curto prazo, e na relação do binômio saúde/doença em longo prazo.
- O leite materno contribui significativamente para a colonização microbiana do intestino do bebê, influenciando positivamente na diversidade e na função imunológica.
- Alterações na microbiota intestinal parecem estar associadas a diversas condições patológicas, como as doenças funcionais gastrointestinais, os distúrbios metabólicos e outras doenças inflamatórias crônicas, como as alergias e as doenças autoimunes.

INTRODUÇÃO

O conjunto de microrganismos que normalmente são encontrados em diversos pontos de um organismo pluricelular é conhecido como microbiota. O conjunto de genes presentes em todos os microrganismos incluídos na microbiota é chamado microbioma e é a base sobre a qual os estudos metagenômicos são realizados.

"Metagenômica" foi o termo utilizado pela primeira vez por Robert M. Goodman em 1998 para se referir a uma abordagem original nos estudos genéticos, na qual o conjunto de genes sequenciados em uma amostra é tratado como se fosse um único genoma. A metagenômica também pode ser entendida como o conjunto de técnicas genômicas que permitem o estudo de comunidades microbianas em seu ambiente natural, evitando o isolamento e o cultivo de cada uma das espécies que compõem seu ambiente natural. A dinâmica da colonização inicial e o estabelecimento de uma comunidade abundante e diversa de microrganismos saudáveis, pelo parto vaginal e a pela amamentação, são fundamentais para a formação de uma matriz imunológica saudável.[1]

Dos genes identificados no intestino, 98% são bacterianos, sendo descritas entre 1.000 e 1.150 espécies bacterianas, com uma média de 160 espécies por indivíduo. De acordo com o desenvolvimento do Projeto Microbioma Humano, foi estabelecido que a diversidade do microbioma é única para cada indivíduo e está fortemente relacionada às condições do hábitat microbiano. No nível intestinal, o espectro da comunidade bacteriana varia em cada segmento do intestino, desde o ceco até o reto. No entanto, considerada em conjunto, a composição da microbiota intestinal permanece relativamente estável. A estabilidade do microbioma como um todo parece ser a norma; as alterações locais do hábitat podem temporariamente afetar a composição bacteriana, mas, no conjunto do microbioma corporal do indivíduo, a tendência é para a estabilidade.[2,3]

Um aspecto fundamental para definir um ecossistema bacteriano saudável é o fato de que, apesar da grande variabilidade interindividual em termos de taxonomia bacteriana, o perfil genético funcional expresso pela comunidade bacteriana é semelhante em indivíduos saudáveis. Em outras palavras, um ecossistema será tanto mais "normal" quanto mais seu perfil genético funcional se assemelhar a um padrão. Assim, surge o conceito de "enterótipo", que pode estar associado à dieta, à área geográfica e ao uso de drogas, sobretudo antibióticos. Um enterótipo é uma classificação de organismos vivos com base em seu ecossistema bacteriológico no microbioma intestinal. Três perfis enterótipos básicos foram descritos, representados pela predominância de um filo e de uma classe de bactérias. O enterótipo 1, que é o mais frequente, independentemente da área geográfica em que é encontrado, está relacionado a uma dieta rica em proteínas e gorduras, e se caracteriza pela predominância do filo Bacteroidetes, classe Bacteroides.[4]

O enterótipo 2 está relacionado a situações de disbiose em que há predominância do filo Bacteroidetes, mas em detrimento da classe *Prevotella*. As populações de *Prevotella* e *Lactobacillus* são antagônicas, de modo que o aumento de *Prevotella* está associado à diminuição de *Lactobacillus*. O enterótipo 2, especificamente a prevalência de *Prevotella*, tem sido associado a uma dieta vegetariana estrita. *Prevotella* é um componente comum do microbioma orofaríngeo, e fora desse sítio tem sido relacionado a situações de disbiose vaginal (vaginose) ou inflamação intestinal crônica. O enterótipo 3, menos comum que os dois anteriores, tem sido relacionado ao consumo mais prevalente de carboidratos. Está associado à predominância de *Ruminococcus* (filo Firmicutes, classe Clostridia), bactéria indicativa de disbiose, e à atopia infantil.[5]

A microbiota mamária começa a se formar durante o último terço da gravidez e desaparece após o desmame. Em bebês amamentados, o microbioma do recém-nascido (RN) é altamente semelhante ao microbioma observado na glândula mamária, que, por sua vez, é altamente semelhante ao microbioma intestinal materno. Alguns estudos parecem indicar que os filos bacterianos geralmente presentes no leite materno (LM) são Firmicutes, Bacteroidetes, Actinobacteria e Proteobacteria, com um microbioma altamente compatível com o observado no intestino materno. Considera-se que algumas das bactérias intestinais às quais a mãe lactante desenvolveu tolerância podem ser transportadas através dos vasos linfáticos para a glândula mamária e contribuir para o desenvolvimento da microbiota da glândula mamária. Esse fato implica que a microbiota do bebê pode ser modulada por meio da microbiota das glândulas mamárias e intestinais da mãe.[6]

COMPOSIÇÃO E FUNÇÕES DA MICROBIOTA INTESTINAL

A massiva colonização microbiana se inicia ao nascimento, daí a importância do parto vaginal e da amamentação, que favorecem o estabelecimento e o desenvolvimento de uma microbiota neonatal saudável. A microbiota intestinal materna modifica sua estrutura microbiológica durante a gravidez, principalmente no último trimestre, e sua conformação final dependerá de fatores como dieta, índice de massa corporal (IMC), ganho de peso durante a gravidez, estresse, uso de antibióticos e outros medicamentos, que, por sua vez, terá impacto na colonização do RN. Há evidências de que alterações na microbiota são acompanhadas por alterações na permeabilidade intestinal, que promovem a translocação de bactérias para transmissão vertical de microrganismos mãe-filho. No entanto, a existência de uma microbiota fetal e seu papel no desenvolvimento da colonização intestinal ainda são debatidos.[1,7]

A microbiota intestinal (MI) é fundamental para o desenvolvimento do sistema imune e da homeostase do indivíduo, sendo as primeiras fases de colonização cruciais. Há evidências de que a microbiota intestinal humana desempenha papel importante em alguns dos processos fisiológicos do corpo humano. Algumas linhas de pesquisa sustentam a hipótese de que o microbioma modula a atividade de alguns fenótipos em relação ao metabolismo, à resposta imune e à biodisponibilidade de diferentes drogas, condições que influenciarão tanto a suscetibilidade do hospedeiro a contrair doenças quanto à resposta terapêutica variável. Por exemplo, os diferentes microrganismos que colonizam o intestino são capazes de gerar respostas imunológicas que teriam implicações protetoras para fenômenos alérgicos.[8]

A aquisição da microbiota é influenciada por inúmeros fatores: tipo de parto, idade gestacional, alimentação inicial, exposição a antibióticos etc. Os bebês nascidos de parto vaginal apresentam uma microbiota inicial que se assemelha à da vagina materna, enquanto os nascidos por cesariana apresentam perfis típicos da pele ou do ambiente. Bebês prematuros têm níveis reduzidos de anaeróbios, como *Bifidobacterium* ou *Bacteroides*, e níveis mais altos de *Enterobacteriaceae*, incluindo patógenos potenciais (*Escherichia coli* ou *Klebsiella pneumoniae*). Os antibióticos, mesmo quando administrados profilaticamente pela mãe, alteram a composição e o desenvolvimento equilibrado da microbiota intestinal.[9]

A microbiota de crianças em aleitamento materno exclusivo mostra melhor padrão de bifidobactérias, em comparação com crianças alimentadas com fórmula. Outros fatores, como a presença de irmãos mais velhos, animais de estimação e ambiente rural, também desempenham algum tipo de influência, geralmente positiva. Com a introdução de alimentos sólidos e a retirada da lactação, ocorrem mudanças importantes, e os filos Bacteroidetes e Firmicutes tornam-se dominantes para o resto da vida. Aumenta progressivamente a diversidade microbiana, a capacidade de degradar carboidratos complexos e xenobióticos e a capacidade de produzir vitaminas. Aos 3 anos de idade, a microbiota se assemelha à do adulto, embora alguns grupos microbianos atinjam seus níveis definitivos na adolescência.[9]

Em adultos, 90% das bactérias intestinais pertencem a dois filos: Bacteroidetes e Firmicutes. As *Proteobacterias, Actinobacterias, Fusobacterias* e *Verrucomicrobias* completam os 10% restantes com algumas espécies do domínio Archaea.

A microbiota intestinal humana também inclui leveduras, fagos e protistas. O componente viral é dominado por bacteriófagos. Sabe-se que ele desempenha papel crucial na formação do ecossistema, controlando a extinção de espécies dominantes e a transferência horizontal de genes, mas a grande maioria das sequências virais compartilha pouca ou nenhuma homologia com bancos de dados de referência. As leveduras formam uma comunidade relativamente pouco diversa, menos de 20 espécies são identificadas no intestino adulto saudável. Sua abundância relativa é da quarta a quinta ordem de grandeza, menor que a das bactérias, mas as leveduras têm um tamanho de célula e genoma muito maiores, contribuindo com recursos funcionais que se integram ao ecossistema.[10,11]

Com relação às cepas, cada indivíduo abriga um padrão distinto de comunidades microbianas com muitas cepas únicas não encontradas em outros indivíduos, conforme mostra a Figura 1. Existem variações na composição

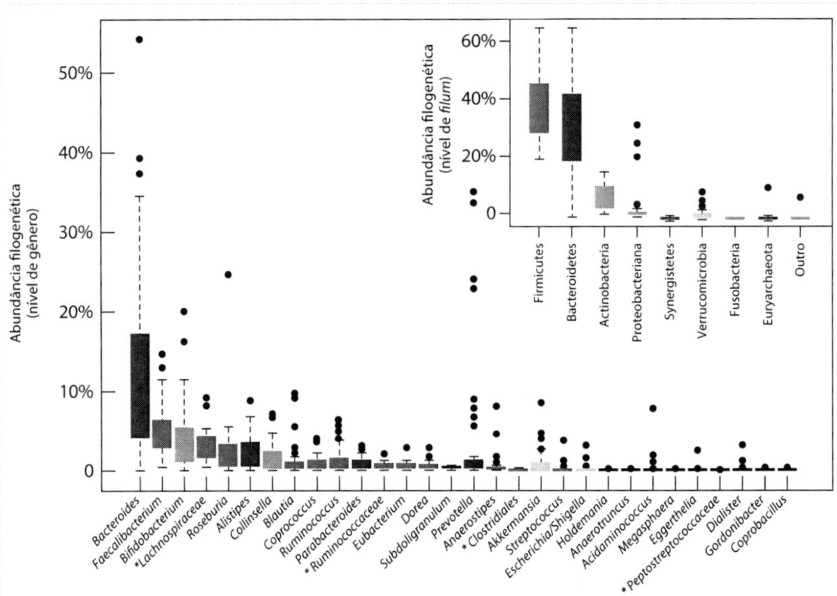

FIGURA 1 Composição bacteriana da microbiota intestinal no nível de gênero e no de filo ou classe, obtida por sequenciamento maciço de DNA extraído de amostras fecais de indivíduos espanhóis e dinamarqueses da coorte MetaHIT.
Fonte: adaptada de Arumugam et al., 2011.[4]

entre as diferentes seções do trato gastrointestinal (TGI), bem como entre o substrato fecal e a mucosa em um mesmo indivíduo, embora as mesmas cepas sejam geralmente detectadas em proporções diferentes. Estudos longitudinais mostram que fatores como dieta, ingestão de drogas, mudanças de ambiente ou tempo de trânsito colônico afetam a composição microbiana de amostras fecais em um mesmo indivíduo, no entanto, essas diferenças intraindividuais são muito menores que as variações interindividuais.[12]

Com a chegada da senescência, inicia-se um novo período de instabilidade. O envelhecimento está associado à perda da diversidade microbiana e a alterações nos níveis de alguns microrganismos. As alterações estão correlacionadas com uma disfunção imunológica que tem sido chamada de *inflammaging*, caracterizada por um estado inflamatório basal e pela diminuição na capacidade de gerar respostas imunes adaptativas. A quantidade de microrganismos com capacidade anti-inflamatória, como o *Faecalibacterium prausnitzii*, e outras espécies de bifidobactérias está diminuída. A modulação do microbioma ou a administração de alguns desses microrganismos poderia contribuir para retardar o declínio fisiológico relacionado ao envelhecimento. De fato, a administração de *Akkermansia muciniphila* é capaz de reduzir os sintomas degenerativos e de prolongar a vida em um modelo de progéria.[13]

MATURAÇÃO E REGULAÇÃO DA FUNÇÃO DE BARREIRA E DO SISTEMA IMUNE

O TGI desenvolveu, ao longo do tempo, mecanismos de defesa contra agentes ambientais nocivos, aos quais está exposto por via oral, como alérgenos, contaminantes, patógenos, entre outros, mantendo tolerância à microbiota comensal residente e às proteínas da dieta. Os microrganismos intestinais influenciam o desenvolvimento e a função do sistema imune, e a quebra desse equilíbrio com seu hospedeiro pode levar à desregulação imunológica e contribuir para o desenvolvimento de doenças inflamatórias crônicas e autoimunes.

O TGI compõe uma barreira seletiva, constituída por células epiteliais, que limitam o contato direto de microrganismos residentes ou transitórios com células imunológicas especializadas da lâmina própria e sua translocação sistêmica, contribuindo para a homeostase imunológica. Essa barreira inclui enterócitos (90 a 95%), células enteroendócrinas, células caliciformes e as células de Paneth. As células caliciformes secretam glicoproteínas mucinas, que, no intestino grosso, reunidas em duas camadas de muco, e na mais externa aprisionam grande número de micróbios, impedindo seu acesso ao epitélio e facilitando sua eliminação nas fezes. No intestino delgado estão as células de Paneth, responsáveis pela secreção de peptídeos antimicrobianos (defensinas), que inibem o crescimento de certas bactérias e impedem seu contato direto com o epitélio. Por sua vez, bactérias comensais regulam a expressão de genes codificadores de mucina (MUC-2, MUC-3) e modificam seu padrão de glicosilação, bem como a produção de peptídeos antimicrobianos, ajudando a regular adesão, colonização e invasão.[14]

A microbiota comensal também tem efeito trófico, influenciando na deterioração das células epiteliais e na manutenção das junções firmes intercelulares (*tight junctions*), contribuindo assim para fortalecer a função do epitélio como barreira física contra a entrada de agentes exógenos.

A produção de imunoglobulina A (IgA) secretora constitui outro mecanismo de defesa que limita o acesso de bactérias à mucosa. As células dendríticas reconhecem e capturam um pequeno número de bactérias e interagem com as células B e T, presentes nas placas de Peyer, ativando a produção de IgA específica. Essas IgA são transportadas pelo epitélio e, uma vez no lúmen, ligam-se às bactérias intestinais, contribuindo para o controle de patógenos, neutralizando toxinas e favorecendo sua eliminação. Na lâmina própria, macrófagos fagocitam e eliminam microrganismos que penetraram pelo epitélio intestinal. As células dendríticas parecem estar mais envolvidas na coordenação entre a imunidade inata e a adaptativa. Bactérias ou outros microrganismos capturados pelas células dendríticas são entregues aos linfonodos mesentéricos, onde podem influenciar a diferenciação dos linfócitos T em células efetoras ou reguladoras, dependendo do tipo de estímulo antigênico e perfil inflamatório.

A homeostase intestinal é mantida por um sistema de verificações e equilíbrios entre células T efetoras inflamatórias, incluindo células Th1 (CD4+ e CD8+ que migram para o epitélio, tornando-se linfócitos intraepiteliais) e células Th17. Já as células T reguladoras Foxp3+ (Tregs), de perfil anti-inflamatório, são fundamentais nos mecanismos de tolerância. As bactérias comensais estão envolvidas na ativação das células Treg, na ausência de resposta das células T efetoras e na indução da apoptose ou anergia das células T, prevenindo a inflamação crônica e os fenômenos autoimunes. Além disso, as células dendríticas ativadas interagem com as células B e T das placas de Peyer, induzindo a produção de imunoglobulinas, tanto secretoras quanto aquelas que exercem proteção sistêmica.

As células linfoides inatas (ILC), localizadas no epitélio intestinal e na lâmina própria, estão envolvidas na manutenção de respostas imunes adequadas a diferentes microrganismos, aumentando a imunidade adaptativa e regulando a inflamação e o reparo do tecido mucoso. As funções das ILC também são reguladas pela microbiota comensal. As interações entre a microbiota e as células do sistema de imunidade inata ocorrem pelos receptores de reconhecimento de padrões moleculares microbianos (TLR, NOD) e receptores acoplados à proteína G (GPR). Esses estímulos ativam tanto as funções de barreira já descritas quanto a síntese de outros mediadores (p. ex., citocinas, moléculas coestimuladoras) de patógenos, favorecendo o desenvolvimento de tolerância a inofensivos. Por exemplo, a ativação de TLR-2 por ácidos lipoteicoicos de bactérias Gram-positivas regula as junções firmes entre enterócitos e ajuda a prevenir aumentos na permeabilidade paracelular, o que poderia levar à ativação imune excessiva e inflamação sistêmica. Os clostrídios dos grupos IV e XIVa induzem a expansão de células T reguladoras na lâmina própria e no nível sistêmico, presumivelmente pela produção de ácidos graxos de cadeia curta – AGCC (*short-chain fatty acids* – SCFA), que atuam em receptores acoplados a proteínas G, modulando a função de células imunes.[15]

DESENVOLVIMENTO DA MICROBIOTA NA FASE PÓS-NATAL: O PAPEL DO LEITE MATERNO

O LM contém uma combinação única e ideal não apenas de macro e micronutrientes, mas também de vários componentes relacionados ao sistema imune, como citocinas reguladoras, quimiocinas, fatores de crescimento, anticorpos, compostos bioativos (oligossacarídeos), além dos próprios microrganismos. Hoje se sabe que o leite humano (LH) constitui o segundo grande inóculo, um verdadeiro plantio que completa a colonização, aportando mais de 105 bactérias por dia, provenientes do intestino materno, efeito da via enteromamária (Figura 2).[16,17]

A presença de diferentes oligossacarídeos é um dos fatores que estimularão o crescimento de algumas bactérias e inibirão o desenvolvimento de outras. Por exemplo, os chamados oligossacarídeos bifidogênicos estimulam o crescimento de bactérias específicas, como *Bifidobacterium longum, B. breve, B. bifidum* da microbiota infantil, pois apenas essas bactérias possuem enzimas capazes de metabolizar esses oligossacarídeos, portanto sua presença seleciona

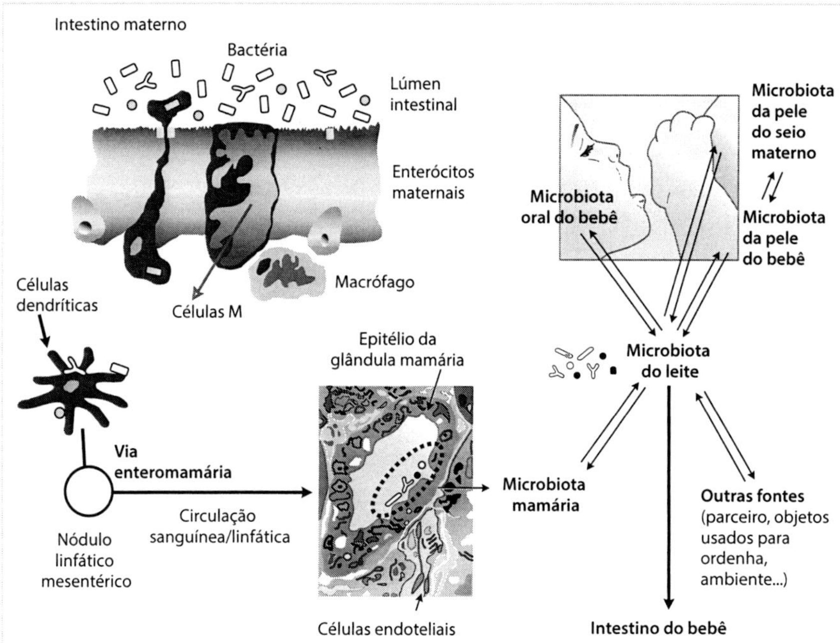

FIGURA 2 Mecanismos associados à composição da microbiota do leite materno.
Fonte: adaptada de Rodriguez, 2014.[17]

a microbiota. Existem diferenças no teor de oligossacarídeos entre o leite de diferentes mães. Essas variações têm sido associadas à idade, à paridade, à genética e a fatores ambientais, como dieta, meio ambiente e estilo de vida. A concentração de oligossacarídeos no leite de mães de prematuros é maior, e seu efeito prebiótico tem sido relacionado à menor incidência de enterocolite necrosante e sepse.[17]

Embora vários estudos mostrem que a microbiota do LH tem grande variabilidade em sua composição, que depende de diferenças genéticas, culturais, ambientais e nutricionais, em revisão sistemática recente de estudos que incluíram mães saudáveis, *Streptococcus* e *Staphylococcus* foram identificados como bactérias predominantes e *Bifidobacterium* e *Lactobacillus* como menos abundantes, independentemente das diferenças de localização geográfica ou dos métodos analíticos utilizados para seu estudo. Os microrganismos encontrados no intestino de crianças amamentadas derivaram 27,7% do conteúdo do LM e 10,3% da pele da aréola.[17]

INFLUÊNCIA NO SISTEMA NEUROENDÓCRINO

A microbiota comensal, pela geração de AGCC, exerce efeitos tróficos na mucosa intestinal e ativa diversos receptores (GPR41 e GPR43), que estimulam a produção de hormônios enteroendócrinos pelas células L, como o peptídeo semelhante ao glucagon (GLP-1) ou o peptídeo tirosina-tirosina (PYY). Os AGCC e os peptídeos enteroendócrinos contribuem para a regulação da homeostase energética, modulando aspectos como metabolismo da glicose, sensibilidade à insulina, termogênese e apetite, por efeitos endócrinos em órgãos periféricos (fígado e tecido adiposo branco e marrom) e por vias de sinalização neural (nervo entérico e autônomo sistema nervoso central) que atingem o sistema nervoso central (SNC), onde são integrados os sinais que regulam o balanço energético de curto (GLP-1) e de longo prazo (insulina, leptina).[18]

Mais recentemente, tem sido sugerido que outros metabólitos resultantes da atividade metabólica da microbiota na dieta, como os indóis, podem aumentar a sensibilidade dos neurônios aferentes colônicos ao GLP-1, contribuindo para os efeitos desse hormônio na homeostase energética. Além disso, a microbiota intestinal participa do metabolismo e circulação êntero-hepática dos sais biliares e contribui para a geração de ácidos biliares secundários, que interagem com o receptor TGR5, induzindo diferenciação e aumento de células L e secreção de GLP-1, que também influencia beneficamente a tolerância oral à glicose.[18]

As células epiteliais também estão envolvidas na síntese de glicocorticoides, que desempenham papel anti-inflamatório e endócrino, e tanto sua síntese quanto a expressão de seus receptores podem ser modificadas pela composição da microbiota intestinal. As bactérias comensais participam da regulação circadiana dos glicocorticoides de maneira dependente do eixo hipotálamo-hipófise-adrenal. A depleção da microbiota intestinal interrompe a expressão dos genes envolvidos nos ritmos de produção de corticosterona no íleo, e isso leva a alterações importantes, como a hipersecreção sustentada de corticosterona em nível sistêmico e, por sua vez, um estado de hiperglicemia, resistência à insulina e hipertrigliceridemia.[18]

A microbiota também está direta ou indiretamente envolvida na síntese de compostos neuroativos, incluindo vários neurotransmissores (serotonina, dopamina, ácido gama-aminobutírico – GABA) que influenciam a função cerebral, o comportamento, o metabolismo e a imunidade. A influência da microbiota na síntese de serotonina parece particularmente relevante, uma vez que até 90%

desse neurotransmissor, que desempenha funções em nível central e periférico, é sintetizado no intestino. No SNC, a serotonina é fundamental na regulação do humor, do apetite e de funções cognitivas, e em nível intestinal regula a inflamação e a motilidade. A microbiota intestinal pode estar envolvida tanto na redução dos níveis de serotonina (por causa de sua capacidade para metabolizar o triptofano, que atua como precursor) como em sua produção por estimulação da expressão dos genes do hospedeiro (triptofano 1 hidroxilase) envolvidos em sua síntese, possivelmente pelo efeito estimulatório dos AGCC.[19]

A desregulação do sistema serotoninérgico também está relacionada a doenças inflamatórias crônicas e obesidade induzida por dieta. Várias bactérias intestinais codificam tirosinases capazes de transformar tirosina em L-di-hidroxifenilalanina (L-Dopa), que por sua vez levaria à síntese de catecolaminas, como dopamina, norepinefrina e epinefrina. A dopamina tem importante função no sistema de recompensa, envolvida na regulação do comportamento alimentar, assim como no humor.[19]

O GABA é produzido por diversas bactérias intestinais pela descarboxilação do glutamato por ação da enzima glutamato descarboxilase, envolvida na tolerância ao pH ácido e na manutenção da homeostase intracelular bacteriana. O GABA é um importante neurotransmissor com efeitos inibitórios no cérebro, e sua disfunção está implicada em doenças como autismo e esquizofrenia. Estudos pré-clínicos indicam que a administração de certas bactérias probióticas ou prebióticas pode aumentar as concentrações de GABA ou seus receptores no cérebro, o que pode contribuir para a melhora desses distúrbios.[19]

INFLUÊNCIA DA MICROBIOTA NOS DISTÚRBIOS DIGESTIVOS FUNCIONAIS

A microbiota intestinal desempenha papel crucial no eixo intestino-cérebro, que seria uma via de mão dupla entre o SNC e o sistema nervoso entérico (SNE). Modificações na microbiota intestinal, chamadas disbiose, foram descritas em crianças com transtornos funcionais gastrointestinais (TFGI). Várias linhas de evidência indicam que a microbiota intestinal pode estar envolvida na patogênese e fisiopatologia dos TFGI, por sua capacidade metabólica no lúmen intestinal e por sua potencial interação com o hospedeiro, via mecanismos imunológicos.

O aumento da permeabilidade intestinal, a disbiose e as alterações na função imunológica da mucosa intestinal causam aumento do acesso de antígenos à submucosa, associado à ativação de mastócitos e ao aumento da liberação de citocinas inflamatórias. Isso altera os receptores de sensibilidade da mucosa e plexos mioentéricos com a consequente hipersensibilidade visceral.[20]

O desenvolvimento nociceptivo também é relevante, uma vez que estudos em humanos e animais demonstraram que estímulos dolorosos são identificados pelo cérebro na 24ª semana de gestação. Tanto o RN pré-termo como termo apresentam baixo limiar de dor, que aumenta com a idade e, como resultado, podem responder tanto a estímulos menores, como as trocas de fralda, quanto a um procedimento invasivo.[20]

REFERÊNCIAS

1. Toca MC, Burgos F, Fernández A, Giglio N, et al. Ecosistema intestinal en la infancia: rol de los "bióticos". Arch Argent Pediatr. 2020;118(4):278-85.
2. Human Microbiome Project Consortium. Structure, function and diversity of the healthy human microbiome. Nature. 2012;486(7402):207-14.
3. Caporaso JG, Lauber CL, Costello EK, Berg-Lyons D, Gonzalez A, Stombaugh J, et al. Moving pictures of the human microbiome. Genome Biol. 2011;12(5):R50.
4. Arumugam M, Raes J, Pelletier E, Le Paslier D, Le Paslier D, Yamada T, et al. Enterotypes of the human gut microbiome. Nature. 2011;473(7346):174-80.
5. Chua HH, Chou HC, Tung YL, Chiang BL, et al. Intestinal dysbiosis featuring abundance of ruminococcus gnavus associates with allergic diseases in infants. Gastroenterology. 2018;154(1):154-67.
6. Latuga MS, Stuebe A, Seed PC. A review of the source and function of microbiota in breast milk. Semin Reprod Med. 2014;32(1):68-73.
7. Perez-Muñoz ME, Arrieta MC, Ramer-Tait AE, Walter J. A critical assessment of the "sterile womb" and "in utero colonization" hypotheses: implications for research on the pioneer infant microbiome. Microbiome. 2017;5(1):48.
8. Vickery B, Chin S, Wesley Burk A. Pathophysiology of food allergy. Pediatr Clin North Am. 2011;58(2):363-76.
9. Milani C, Duranti S, Bottacini F, Casey E, Turroni F, Mahony J, et al. The first microbial colonizers of the human gut: composition, activities, and health implications of the infant gut microbiota. Microbiol Mol Biol Rev. 2017;81(4):e00036-17.
10. Sutton TDS, Hill C. Gut bacteriophage: current understanding and challenges. Front Endocrinol (Lausanne). 2019;10:784.
11. Richard ML, Sokol H. The gut mycobiota: insights into analysis, environmental interactions and role in gastrointestinal diseases. Nat Rev Gastroenterol Hepatol. 2019;16(6):331-45.
12. Arumugam M, Raes J, Pelletier E, Le Paslier D, Yamada T, Mende DR, et al. Enterotypes of the human gut microbiome. Nature. 2011;473(7346):174-80.
13. Salazar N, González S, Nogacka AM, Rios-Covián D, Arboleya S, Gueimonde M, et al. Microbiome: effects of ageing and diet. Curr Issues Mol Biol. 2020;36:33-62.
14. Sanz Y, De Palma G. Gut microbiota and probiotics in modulation of epithelium and gut-associated lymphoid tissue function. Int Rev Immunol. 2009;28(6):397-413.
15. Álvarez J, Real JMF, Guarner F, Gueimonde F, Rodríguez JM, de Pipaon MS, et al. Microbiota intestinal y salud. Gastroenterol Hepatol. 2021;44(7):519-35.

16. Soto A, Martín V, Jiménez E, Mader Z, Rodríguez JM, Fernández L. Lactobacilli and bifidobacteria in human breast milk: influence of antibiotic therapy and other host and clinical factors. J Pediatr Gastroenterol Nutr. 2014;59(1):78-88.
17. Rodriguez JM. The origin of human milk bacteria: is there a bacterial entero-mammary pathway during late pregnancy and lactation? Adv Nutr. 2014;5(6):779-84.
18. Agustí A, García-Pardo MP, López-Almela I, Campillo I, Maes M, Romaní-Pérez M, et al. Interacción entre la obesidad del eje intestino-cerebro y la función cognitiva. Front Neurosci. 2018;12:155.
19. Kelly JR, Minuto C, Cryan JF, Clarke G, Dinan TG. Cross talk: the microbiota and neurodevelopmental disorders. Front Neurosci. 2017;11:490-521.
20. Toca MC, Balbarrey S, Bastianelli C, Guzmán L, Leta K. Trastornos funcionales gastrointestinales: cómo tratar sin medicar. Arch Argent Pediatr. 2022;120(5):346-53.

SEÇÃO 3

A microbiota no pós-natal

8

Microbiota intestinal de crianças e o tipo de parto

Marise Helena Cardoso Tofoli
Patricia dos Santos Oliveira
Paulo Sérgio Sucasas da Costa

DESTAQUES

- A microbiota intestinal tem sido cada vez mais reconhecida como um aspecto crucial do desenvolvimento fisiológico dos bebês e não deve ser ignorada na prática clínica.
- Muitos recém-nascidos são submetidos a cesarianas ou tratamentos maternos com antibióticos, o que compromete a transmissão natural de micróbios benéficos da mãe para o recém-nascido, com efeito negativo no desenvolvimento da microbiota intestinal, bem como no sistema imune e metabólico, entre outros.
- Aleitamento materno e probióticos podem ajudar a estabelecer a microbiota intestinal saudável.
- Em caso de cesariana, tratamentos avançados em estudo, como o transplante de microbiota fecal da mãe para o recém-nascido, podem ser uma solução eficaz, embora seja necessária uma triagem cuidadosa antes do procedimento.

INTRODUÇÃO

O microbioma formado em um recém-nascido (RN) é um importante indicador de sua saúde física, cognitiva, metabólica e imunológica – atual e futura –, e o tipo de parto pode ter um impacto nos tipos de bactéria encontrados no microbioma intestinal do bebê. Nascemos com o intestino "estéril". Mas, de forma impressionante, o número de "células" bacterianas no microbioma adulto tem pouco mais da metade do número de células que compõe nosso organismo.[1,2]

Além disso, foi constatado que RN nascidos de parto vaginal tinham maior diversidade de bactérias, incluindo mais bactérias benéficas, em seus microbiomas, em comparação com aqueles nascidos por cesariana. Em média, os RN por cesariana apresentavam comunidades microbianas menos diversas e um microbioma pós-natal alterado.[3]

Existem cada vez mais evidências para sugerir que a composição da microbiota, ou seja, a comunidade de microrganismos que colonizam o RN, é afetada pela via de parto (vaginal ou cesariana), além de outros fatores, como o uso de antibióticos e o aleitamento artificial. Essa mudança no microbioma provavelmente tem implicações na saúde dos RN tanto em curto quanto em longo prazo.[3]

INÍCIO DA COLONIZAÇÃO DA MICROBIOTA INTESTINAL

A aquisição da microbiota intestinal se dá em três etapas:

1. Etapa inicial, de 6 a 12 meses – período da amamentação (tempos exatos desconhecidos): é a janela de desenvolvimento cognitivo, imunológico e fisiológico.
2. Etapa de transição, associada à interrupção da amamentação e à introdução de alimentos sólidos, levando à colonização por diversas espécies de esporos e à redução das espécies de *Bifidobacterium*.
3. Etapa de maturação: atinge uma composição similar à de adultos, abundante nas espécies de Bacteroidetes e Firmicutes (Figura 1).[1]

Perturbações na microbiota (cesariana, antibióticos e fórmulas infantis) atrapalham esse percurso, contribuindo para a prevenção da transmissão e a colonização de espécies benéficas. Em contrapartida, a colonização por patógenos oportunistas é mais frequente. Terapias promissoras, como as terapias de bactérias vivas (LBT, na sigla em inglês – probióticos ou transplante fecal, por exemplo) ou por meio da modulação da dieta, podem ajudar a restaurar e promover espécies benéficas adequadas à idade.[4]

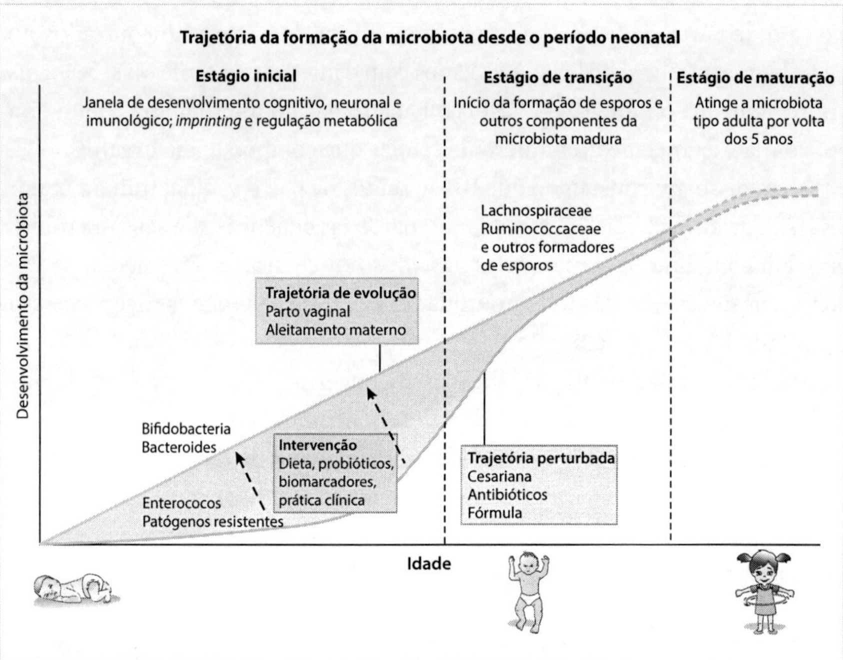

FIGURA 1 Aquisição da microbiota intestinal desde o nascimento até a formação da microbiota semelhante à do adulto (cerca de 5 anos de idade).
Fonte: adaptada de Browne et al., 2022.[1]

O RN é exposto a microrganismos vaginais, fecais e cutâneos maternos durante e após o nascimento, dependendo do tipo de parto. No entanto, as bactérias se estabelecem apenas em hábitats que lhes fornecem condições adequadas: enquanto microrganismos vaginais e cutâneos podem ser detectados de forma transitória em amostras fecais do bebê, o intestino do bebê é permanentemente colonizado em especial por bactérias fecais que têm, em parte, origem materna e são transmitidas via parto vaginal.[3]

O intestino neonatal fornece um ambiente diferente do intestino materno, e portanto apenas as cepas infantis adaptadas de sua mãe têm a capacidade de estabelecer populações permanentes no RN. Os micróbios dominantes transmitidos da mãe para o bebê no intestino incluem cepas de Actinobacterias (as quais contêm 8 espécies do gênero *Bifidobacterium* – como *B. breve, B. longum, B. infantis* e *B. bifidum*) e Bacteroides (p. ex., *Bacteroides fragilis, B. dorei* e *B. vulgatus*), que são capazes de utilizar os oligossacarídeos do leite humano (HMO, em inglês) abundantes no leite materno (LM). Essas bactérias têm pouca capacidade de serem transmitidas horizontalmente pelo ambiente por causa de sua sensibilidade ao oxigênio e da falta de formação de esporos e parecem ter evoluído para se apoiar principalmente na transmissão vertical no nascimento, após o qual elas persistem de maneira indefinida. Se essas bactérias forem perdidas ou falharem na colonização no nascimento, pode ser necessário muito tempo para recuperá-las, tornando-as particularmente vulneráveis a perturbações.[1]

Com os Bacteroidetes, os Firmicutes dominam a microbiota intestinal de adultos humanos. Dos Firmicutes, 11 são transmitidos da mãe para os RN, mas apenas o *Streptococcus thermophilus* e a *Veillonella parvula* persistem (a persistência é definida como sua detecção após o período neonatal, > 1 mês).[1]

Bactérias derivadas da pele são transitórias e não persistem, enquanto apenas uma espécie do dorso da língua, *Veillonella parvula*, persiste. Três espécies, *Bifidobacterium longum, B. bifidum* e *B. pseudocatenulatum* (todas Actinobacteria), são transmitidas da mãe pelo LM. Ao contrário da pele, da vagina e do dorso da língua, quase todas as espécies derivadas do intestino persistem, e a maioria delas é derivada dos filos Bacteroidetes e Actinobacteria.[1]

Todos esses dados indicam que as bactérias do intestino de origem materna são altamente adaptadas para serem transmitidas no nascimento ou logo após, provavelmente por meio da transmissão fecal-oral durante o parto vaginal. Dado que seu reservatório é o intestino materno, elas também serão mais adaptadas para colonizar o intestino do bebê comparativamente com bactérias derivadas de diferentes locais do corpo. Em conjunto, o intestino é o local corporal materno que contribui com mais espécies para a microbiota intestinal do bebê durante o período neonatal e que são capazes de persistência em longo prazo.[1-3]

FATORES GENÉTICOS QUE PODEM INTERFERIR NA COLONIZAÇÃO

Acredita-se que a colonização intestinal do RN ocorra durante e após o nascimento, mas já existem teorias segundo as quais essa colonização pode começar ainda no período intraútero, com transmissão via placentária. A microbiota intestinal completa seu desenvolvimento até os 2 a 3 anos de vida, e vários fatores influenciam nessa colonização. Fatores genéticos, microbiota materna, tipo de parto, tipo de dieta do lactente, além de fatores ambientais, são os principais modificadores da microbiota intestinal das crianças.[5,6]

A herança genética transmitida divide-se em três tipos:

1. Genes nucleares, provenientes de ambos os pais.
2. Genes mitocondriais, herdados apenas da mãe.
3. Genes microbianos, que são parcialmente transmitidos pela mãe e o restante obtido do ambiente.

A maneira como a microbiota intestinal será composta e sua abundância não são herdadas, mas influenciadas principalmente por fatores ambientais, como dieta e fatores do hospedeiro, por exemplo, seu genótipo.[4]

A microbiota transmitida da mãe para o bebê e a alimentação desses microrganismos com o LM são fatores responsáveis pela simbiose entre hospedeiro e microbiota, uma vez que o LM contém carboidratos essenciais para o bom desenvolvimento da microbiota intestinal. O genótipo do hospedeiro influenciará na composição das células intestinais, na disponibilidade de enzimas e por meio da existência de um sistema imune saudável.[6]

O canal vaginal, o intestino, a cavidade oral e a pele são as principais fontes de microbiota materna para a colonização intestinal do RN. As principais espécies transmitidas pela microbiota materna são as do gênero *Bifidobacterium*. Nos RN de parto vaginal, há importante colonização por Lactobacilos, que são os microrganismos mais abundantes na microbiota vaginal de gestantes. Já nos RN de parto cesáreo, a microbiota intestinal se assemelha principalmente à microbiota da pele materna, e as espécies muito encontradas são as do gênero *Clostridium*.[5]

O tipo de dieta recebida pelo lactente é um importante modificador da microbiota intestinal. O LM, além de conter várias espécies de microrganismos, é rico em imunoglobulinas, compostos antimicrobianos e carboidratos, que têm o importante poder de modificar a microbiota intestinal, os HMO. Assim como a microbiota vaginal, o LM é rico em Lactobacilos, sendo importante fonte natural desse microrganismo aos lactentes.[4]

O LM contém mais de 10 g/L de HMO, que não são digeríveis por enzimas humanas, mas fermentados por bactérias intestinais, produzindo ácidos graxos de cadeia curta (AGCC), que representam importante fonte de energia para o bebê. Os HMO apresentam grande diversidade entre as mulheres, sofrendo influência do genótipo e da dieta materna, inclusive na mesma mulher esses carboidratos se modificam ao longo do tempo de amamentação.[4]

Os HMO promovem crescimento principalmente de *Bifidobacterium* e Lactobacilos no intestino de lactentes amamentados, além de proporcionarem um padrão de colonização mais estável quando comparado com a microbiota intestinal de lactentes não amamentados. Isso ocorre porque os HMO são a principal fonte de energia para as bifidobactérias, contribuindo para a proliferação dessas bactérias em detrimento de bactérias patogênicas. Alguns estudos mostram semelhança entre a microbiota de lactentes nascidos de parto vaginal e de lactentes nascidos de parto cesáreo e amamentados ao seio materno. A utilização de HMO por microrganismos específicos é um exemplo de como a genética materna influencia a microbiota intestinal do lactente, uma vez que o genoma da mãe determina a estrutura do carboidrato do LM e a microbiota do lactente responde à amamentação.[1]

Diversos fatores ambientais também influenciam na composição da microbiota intestinal das crianças, como localização geográfica, condições socioeconômicas, doenças maternas (asma e diabetes gestacional) e hábitos de vida maternos (dieta, tabagismo e estresse), além do uso de medicações. A localização geográfica é um determinante importante da composição da microbiota, uma vez que existem diferenças em padrões alimentares, tradições, culturas, clima e estilos de vida, que são potenciais modificadores da microbiota intestinal. Alguns estudos mostram que a colonização por *Bifidobacterium* é favorecida no Nordeste e no Sul/Sudeste da Ásia. A colonização por *Bacteroides* ocorre mais frequentemente na Europa central e a por *E. coli* na Europa nórdica.[6]

Gestantes que são tabagistas têm menor abundância de *Lactobacillus gasseri* e maior abundância de *Lactobacillus iners*. O estresse materno durante a gravidez está associado à redução da abundância de *Bifidobacterium* e Lactobacilos e ao aumento da abundância de Proteobactérias. O nível educacional das mulheres também se correlaciona com a diversidade da microbiota vaginal: alguns estudos mostram que ter ensino superior está associado a menor abundância relativa de *Lactobacillus iners, Gardnerella vaginalis* e *Gardnerella leopoldii*.[4,7]

O PARTO NORMAL E SEU PERFIL DE MICROBIOTA

A redução no número de cesarianas desnecessárias é uma preocupação mundial. A Organização Mundial da Saúde (OMS) recomenda que os partos cesáreos correspondam a menos de 15% do total de partos, mas sabe-se que na maior parte do mundo mais de 50% dos nascimentos são por via cesariana. O tipo de parto tem importante influência na colonização da microbiota intestinal das crianças, que está associada à programação metabólica inicial e a funções imunológicas. Vários estudos mostram a associação da disfunção da microbiota intestinal com o aumento do risco futuro de desenvolver doenças crônicas, como obesidade e diabetes *mellitus*, e de doenças alérgicas, como asma e alergia alimentar.[8]

A colonização intestinal do RN ocorre durante e após o nascimento, mas existem teorias segundo as quais essa colonização começa ainda no período intraútero. Aproximadamente metade da microbiota intestinal do bebê é transmitida no momento do parto e é proveniente da vagina, do intestino, da cavidade oral e da pele da mãe, consistindo em particular em *Bifidobacterium*.[8]

A microbiota vaginal apresenta grandes diferenças entre mulheres grávidas e não grávidas. Atualmente, sabe-se que a microbiota vaginal também se modifica ao longo da gestação. Isso ocorre por diversos fatores, entre eles a falta de flutuações hormonais e menstruação, mudanças das secreções cervicovaginais e redução na atividade sexual. Durante a gravidez ocorre aumento dos níveis de estrogênio, que promove acúmulo de glicogênio vaginal, e isso leva a proliferação principalmente de Lactobacilos, sendo os mais prevalentes: *Lactobacillus crispatus, Lactobacillus vaginalis, Lactobacillus jensenii* e *Lactobacillus gasseri*. O aumento de Lactobacilos está associado à redução de espécies anaeróbias na vagina.[7]

Além de a microbiota vaginal se modificar ao longo da gestação, já foram observadas diferenças relacionadas ao número de gestações anteriores e à idade gestacional no momento do parto. O aumento da idade gestacional está relacionado a uma maior abundância de Lactobacilos, e o *Lactobacillus crispatus* foi encontrado em maior concentração em mulheres sem concepção anterior.[3,7]

No nascimento por parto vaginal, o RN é colonizado principalmente por bactérias da microbiota vaginal e intestinal da mãe, enquanto os RN por parto cesáreo são mais colonizados pelas bactérias da pele materna. Assim, a passagem do feto pelo canal vaginal confere maior colonização intestinal por Lactobacilos e uma microbiota mais estável, quando comparado ao parto cesáreo.[6]

O tipo de parto leva a diferenças importantes na composição da microbiota dos RN. A microbiota da pele, da cavidade oral e da mucosa retal de lactentes nascidos por parto vaginal é mais semelhante à microbiota vaginal materna, contendo principalmente os gêneros Lactobacilos, *Bacteroides*, *Prevotella*, Atopóbio e *Sneathia*. O *Lactobacillus gasseri,* um membro típico da flora vaginal, foi detectado no trato intestinal de 31% de lactentes nascidos de parto vaginal e em apenas 6% dos nascidos de parto cesáreo.[5]

Além da microbiota intestinal, o tipo de parto modifica também a microbiota de outras partes do corpo. Um estudo comparou a microbiota das vias aéreas inferiores de RN nascidos de parto vaginal e cesáreo. Nenhuma bactéria cultivável foi detectada em secreções das vias aéreas inferiores de RN de cesariana, enquanto nas vias aéreas de RN de parto vaginal foram identificadas espécies de Lactobacilos e *Bacteroides vulgares*, sugerindo que a flora bacteriana residente nas vias aéreas de bebês nascidos de parto vaginal é quantitativamente mais abundante.[5]

Dessa forma, as crianças nascidas via parto vaginal receberão predominantemente espécies de Lactobacilos, *Bifidobacterium* e *Bacteroides*. Mas o intestino do RN fornece um ambiente diferente do intestino materno, e apenas cepas da mãe adaptadas ao bebê estabelecerão populações permanentes, ou seja, aqueles com capacidade de utilizar HMO presentes no LM.[1]

O PARTO CESÁREO E SEU PERFIL DE MICROBIOTA

No parto cesáreo, a transmissão natural da microbiota materna para o lactente é alterada, e, consequentemente, os primeiros microrganismos a colonizarem o intestino do lactente são distintos dos nascidos via parto vaginal. Por meio dessa via, os primeiros contatos são com microrganismos da pele materna e germes hospitalares. Essas diferenças podem persistir por até 6 a 12 meses de vida, período de grande suscetibilidade a mudanças epigenéticas, por isso alguns estudos consideram que a via de parto tem papel primordial na determinação da microbiota e na saúde do indivíduo em longo prazo.[9]

Discute-se, ainda, se a utilização de antibioticoprofilaxia seria a principal responsável pela diferença de colonização entre as vias de parto. No entanto, estudos com diferentes momentos de antibioticoprofilaxia, antes ou depois do nascimento, não evidenciaram diferenças na microbiota desses lactentes. Desse modo, mais uma vez, a via de parto assume papel de destaque na formação da microbiota intestinal e suas consequências.[4]

De maneira geral, observa-se a diminuição da diversidade da microbiota e da concentração de bactérias, com maior capacidade de fermentar os HMO, como fonte de energia entre os RN de parto cesáreo. Esse *imprinting* inicial alterado tem como consequência imediata o aumento do pH fecal e a diminuição da produção de AGCC.[4]

A alteração do pH favorece a colonização intestinal de potenciais patógenos. Ademais, a menor taxa de fermentação e a produção de AGCC resultam em menor fonte de energia ao RN, diminuição da camada mucosa intestinal e enfraquecimento da barreira epitelial intestinal, com impacto direto no aumento da permeabilidade intestinal.[4]

As alterações na microbiota, como as encontradas em lactentes nascidos de parto cesáreo, com diminuição dos gêneros *Bifidobacterium*, *Bacteroides* e *Lactobacillus* e aumento da colonização por *Clostridium* e outros enteropatógenos, podem trazer impactos à saúde da criança, principalmente pela fase importante de modulação do sistema imune e potenciais modulações metabólicas que ocorrem de maneira síncrona nesse período da vida.[9]

Para melhor entendimento dos possíveis impactos da diferente colonização da microbiota, é fundamental ressaltar as funções benéficas dos grupos de microrganismos eubiontes que se encontram em menor concentração nos lactentes nascidos de parto cesáreo.

Bactérias do gênero *Bifidobacterium*, como *B. longum* (subespécie *infantis*), têm grande capacidade de fermentar os HMO e, consequentemente, de favorecer o bom desenvolvimento da barreira intestinal. Já o *B. catelunatum* favorece algumas ações enzimáticas e o bom funcionamento hepático. O *B. bifidum* também tem papel importante na utilização dos HMO e influencia o desenvolvimento do sistema imune, com aumento de citocinas, que aderem à mucosa intestinal e favorecem a agregação de outras bactérias, o que resulta em proteção à saúde do hospedeiro. Ainda, esse gênero apresenta atividade antiestreptocócica; sua menor concentração favorece o maior desenvolvimento de possíveis enteropatógenos.[2,10]

As bactérias do gênero *Bacteroides*, com destaque a *B. fragilis*, contribuem para a maturação celular e a resistência a patógenos, e os *B. vulgatus* interferem na liberação de citocinas e exercem papel imunomodulador, com menor resposta imune das células T *helper* 1. Estudos demonstram que lactentes nascidos de parto cesáreo têm concentração de *Bacteroides* até o sexto mês de vida.[2,10]

Os *Lactobacillus* são gêneros produtores de ácido lático e favorecem a eubiose por suas características antivirais e antifúngicas. O LM, por ser fonte importante de *Lactobacillus*, pode favorecer o aumento de sua concentração e auxilia na promoção do desenvolvimento de uma microbiota mais saudável.[2,10]

Sabe-se que o perfil da microbiota varia com o passar do tempo e/ou a idade do indivíduo e sofre influência da região geográfica, do tipo de dieta, do ambiente e do uso de medicação. A comparação e a variação da microbiota ao longo do tempo entre lactentes nascidos de parto vaginal e cesáreo podem ser vistas na Figura 2.[2,10]

O papel da microbiota na síntese e na absorção de nutrientes, na integridade da barreira intestinal, na proteção contra enteropatógenos, na modulação do sistema imune e no controle do eixo cérebro-intestino tem sido cada vez mais comprovado. Além disso, sabe-se que diferentes estímulos na fase inicial da vida do indivíduo podem ser o gatilho para o desenvolvimento de doenças futuras. Com base nesses conhecimentos, tem-se associado o perfil de microbiota alterado pelo parto cesáreo, na fase inicial da vida, a doenças alérgicas, autoimunes e obesidade futuras.[8]

Dessa forma, correlacionam-se as mudanças nas concentrações de filos entre as diferentes vias de parto e demonstra-se que a microbiota secundária ao parto cesáreo apresenta relação Firmicutes/Bacteroidetes expressivamente maior que a microbiota de lactentes nascidos de parto normal. Esse mesmo perfil é associado ao desenvolvimento de obesidade.[11]

Ainda, observa-se o predomínio do gênero *Clostridium* como constituinte da microbiota de lactentes nascidos de parto cesáreo. Essas bactérias podem ser

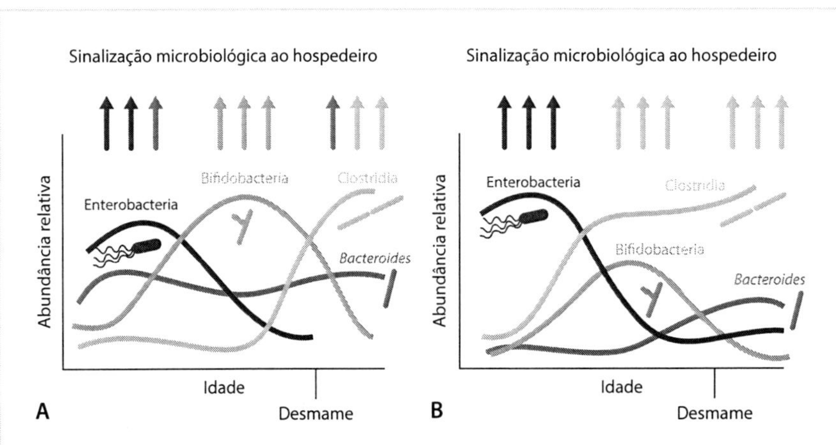

FIGURA 2 Desenvolvimento temporal das principais classes de bactérias no intestino de lactentes nascidos de parto vaginal (A) e cesáreo (B).
Fonte: adaptada de Korpela, 2021.[10]

agentes de infecção nosocomial e estão associadas ao maior risco do desenvolvimento de asma e eczema atópico.[11]

Outros potenciais enteropatógenos também são descritos em maior abundância na microbiota de lactentes nascidos por cesariana, entre eles *Klebsiella*, *Enterococcus* e *Enterobacter*. A *Klebsiella* é um agente oportunista, e sua presença em maior concentração na fase inicial da vida está correlacionada ao desenvolvimento de doenças alérgicas e ao desenvolvimento de infecções com maior resistência a antibióticos em razão de sua atuação como reservatório de vários genes de resistência a antibióticos.[11]

Alguns estudos demonstram aumento significativo da concentração de *Veillonella* nesse grupo de pacientes. A maior presença desse gênero, por sua vez, é associada ao desenvolvimento de manifestações mais graves da doença de Crohn em crianças.[11]

Por causa das consequências de longo prazo da disbiose associada ao parto cesáreo, analisam-se formas de intervenção e restauração. Para tanto, estudos avaliam o papel do LM, o uso de probióticos e o transplante de microbiota fecal.[11]

É indiscutível o papel primordial do aleitamento materno em variados aspectos da vida do indivíduo. Suas propriedades e sua influência na formação e na determinação da microbiota intestinal, bem como suas consequências, serão abordadas mais profundamente em um capítulo à parte. Cabe ressaltar que o leite humano contém diferentes constituintes que favorecem o desenvolvimento de uma microbiota mais favorável. No entanto, em estudos com lactentes nascidos de parto cesáreo, o aleitamento materno não foi capaz de restaurar completamente a microbiota em comparação com lactentes nascidos de parto vaginal.[6]

O uso de probióticos na restauração da microbiota dos lactentes nascidos por parto cesáreo parece promissor. As publicações com esse objetivo ainda são incipientes, mas já demonstram resultados positivos, ora associados ao aleitamento materno, ora, de maneira isolada, ao favorecer o desenvolvimento de *Bifidobacterium* e *Lactobacillus*. Os probióticos têm-se demonstrado uma forma de intervenção segura e custo-efetiva, porém sem conseguir reparar todos os constituintes da microbiota.[11]

Por fim, o transplante de microbiota fecal, da mãe para o filho, tem sido estudado no restabelecimento da microbiota de RN por parto cesáreo com resultados seguros e satisfatórios, com melhora de diferentes linhagens de bactérias.[4,11]

O parto cesáreo pode ter indicações maternas e/ou fetais, entretanto tem-se visto aumento expressivo dessa via de parto.[12] No Brasil, atualmente as taxas de cesarianas chegam a 55%, e tem-se demonstrado que fatores como a idade gestacional do parto, a idade da mãe e o número de consultas de pré-natal podem interferir na indicação da via de parto. De acordo com a OMS, a proporção de partos cesáreos ideal seria entre 10 e 15%, e a elevação dessa taxa não diminui a mortalidade materna e/ou neonatal.[12] Com base nesses dados, surgem, ainda que de maneira preambular, debates sobre mecanismos para a melhoria desses índices e para minimizar suas consequências.

REFERÊNCIAS

1. Browne HP, Shao Y, Lawley TD. Mother-infant transmission of human microbiota. Curr Opin Microbiol. 2022;69:102173.
2. Sender R, Fuchs S, Milo R. Revised estimates for the number of human and bacteria cells in the body. PLoS Biol. 2016;14(8):e1002533.
3. Coelho GDP, Ayres LFA, Barreto DS, Henriques BD, Prado MRMC, Passos CMD. Acquisition of microbiota according to the type of birth: an integrative review. Rev Lat Am Enferm. 2021;29:e3446.
4. Korpela K, de Vos WM. Infant gut microbiota restoration: state of the art. Gut Microbes. 2022;14(1):2118811.
5. Cardelli E, Calvigioni M, Vecchione A, Macera L, Mazzantini D, Celandroni F, et al. Delivery mode shapes the composition of the lower airways microbiota in newborns. Front Cell Infect Microbiol. 2021;11.
6. Princisval L, Rebelo F, Williams BL, Coimbra AC, Crovesy L, Ferreira AL, et al. Association between the mode of delivery and infant gut microbiota composition up to 6 months of age: a systematic literature review considering the role of breastfeeding. Nutr Rev. 2021;80(1):113-27.
7. Kervinen K, Holster T, Saqib S, Virtanen S, Stefanovic V, Rahkonen L, et al. Parity and gestational age are associated with vaginal microbiota composition in term and late term pregnancies. EBioMedicine. 2022;81:104107.
8. Murata C, Gutiérrez-Castrellón P, Pérez-Villatoro F, García-Torres I, Enríquez-Flores S, de la Mora-de la Mora I, et al. Delivery mode-associated gut microbiota in the first 3 months of life in a country with high obesity rates: a descriptive study. Medicine. 2020;99(40):e22442.
9. Long G, Hu Y, Tao E, Chen B, Shu X, Zheng W, et al. The influence of cesarean section on the composition and development of gut microbiota during the first 3 months of life. Front Microbiol. 2021;12:691312.
10. Korpela K. Impact of delivery mode on infant gut microbiota. Ann Nutr Metab. 2021;30:1-9.
11. Rutayisire E, Huang K, Liu Y, Tao F. The mode of delivery affects the diversity and colonization pattern of the gut microbiota during the first year of infants' life: a systematic review. BMC Gastroenterol. 2016;16(1):86.
12. Simões AD, Carvalho BCU, Silva Jr CA, Alvim CM, Pinheiro FES, Ferreira GA, et al. Epidemiological profile of types of delivery performed in Brazil: temporal, regional and factorial analysis. Res Soc Develop. 2022;11(7):e0211729678.

9

Microbioma intestinal e o recém-nascido

Rubens Feferbaum
Nadia Sandra Orozco Vargas
Carla R. Taddei

DESTAQUES

- O aleitamento materno é crucial para a modulação da microbiota intestinal do recém-nascido, contribuindo para a proliferação de microrganismos benéficos e uma resposta imunológica adequada.
- Partos vaginais impactam significativamente a microbiota intestinal do recém-nascido, enquanto cesarianas limitam essa exposição, aumentando o risco de doenças inflamatórias.
- A disbiose precoce está associada a várias doenças crônicas na infância, como obesidade, diabetes e doenças inflamatórias intestinais.
- A administração de colostro nos primeiros dias de vida dos recém-nascidos prematuros pode ativar o sistema imune, promovendo melhor colonização intestinal e reduzindo riscos de infecções e enterocolite necrosante (ECN).

INTRODUÇÃO

A programação da saúde pelo microbioma gastrointestinal (GI) da mãe para o recém-nascido (RN) ocorre intraútero, porém o contato com o meio externo e com a mãe e, sobretudo, o aleitamento materno fazem a modulação da microbiota intestinal do RN ocorrer em poucas semanas.[1]

Esse é o chamado período sensível. O tipo de parto tem sido valorizado, sendo o cesáreo associado a maior risco de doenças atópicas e inflamatórias futuras.[1,2]

O RN recebe, durante o parto cesáreo, exposição enorme a microrganismos da pele da mãe, enquanto no parto normal ocorre exposição aos microrganismos do canal de parto. Durante a infância, aumenta rapidamente a diversidade de microrganismos da microbiota, e na idade adulta esta se torna mais estável, sendo diferente em cada fase da vida.[1,2]

O futuro das crianças é programado nos primeiros mil dias, desde a concepção até os 2 anos de vida, período no qual se dá a programação imunológica e metabólica. Por que é tão importante esse período sensível da programação? Isso decorre da verdadeira pandemia de doenças crônicas não transmissíveis da infância: câncer, obesidade, estresse, doenças inflamatórias intestinais, diabetes, autismo, alergias alimentares, asma.[2]

Existem fatores de risco para essas doenças, programados ainda na infância. É importante entender o conceito de microbioma para a prevenção, uma vez que constitui a interação de microrganismos (compostos de bactérias, bacteriófagos, fungos, protozoários e vírus), dos elementos genômicos, dos metabólitos e dos produtos resultantes em um nicho ecológico, ou seja, todos esses microrganismos atuam em conjunto e dependem uns dos outros. Ao longo da história, tem-se perdido a diversidade do microbioma com seu empobrecimento, que é ponto fundamental nesse contexto. Fatores influenciadores da microbiota, além dos fatores genéticos – que a princípio são imutáveis –, podem mudar a estrutura do DNA e ocasionar doenças.[1,2]

Há alguns fatores ambientais muito importantes, por exemplo, o aleitamento materno exclusivo, o tipo de parto, o abuso de medicamentos (muitas vezes desnecessários), a questão da participação materna, seja em sua dieta, em seu estado emocional ou no uso de medicações, além da questão geográfica e cultural, que podem afetar a microbiota e o desenvolvimento imune da criança.[3]

A influência materna é importante mesmo antes do nascimento. Durante a gestação, a microbiota materna e sua biodiversidade serão moduladas graças a uma dieta rica em fibras prebióticas, à ingestão de probióticos especialmente de alimentos fermentados, de alimentos funcionais prebióticos e até mesmo de pós-bióticos, que seriam os produtos metabólicos dessa interação simbiótica. Essa biodiversidade tem importância desde que a microbiota materna, por meio do mecanismo de translocação de bactérias ou de seus metabólitos, ganha espaço na corrente sanguínea e linfática e chega aos vilos placentários e ao líquido amniótico, que será deglutido pelo feto, levando subprodutos dessa microbiota ao trato GI fetal.[3,4]

Alguns estudos demonstram que a presença desses bióticos encontrados no intestino fetal pode estimular o sistema imune e metabólico, por exemplo, com a produção de células T reguladoras, ou produzir ácidos graxos de cadeia curta (AGCC) e a estimulação humoral a partir da síntese de imunoglobulina A (IgA) secretora.[4,5]

O desenvolvimento morfofuncional do sistema imune ainda é muito incipiente, na medida em que há proliferação microbiana marcante já nas primeiras horas de vida, sobretudo com o aleitamento materno exclusivo ou com o parto vaginal, condições básicas para uma boa instalação do microbioma.[4,5]

Na proliferação de células imunológicas, de linfócitos B produtores de IgA, linfócitos T do tipo reguladores são fundamentais na imunomodulação e estimulação de células de Paneth, além de todo o contexto morfofisiológico do intestino, que ocorre graças à colonização adequada.[4,5]

Estudos mostram que, se um animal for isento de microbiota, haverá uma disruptura imunológica, levando a uma condição muitas vezes incompatível com a vida. Os linfócitos T reguladores têm papel fundamental na formação do microbioma. Iniciando-se intraútero e do ponto de vista imunológico, a resposta Th2 linfocitária, que é um subperfil dos linfócitos conhecido por ser responsável pelos fenômenos alérgicos; se esse perfil Th2 se mantiver alto após o nascimento, pode favorecer o desenvolvimento de doenças Th2-dependentes, no caso, doenças alérgicas.[4,5]

Assim, são necessários, após o nascimento, a diminuição do perfil Th2 e o aumento do perfil Th1; esse desequilíbrio fisiológico precisa acontecer do ponto vista imunológico, e quem mantém esse desbalanço adequadamente são as células T reguladoras, as quais devem ser expressas e ativas logo após o nascimento.[4,5]

O papel da microbiota, nesse sentido, é fundamental, pois, caso esse perfil Th2 se mantenha alterado, poderão ocorrer doenças alérgicas, por causa da falta de tolerância imunológica.[4,5]

O MICROBIOMA NO INÍCIO DA VIDA E A COLONIZAÇÃO DO RECÉM-NASCIDO

As principais estruturas relacionadas à formação do microbioma intestinal são: intestino materno, sistema linfático materno, vilos placentários, líquido amniótico e sistema digestório do feto.

O mecanismo de colonização decorre dos seguintes fatores:

- Bióticos do microbioma materno translocados para o feto via corrente sanguínea e linfática.
- Bactérias no intestino, que modulam a expressão gênica do epitélio intestinal, com consequências para toda a vida.
- O tipo de parto, uma vez que a carga bacteriana recebida tem impacto no microbioma intestinal.

Outros fatores que interferem na formação da microbiota: o peso materno pode afetar a composição do leite materno (LM). Mães obesas têm maior quantidade de *Staphylococcus* e *Lactobacillus* e menor quantidade de *Bifidobacterium* no LM. A dieta materna rica em gordura também modifica a colonização bacteriana dessa mãe e consequentemente da criança.[4,6]

Dados de experimentos com animais também demonstraram que uma dieta rica em gordura durante a gestação e no período pós-desmame ocasionava disbiose intestinal significativa no início da vida.[4-6]

Um estudo que mostra a mudança do microbioma do LM de acordo com o peso da mãe foi realizado por Cabrera et al. em 2012, quando foram analisadas 2.623 amostras de LM: colostro, leite de 1 mês e de 6 meses. O LM das mães obesas mostrou menor diversidade da microbiota, menor quantidade de *Lactobacillus* e *Bifidobacterium* e maior quantidade de *Staphylococcus*.[7]

A colonização precoce em RN saudáveis ocorre no início da vida. Verifica-se a presença das bifidobactérias e lactobacilos, que contribuem no processo imunológico para as respostas naturais e adquiridas. A microbiota intestinal auxilia na síntese e na absorção de nutrientes essenciais e gera a produção de AGCC, que servem como fonte de energia para os colonócitos. Esses ajudam na manutenção da barreira da mucosa intestinal (com a produção de proteínas que fazem parte das *tight junctions*) e participam da produção de citocinas anti-inflamatórias, influenciando a proteção imunológica.[5,6]

A disbiose precoce tem sido associada à enterocolite necrosante (ECN), especialmente em recém-nascidos pré-termo (RNPT), bem como a algumas doenças crônicas, como obesidade, diabetes, doença inflamatória intestinal, câncer, alergias, asma e mesmo doenças neurológicas associadas ao eixo intestino-cérebro.[4,8]

Ocorre verdadeira transferência materno-fetal da microbiota materna, verificando-se identificação de material genético na placenta e no líquido amniótico, o que gerará um *status* de microbiota saudável ou disbiótica, principalmente naqueles RN prematuros e de baixo peso.[4-6]

Outra referência à similaridade entre a microbiota da cavidade oral da mãe e a microbiota encontrada no nível intrauterino e no líquido amniótico é observada nos experimentos em animais que também mostram essa similaridade entre a placenta e o mecônio do RN em relação à microbiota da cavidade oral da mãe; foram encontrados receptores de AGCC presentes na placenta do feto, mostrando que possivelmente há presença de microbioma nesse local.[5]

Há diversificação importante na microbiota do RN e vários fatores que influenciam a cavidade oral, antes do parto e no pós-parto; no entanto, o trato GI é pouco diversificado no pós-parto, encontrando-se Firmicutes, Bacteroidetes, Proteobactérias e poucas Actinobacterias. Posteriormente haverá maior diversificação dos filos e das bactérias, a depender da exposição e de outros fatores que interferem na formação da microbiota dessa criança, como microbiota da pele materna, microbiota intestinal materna, tipo de alimentação, condições maternas, obesidade, perfil alimentar da mãe, exposição à poluição, estresse, idade gestacional (IG), tipo de parto e microbiota vaginal da mãe.[5]

Em relação ao tipo de parto, vários estudos mostram que há uma diferença significativa na composição da microbiota; sugere-se que as crianças nascidas de parto vaginal são colonizadas basicamente por *Lactobacillus,* e a colonização vem da pele da mãe, do intestino materno e do canal vaginal, o que gera uma microbiota relativamente normal (eubiose), com produção de citocinas específicas para o desenvolvimento imunológico. No caso do parto cesáreo, essa microbiota é composta basicamente de *Staphylococcus* (da pele) e outras bactérias que não fazem parte da flora do RN que nasce de parto vaginal, fazendo-o ter uma microbiota disbiótica, o que aumentará o risco de doenças crônicas e inflamatórias, como a obesidade. A associação a uma alimentação sem aleitamento materno aumenta esse risco.[9]

O parto cesáreo ocasiona redução na resposta imune adaptativa, diminui os níveis das imunoglobulinas (Ig)A, IgG e IgM, principalmente IgA, que é muito importante nessa fase (fator de defesa da criança), diminui os níveis de interleucina-8 (IL-8), linfócitos CD4 e interferona e aumenta o risco de atopias, artrite reumatoide e doenças inflamatórias intestinais de modo geral.[10,11]

A IG ao nascimento interfere também no tipo de microbioma: os prematuros têm imaturidade do sistema digestório, hospitalização prolongada, uso de antibióticos e ausência de aleitamento materno nos primeiros dias de vida. Essa microbiota tem alteração tanto em sua composição (pouco diversificada) quanto em sua funcionalidade. A colonização também é retardada em relação aos anaeróbios comensais. Há redução das *Bifidobactérias* e dos *Bacteroides* e aumento dos *Enterococcus* e de outros microrganismos patogênicos.[11,12]

As bactérias Gram-positivas, como *Staphylococcus*, *Enterococcus* e *Clostridium*, dominam a microbiota intestinal dos prematuros durante o primeiro mês de vida, o que aumenta o risco para ECN e sepse neonatal. Os prematuros também têm níveis reduzidos de AGCC, por conta da população de bactérias que predominam nesse perfil de microbiota. O RNPT apresenta maior frequência de genes relacionados à biodegradação, ao metabolismo xenobiótico e ao metabolismo lipídico e menor frequência de genes relacionados ao metabolismo energético e à biossíntese de cofatores e vitaminas.[4,5,12]

Recém-nascidos, em especial os prematuros, são muito suscetíveis às alterações do ambiente intestinal por apresentarem superfície mucosa intestinal particularmente sensível diante de células imaturas do epitélio intestinal e podem apresentar respostas inflamatórias exacerbadas tanto para bactérias simbiontes como para patógenos. Nesse contexto, a interação com microrganismos é delicada, e é possível que se estabeleça tanto uma microbiota estável como uma situação de desequilíbrio, ocasionando a síndrome da resposta inflamatória sistêmica (SIRS).[13,14]

LEITE MATERNO

Na janela inicial dos "mil dias" de microbiota adequada (eubiose), o LM tem a composição própria e adequada para levar a saúde ao intestino. Deve-se atentar às intervenções durante as janelas temporais críticas de desenvolvimento.[15-17]

Autores como Victora et al. acompanharam 3.500 recém-nascidos brasileiros durante mais de 3 décadas em coorte prospectiva. Segundo os autores, verificou-se proteção a doenças como diarreia, infecções respiratórias e alergias, além de reduzir o risco de hipertensão, colesterol alto, diabetes e obesidade, havendo maiores escores de inteligência e menos doenças metabólicas entre os amamentados ao seio.[18] Esses aspectos podem ser decorrentes das características do microbioma do LM e da interação de "eixos" de diversos órgãos, entre os quais o cérebro-intestino, mediado por metabólitos do microbioma, em especial dos AGCC.

O PAPEL DA LACTOSE E DOS OLIGOSSACARÍDEOS DO LEITE MATERNO

O principal carboidrato do LM é a lactose (5,3 a 7 g/dL, que consiste em 70% dos carboidratos), respondendo por 50% de seu conteúdo energético.

O leite humano (LH) maduro contém aproximadamente 30 tipos de galacto-oligossacarídeos na concentração de 5 a 13 g/dL e maiores concentrações no colostro (24 g/L), uma vez que parte da lactose e dos oligossacarídeos não sofre a ação enzimática digestiva e penetra diretamente no intestino, servindo de substrato ("fator *bifidus*") para o crescimento dos *Lactobacillus* e das bifidobactérias pelo processo fermentativo. Além da acidificação do meio intestinal e da geração dos AGCC, os oligossacarídeos promovem a modulação do sistema linfoide associado ao intestino (GALT), prevenindo a translocação bacteriana e as reações alérgicas.[19,20]

LACTENTES AMAMENTADOS AO SEIO TÊM PERFIL DE BACTÉRIAS DIFERENTE DOS ALIMENTADOS COM FÓRMULA

Os lactentes amamentados ao seio apresentam população bacteriana intestinal com menor diversidade e mais bactérias bifidogênicas e lactobacilos que os lactentes alimentados com fórmula. Bactérias bifidogênicas são consideradas importantes para o desenvolvimento de uma microbiota saudável e desempenham papel relevante na maturação do sistema imune. A maior prevalência de bifidobactérias na microbiota associa-se ao risco reduzido de infecções do trato respiratório.

DISBIOSE INTESTINAL NO RECÉM-NASCIDO E SUAS CONSEQUÊNCIAS

Os RN, principalmente aqueles que permanecem por muito tempo na unidade de terapia intensiva (UTI) neonatal, são altamente suscetíveis às alterações na microbiota intestinal. Um dos aspectos importantes e com consequências no período pós-cirúrgico dessas crianças é a disbiose intestinal, em razão de fatores associados a doença anteriormente mencionados, o que ocasiona a disrupção do microbioma intestinal na UTI neonatal e, em consequência, grave disbiose intestinal, que comumente leva à insuficiência intestinal e a dificuldades na adaptação intestinal ao longo do período da internação.[12,13,15]

O microbioma intestinal desses pacientes na UTI neonatal sofre muitas alterações em função dos disruptores da microbiota intestinal, como antibióticos, inibidores da secreção gástrica (omeprazol), ventilação mecânica prolongada, procedimentos cirúrgicos e sobretudo longos períodos de jejum e microbiota selecionada no ambiente. Além disso, dispositivos da UTI neonatal e pediátrica podem ocasionar diminuição da microbiota comensal de bactérias como lactobacilos e bifidobactérias, que modulam a imunologia intestinal na produção de anticorpos e na defesa, ocasionando permeabilidade intestinal às bactérias patogênicas altamente resistentes aos antibióticos. Essas bactérias podem translocar-se através da mucosa intestinal, constituída por filos bacterianos com predomínio das proteobactérias, compostas de bactérias patogênicas que podem causar sepse grave na UTI neonatal e pediátrica.[12,13,15]

Por sua vez, há diminuição da camada de muco na produção dos AGCC, ocasionando desintegração do epitélio da mucosa intestinal, aumento da permeabilidade intestinal e da resposta inflamatória imunológica, muitas vezes com diarreia e diminuição da absorção de nutrientes. Assim, a disbiose intestinal é característica importante e grave que ocorre nas UTI neonatais e pediátricas.[21,22]

Estudo realizado em UTI neonatal demonstrou o panorama (ou "foto") do microbioma intestinal realizado no mesmo dia de crianças após cirurgias internadas para correção de malformações gastrointestinais (Figuras 1 e 2).[23]

Nesse estudo, os principais filos encontrados foram Firmicutes, Proteobactérias, Bacteroidetes e Actinobacteria (Figura 2). No entanto, verifica-se falta de diversidade bacteriana das crianças que demandam internação prolongada em UTI neonatal, submetidas ao estresse cirúrgico, terapêutica antimicrobiana, jejum prolongado e nutrição parenteral por tempo prolongado.[23]

DISBIOSE INTESTINAL NO RECÉM-NASCIDO PRÉ-TERMO

A disbiose intestinal na prematuridade é de grande interesse no estudo da fisiopatologia e prevenção da ECN. Essa condição, antes considerada de etiologia multifatorial, como uso de leites artificiais, alta osmolaridade das fórmulas enterais, maior velocidade de progressão da dieta, tem atualmente etiologia centrada sobretudo na disbiose intestinal do RNPT, em que predominam bactérias patogênicas do filo Proteobactérias que promovem acentuado comprometimento

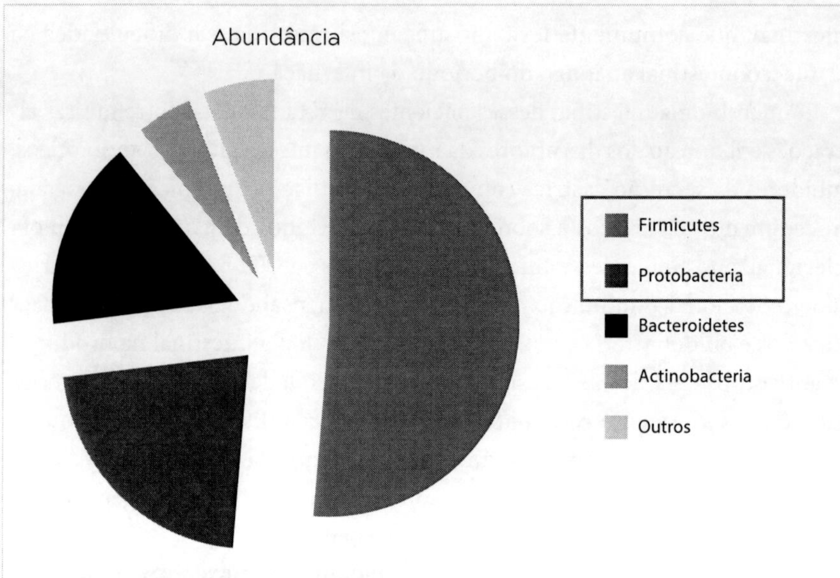

FIGURA 1 Principais filos bacterianos em crianças após cirurgia para correção de malformações gastrointestinais em nutrição parenteral prolongada.
Fonte: Tadei e Feferbaum, 2016;[23] Breseti et al., 2018.[25]

Firmicutes	*Roseburia* *Faecalibacterium* *Clostridium* *Streptotoccus* *Staphylococcus* *Enterococcus*	
Proteobacteria	Enterobacterias	*Escherichia* *Klebsiella* *Enterobacter*
	Não fermentadores	*Acinetobacter* *Stenotrophomonas*
Bacteroidetes	*Bacteroides* *Prevotella*	
Actinobacteria	*Bifidobacterium*	

FIGURA 2 Principais filos bacterianos e bactérias em crianças após cirurgia para correção de malformações gastrointestinais em nutrição parenteral prolongada.
Fonte: Tadei e Feferbaum, 2016;[23] Breseti et al., 2018.[25]

inflamatório intestinal e sistêmico, ocasionando desvitalização e necrose intestinal. Trata-se de uma das principais causas de insuficiência intestinal na criança.

Atualmente se demonstra a ativação dos *toll-like receptors* 4 (TLR-4) no nível intestinal, considerado "gatilho" da cascata inflamatória da ECN, uma vez que esses receptores são proteínas transmembranas que reconhecem os padrões moleculares em classes específicas de agentes patogênicos e que podem sinalizar uma série de eventos que levam à expressão de genes pró-inflamatórios.[25]

ASPECTOS TERAPÊUTICOS NO USO DE PROBIÓTICOS PARA O RECÉM-NASCIDO PRÉ-TERMO

Uma das indicações mais promissoras no uso de probióticos é a prevenção da NEC em RNPT. Diversas metanálises têm demonstrado potencial na prevenção da NEC.[26]

Quanto à intervenção terapêutica, algumas coortes, como o *ProPrems Study Group*, na Austrália e na Nova Zelândia,[27] e o multicêntrico norte-americano,[28] demonstraram diminuição da ECN em prematuros quando utilizada associação de probióticos.

No entanto, ressalte-se que há discussões a respeito da indicação de probióticos isolados ou em associação que apresentam melhor eficácia na proteção efetiva da ECN do RNPT; há necessidade de estabelecer eficácia e segurança em seu uso, além de identificar qual microrganismo e dose de inoculação seriam mais eficazes.[29]

COLOSTROTERAPIA

Estudos indicam que, ao administrar o colostro durante os 7 primeiros dias de vida dos RNPT, é possível ativar o sistema GALT, localizado nas placas de Peyer e na mucosa intestinal.[30,31]

A sugestão para uso da colostroterapia na UTI neonatal é iniciar nas primeiras 24 horas de vida, com 0,2 mL de colostro ou 7 gotas em cada canto da boca, administrados em 2 minutos, de 2 em 2 horas, por 3 dias, ou até a enteral plena.

A colostroterapia para o RNPT tem mostrado possível proteção contra ECN e melhor progressão da dieta enteral, além de melhores desfechos clínicos, como redução de sepse, tempo de ventilação mecânica e duração da internação hospitalar.[30,31]

Para avaliar o estabelecimento da microbiota intestinal em RNPT submetidos à colostroterapia, Taddei et al. coordenaram um estudo com 33 RNPT internados em UTI neonatal. Na maternidade, os RN não receberam fórmulas infantis e a colostroterapia pôde ser oferecida exclusivamente com colostro cru, colostro pasteurizado ou em conjunto com dieta de colostro pasteurizado ou de LH pasteurizado.[30]

Amostras de fezes foram coletadas semanalmente durante os primeiros 22 dias de vida dos bebês, e os resultados mostraram que tanto aqueles alimentados com colostro da mãe quanto os que receberam o colostro pasteurizado tiveram maior prevalência de gêneros benéficos na microbiota intestinal, em comparação com RNPT que receberam o LH pasteurizado. Outro achado interessante é que a pasteurização não matou todas as bactérias presentes no LH, apenas as patogênicas.[30]

Aspecto importante é o de que a pasteurização não diminui a quantidade de oligossacarídeos do LM (HMO), que protegem a mucosa intestinal e atuam na regulação do sistema imune e pelos eixos de órgãos intestinais, como o cérebro-intestino.[31,32]

Estudos demonstram que a pasteurização pode até concentrar os oligossacarídeos, que atuam como um prebiótico para os RNPT. Dessa forma, o LH pasteurizado tem o mesmo papel simbionte que o LM cru. Análises da microbiota intestinal sugerem que RNPT, quando recebem o colostro de leite pasteurizado, têm mais *Bifidobacterium* que os bebês que ingerem o LM cru.[31] Há interesse em identificar quais subespécies de *Bifidobacterium* estão aumentadas na microbiota desses prematuros.[32]

Bifidobacterium longum e *Bifidobacterium breve* são as principais bactérias que metabolizam oligossacarídeos no intestino humano, e, se estão presentes na microbiota do RNPT, oferecem um efeito protetor. RNPT de mães que não conseguem amamentar ou com leite insuficiente podem se nutrir com leite de banco de LH pasteurizado para desenvolvimento da microbiota mais saudável e, consequentemente, estarão mais protegidos de condições como a ECN.[32]

CONCLUSÃO

O estudo do microbioma intestinal no início da vida abre importante campo no conhecimento da fisiopatologia e da terapêutica de diversas doenças intestinais graves do RN, como a ECN. Certamente a possibilidade de identificação do microbioma intestinal pela técnica de extração do DNA permitirá um diagnóstico mais preciso e uma terapêutica mais eficaz, com a combinação de pré e probióticos mais adequados à situação clínica.

Ações desenvolvidas na UTI neonatal, como a nutrição enteral mínima e o aleitamento materno, são imprescindíveis para a instalação de uma microbiota saudável, pois o LH extraído fresco é a maior fonte natural de probióticos e certamente contém a composição e a concentração bacteriana adequadas e individualizadas para cada RN.

Talvez os efeitos benéficos da chamada "colostroterapia" sejam decorrentes da colonização precoce do trato digestório do prematuro associado ao fornecimento das imunoglobulinas, em especial a IgA secretória.

Enquanto não houver uma definição de qual probiótico ou quais associações são mais eficazes e seguros para a diminuição da ECN, certamente a presença da mãe na UTI neonatal e a oferta do seu leite à sua criança devem ser incentivadas.

Outro aspecto importante é o uso de medicamentos, em especial antibióticos e inibidores da secreção gástrica, que podem selecionar a microbiota intestinal, diminuindo sua diversidade e ocasionando sobrecrescimento de filos bacterianos, como os das Proteobacteria, que apresentam intensa atividade inflamatória. Protocolos de atendimento devem disciplinar o uso desses medicamentos na UTI neonatal visando minimizar o problema.

REFERÊNCIAS

1. Dominguez-Bello MG, Blaser MJ, Ley RE, Knight R. Development of the human gastrointestinal microbiota and insights from high-throughput sequencing. Gastroenterology. 2011;140(6):1713-9.
2. Rautava S, Luoto R, Salminen S, Isolauri E. Microbial contact during pregnancy, intestinal colonization and human disease. Nat Rev Gastroenterol Hepatol. 2012;9(10):565-76.
3. Sharpton S, AjmeraV, Loomba R. Papel emergente do microbioma intestinal na doença hepática gordurosa não alcoólica: da composição à função. Clin Gastroenterol Hepatol. 2019;17:296-306.
4. Kapourchali FR, Cresci GAM. Early-life gut microbiome-the importance of maternal and infant factors in its establishment. Nutr Clin Pract. 2020;35(3):386-405.
5. Milani C, Duranti S, Bottacini F, Casey E, Turroni F, Mahony J, et al. The first microbial colonizers of the human gut: composition, activities, and health implications of the infant gut microbiota. Microbiol Mol Biol Rev. 2017;81(4):e00036-17.
6. McKeen S, Young W, Mullaney J, Fraser K, McNabb WC, Roy NC. Infant complementary feeding of prebiotics for the microbiome and immunity. Nutrients. 2019;11(2):364.
7. Cabrera-Rubio R, Collado MC, Laitinen K, Salminen S, Isolauri E, Mira A. The human milk microbiome changes over lactation and is shaped by maternal weight and mode of delivery. Am J Clin Nutr. 2012;96(3):531-44.
8. Thursby E, Juge N. Introduction to the human gut microbiota. Biochem J. 2017;474(11):1823-36.
9. Richardson L, Paulis WD, van Middelkoop M, Koes BW. An overview of national clinical guidelines for the management of childhood obesity in primary care. Prev Med. 2013;57(5):448-55.
10. Niemarkt HJ, De Meij TG, van Ganzewinkel CJ, de Boer NKH, Andriessen P, Hütten MC, et al. Necrotizing enterocolitis, gut microbiota, and brain development: role of the brain-gut axis. Neonatology. 2019;115(4):423-31.

11. Sevelsted A, Stokholm J, Bønnelykke K, Bisgaard H. Cesarean section and chronic immune disorders. Pediatrics. 2015;135(1):e92-8.
12. Madan JC, Salari RC, Saxena D, Davidson L, O'Toole GA, Moore JH, et al. Gut microbial colonisation in premature neonates predicts neonatal sepsis. Arch Dis Child Fetal Neonatal Ed. 2012;97(6):F456-62.
13. Fanaro S. Feeding intolerance in the preterm infant. Early Hum Dev. 2013;89(2):S13-20.
14. Gorkiewic ZG, Moschen A. Gut microbiome: a new player in gastrointestinal disease. Virchows Arch. 2018;472(1):159-72.
15. Rodríguez JM, Murphy K, Stanton C, Ross RP, Kober OI, Juge N, et al. The composition of th gut microbiota throughout life, with an emphasis on early life. Microb Ecol Health Dis. 2015;26:26050.
16. Neville MC, Anderson SM, McManaman JL. Lactation and neonatal Nutrition defining and refering the clinical questions. J Mammary Gland Biol Neopl. 2012;17(2):167-88.
17. Lynch SV, Pedersen O. O microbioma intestinal humano na saúde e na doença. N Engl J Med. 2016;375(24):2369-79.
18. Victora CG, Horta BL, de Mola CL, Quevedo L, Pinheiro RT, Gigante DP, et al. Association between breastfeeding and intelligence, educational attainment, and income at 30 years of age: prospective birth cohort study from Brazil. Lancet Glob Health. 2015;3(4):e199-205.
19. Philip MS, Cabana M, Gibson GR, Koletzko BV, Neu J, Veereman-Wauters G, et al. Potential roles and clinical utility of prebiotics in newborns, infants, and children: proceedings from a global prebiotic summit meeting, New York City, June 27-28, 2008. J Pediatr. 2009;155:S61-70.
20. Moreno Villares JM. Prebióticos en las fórmulas para lactantes. An Pediatr (Barc). 2008;68(3):286-94.
21. Tiffon C. The impact of nutrition and environmental epigenetics on human health and disease. Int J Mol Sci. 2018;19(11):3425.
22. Paparo L, Nocerino R, Cosenza L, Aitoro R, D'Argenio V, Del Monaco V, et al. Epigenetic features of FoxP3 in children with cow's milk allergy. Clin Epigenetics.2016;8:86.
23. Taddei CR, Feferbaum R. Microbiota intestinal no início da vida. São Paulo: Ilsi Brasil – International Life Sciences Institute do Brasil; 2016 (Série de publicações Ilsi Brasil: Força-Tarefa de Nutrição da Criança; v.3).
24. Taddei CR, Feferbaum R. Surgical newborns and the intestinal microbiome colonization: dysbiotic relationship. Clinical Nutrtion Annales Espen Congress, Madrid, 2018.
25. Bresesti I, Salvatore S, Valetti G, Baj A, Giaroni C, Agosti M. The microbiota-gut axis in premature infants: physio-pathological implications. Cells. 2022;11:379.
26. Al Faleh K, Anabrees J. Probiotics for prevention of necrotizing enterocolitis in preterm infants (review). Evid Based Child Health. 2014;3:584-671.
27. Jacobs SE, Tobin JM, Opie GF, Donath S, Tabrizi SN, Pirotta M, et al. Probiotic effects on late-onset sepsis in very preterm infants: a randomized controlled trial. Pediatrics. 2013;132:1055-62.
28. Janvier A, Malo J, Barrington KJ. Cohort study of probiotics in a North American neonatal intensive care unit. J Pediatr. 2014;164:980-5.
29. van den Akker CHP, van Goudoever JB, Shamir R, Domellöf M, Embleton ND, Hojsak I, Lapillonne A, et al. Probiotics and preterm infants: a position paper by the European Society for Paediatric Gastroenterology Hepatology and Nutrition Committee on Nutrition and the European Society for Paediatric Gastroenterology Hepatology and Nutrition Working Group for Probiotics and Prebiotics. J Pediatr Gastroenterol Nutr. 2020;70(5):664-80.
30. Taddei CR, Cortez RV, Mattar R, Torloni MR, Daher S. Microbiome in normal and pathological pregnancies: a literature overview. Am J Reprod Immunol. 2018;80(2):e12993.
31. Martin-Alvarez E, Diaz-Castro J, Peña-Caballero M, Serrano-López L, Moreno-Fernández J, Sánchez-Martínez B, et al. Oropharyngeal colostrum positively modulates the inflammatory response in preterm neonates. Nutrients. 2020;12:413.
32. Godoy RVC. Effect of breast milk and oropharyngeal administration of colostrum on the establishment of the microbiota of preterm newborns [tese]. São Paulo: Universidade de São Paulo, Faculdade de Farmácia e Bioquímica; 2021.

10

Microbiota e amamentação

Simone Silva Ramos
Marise Helena Cardoso Tofoli

DESTAQUES

- O aleitamento materno desempenha papel preponderante na promoção da saúde neonatal e infantil ao fornecer nutrientes essenciais, imunoglobulinas, fatores de crescimento, compostos bioativos e microrganismos.
- Diferentes fatores inerentes a cada nutriz e a composição do leite humano interferem na colonização inicial da microbiota intestinal e no perfil de microbiota do lactente.
- O padrão de microbiota do lactente em aleitamento materno exclusivo é associado à diminuição de infecções respiratórias, gastrointestinais e melhor perfil imunológico e metabólico.

ALEITAMENTO MATERNO E AMAMENTAÇÃO

Os primeiros mil dias englobam o período da gestação até os 2 anos de vida, e nesse momento temos a oportunidade não somente de promover crescimento e cuidados à criança em seu período de maior crescimento e desenvolvimento, mas também, se nesse período protegermos sua biose intestinal com alimentação adequada e cuidados da mãe no período pré-gestacional e gestacional, podemos impactar positivamente sua vida adulta com a diminuição de doenças como diabetes, obesidade, alergias e doenças infectocontagiosas.[1]

Para melhor compreensão sobre a importância da amamentação na formação de nossa microbiota, é necessário, inicialmente, diferenciar aleitamento materno e amamentação e compreender alguns termos que serão citados ao longo do capítulo.

Sabe-se que o aleitamento materno começa muito antes do nascimento do bebê, no período pré-concepção, e que é influenciado inclusive por vivências familiares prévias em relação à amamentação. Outro ponto fundamental que deve ser salientado é que o aleitamento materno não é nato; ele é aprendido de forma gradual. Nesse contexto, as redes de apoio familiar e de profissionais da saúde são primordiais no processo do estabelecimento e continuidade do aleitamento.[2]

Entendem-se por aleitamento materno todas as formas pelas quais o bebê recebe o leite materno (LM), seja por via direta, no seio da mãe, ou por outro meio, como translactação, copinho, entre outros. Já a amamentação, por definição, é a forma de o bebê receber sua alimentação por sucção direta no seio materno.

Assim, amamentação é mais que dar leite humano (LH) ao bebê. A sucção promove a melhora da estrutura craniofacial, dos estímulos sensoriais e afetivos, ademais ocorre o efluxo da microbiota oral do bebê para a mãe e estímulos que sinalizam e mudam o microbioma, modificando sua resposta por toda a vida.

A Organização Mundial da Saúde (OMS) e o Fundo Internacional de Emergência das Nações Unidas para a Infância (Unicef) recomendam que a amamentação seja exclusiva até os 6 meses e continuada até os 2 anos, e que o LM, por suas propriedades únicas, não somente é capaz de promover o desenvolvimento cerebral, mas também de proporcionar ao bebê um crescimento e desenvolvimento únicos.[3]

Apesar do conhecimento crescente acerca da importância do aleitamento materno, no Brasil as taxas da amamentação na hora ouro de vida e os índices de aleitamento exclusivo até os 6 meses e complementar até os 2 anos de idade ainda são muito baixas.[4]

Entende-se por "hora ouro" a primeira hora de vida após o nascimento do bebê, na qual, idealmente, realiza-se o contato pele a pele e o bebê é colocado no seio da mãe para sua primeira mamada. Inúmeros são os benefícios da "hora ouro": há promoção da estabilização da temperatura corporal do bebê, da frequência cardíaca e da glicemia. Ocorrem o estímulo à descida do leite, o aumento da conexão entre mãe e filho, que é fundamental para seu desenvolvimento cognitivo-emocional, e a diminuição do risco de depressão materna.[5]

Os benefícios relacionados ao estabelecimento de um perfil de microbiota mais saudável, o fortalecimento do sistema imune e a diminuição de infecções por causa da ingestão de colostro ao nascer são o motivo de a OMS, a partir de 2022, recomendar a "hora ouro" até mesmo para prematuros, caso esses estejam em condições favoráveis para tanto.[5]

Ainda que estudos demonstrem a importância da "hora ouro" e campanhas educacionais sejam realizadas, as taxas de prevalência da hora dourada em diferentes regiões brasileiras estão aquém do ideal, de acordo com dados do *Estudo Nacional de Alimentação e Nutrição Infantil – Enani* de 2019. Essas taxas podem ser visualizadas na Figura 1.[4]

Outro fator de grande influência no estabelecimento do aleitamento materno na primeira hora de vida é o tipo de parto. Estudos mostram a associação do parto natural e maiores índices de aleitamento materno. Além da via de parto, a presença ou não de comorbidades maternas e/ou gestacionais, como hipertensão gestacional, diabetes, atraso de crescimento intrauterino e prematuridade, aumentam o risco de um parto operatório e diminuem os índices de sucesso da amamentação na "hora ouro" e do estabelecimento do aleitamento materno.[5]

Além da baixa adesão à "hora ouro", o estabelecimento e a manutenção do aleitamento materno constituem outro desafio encontrado sistematicamente. De acordo com os índices nacionais atuais, apenas 1 em cada 3 bebês é colocado para mamar na primeira hora de vida, e a mesma proporção recebe substitutivos do

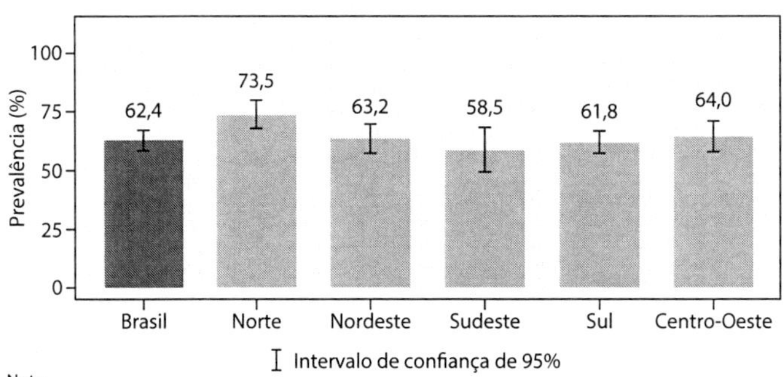

Nota:
A informação se refere ao filho mais novo que tenha sido amamentado alguma vez.

FIGURA 1 Prevalência do aleitamento materno na primeira hora de vida entre crianças menores de 2 anos segundo macrorregião no Brasil, 2019.
Fonte: Enani, 2019.[4]

LM ainda na maternidade.[5] Diversas consequências podem ser listadas a partir da prática do uso de substitutivos do LM na maternidade: atraso na descida do leite, dificuldades do estabelecimento do vínculo mãe-filho, demora na identificação de dificuldades na amamentação, perda de oportunidade de esclarecimentos de dúvidas maternas, entre outras. Todos esses fatores podem levar a impactos negativos diretos nas taxas de amamentação em curto e longo prazos.[2]

Quanto à duração do aleitamento até 6 meses de vida, apenas 10% dos países apresentam taxas maiores que 60%. No Brasil, os índices atuais estão em torno de 44%.[4] A prevalência de aleitamento materno por macrorregiões brasileiras pode ser vista na Figura 2. A oferta de algum outro alimento ao bebê, além do LM, no primeiro semestre de vida aumenta as chances do desenvolvimento de doenças infectocontagiosas, como as doenças diarreicas e as infecções respiratórias.[5]

Sabe-se que, para a formação da microbiota, a amamentação exerce papel de fundamental importância, e dessa forma o estabelecimento da sucção na "hora

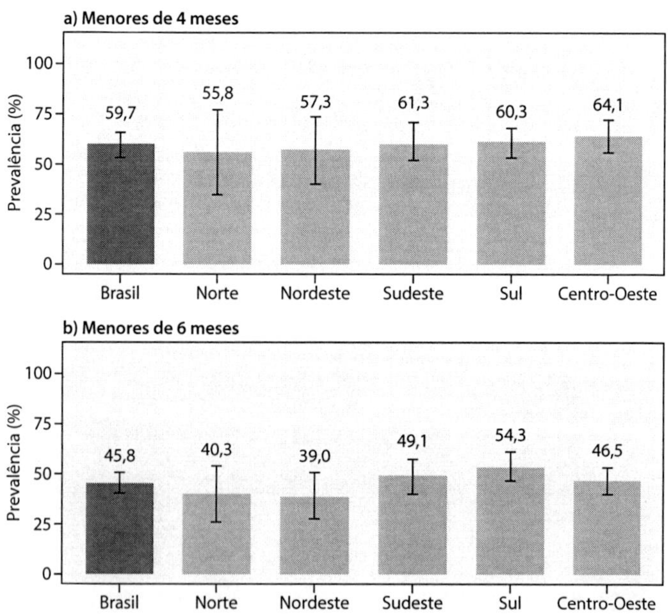

FIGURA 2 A prevalência de aleitamento materno até 4 a 6 meses de vida por macrorregiões brasileiras.

Fonte: Enani, 2019.[4]

ouro" e a via de parto são, consequentemente, fatores relevantes na formação da composição da microbiota desse indivíduo.[6]

É indiscutível o papel primordial da amamentação, bem como as funcionalidades do LH que o tornam o padrão-ouro para a alimentação do bebê. Além de fornecer micro e macronutrientes para o crescimento linear e o ganho ponderal, a amamentação interfere positivamente no neurodesenvolvimento, na modulação do sistema imune e na formação da microbiota, e com isso tem a capacidade de prevenir diferentes agravos à saúde da criança, como a obesidade infantil, o diabetes *mellitus*, infecções do aparelho digestório e respiratório, além de diminuir as taxas de depressão materna e de melhorar vínculo mãe e filho.[2,6]

COMPOSIÇÃO DO LEITE HUMANO

A composição única do LH confere seus múltiplos benefícios. Em conjunto, carboidratos, proteínas, lipídeos, vitaminas, minerais e microrganismos formam um alimento dinâmico e adaptável às necessidades de cada recém-nascido (RN) para garantir seu melhor desenvolvimento. Esse fato é demonstrado pela maior concentração de proteínas e componentes imunológicos no LM de mães de prematuros.

Sobretudo, sabe-se, atualmente, que a composição do LM pode mudar não somente por características nutricionais da mãe, mas também de acordo com seu modo de vida, saúde mental, sua ingestão proteica e frequência da amamentação. Estudos atuais demonstram que mães que amamentam mais frequentemente apresentam níveis mais altos de lactose e mais baixos de proteína e gordura em seu leite. De maneira geral, a composição do LM e a concentração dos nutrientes em relação à fase do aleitamento podem ser vistos na Tabela 1.[7]

Além de nutrientes, o LM contém compostos bioativos com múltiplas funcionalidades, como imunoglobulinas, fatores de crescimento, oligossacarídeos do leite humano, hormônios e vesículas extracelulares.[6]

Os oligossacarídeos do leite humano (OLH) são açúcares com estruturas moleculares complexas, não digeríveis, que representam o terceiro maior componente do leite. Suas funcionalidades têm sido cada vez mais estudadas, e entre elas estão a atividade antimicrobiana e antiviral, impedimento da adesão de patógenos à mucosa intestinal, função prebiótica, modulação da barreira

TABELA 1 Composição de nutrientes do leite materno em relação à fase do aleitamento[7]

	Subcategoria de molécula	Componente do leite materno	Concentração pela fase da amamentação	Efeito
Macronutrientes	Proteínas	Caseína	Mais abundante no colostro que no leite maduro	• Crescimento e desenvolvimento geral e imunológico • Lactoferrina e IgA têm ações antimicrobianas e modulação da microbiota
		Alfalactoalbumina		
		Lactoferrina		
		Imunoglobulinas		
		Lisozima		
		Albumina sérica		
	Lipídeos (ácidos graxos, colesterol, proteínas)	Ácidos palmítico e oleico	• Maior concentração no colostro que no leite maduro • Maior concentração no leite noturno	Crescimento e desenvolvimento geral, neurodesenvolvimento e sistema imune
		Membranas de gordura láctea		
	Carboidratos	Lactose	Maior concentração no leite noturno	Crescimento e desenvolvimento geral
		Oligossacarídeos	Maior concentração no colostro	Modulação do sistema imune, maturação intestinal e formação da microbiota
Macronutrientes	Vitaminas	Vitaminas A e E	Maior concentração no colostro	Crescimento e desenvolvimento geral e imunológico
		Vitaminas do complexo B	B1 e B6 têm maior concentração no leite maduro	Síntese de neurotransmissores, neurodesenvolvimento
	Metais	Ferro, cobre e zinco	Maior concentração no colostro	Neurodesenvolvimento e hematopoiese

Fonte: Leite et al., 2018.[7]

intestinal e estímulo imune, com diminuição das respostas inflamatórias. O perfil de OLH varia em cada lactante, e essas diferenças são determinadas pela presença de genes específicos, por isso diferentes perfis de OLH podem determinar diferentes perfis de microbiota intestinal nos lactentes.

Estudos demonstram o importante papel dos OLH na prevenção de infecções no período neonatal, entre elas as infecções respiratórias e gastrointestinais. Destaca-se o papel da enzima fucosiltransferase (FUT3) e do *2-fucosyllactose* (2-FL) contra infecções causadas por *Campylobacter jejuni* e rotavírus.[8-10]

Já os hormônios presentes no LM são fundamentais para regular o apetite e o sono da criança. Quando mama, o bebê promove a liberação de ocitocina e prolactina, e esses hormônios auxiliam no estabelecimento de melhor vínculo mãe e filho, por suas ações na diminuição do estresse fisiológico. Essas citocinas do LM são capazes também de preparar o sistema nervoso central e o sistema imune e modular a microbiota do RN durante períodos críticos de seu desenvolvimento.[5]

Outro componente do LH que tem recebido destaque nos últimos 15 anos são as vesículas extracelulares, também conhecidas como exossomos ou microvesículas, pequenas partículas membranosas secretadas pelas células mamárias durante a lactação. Esse componente contém grande conteúdo proteico, incluindo mRNA, miRNA e proteínas citosólicas e de membrana, que estão envolvidas no processo de sinalização celular. Elas carregam várias moléculas biologicamente ativas, incluindo proteínas, lipídeos, ácidos nucleicos (como RNA) e fatores de crescimento. É interessante notar que muitas dessas proteínas não haviam sido identificadas previamente no LM humano, sugerindo que a investigação das cargas das vesículas extracelulares pode revelar novos biomarcadores e vias funcionais imunológicas e metabólicas.[10]

A carga molecular diversificada permite que as vesículas extracelulares atuem como mensageiros intercelulares, transmitindo informações essenciais. Estudos científicos têm corroborado a significativa contribuição das vesículas extracelulares presentes no LM para a modulação do sistema imune neonatal. Essas vesículas se enriquecem de proteínas e RNA, que exercem influência sobre a diferenciação e o aprimoramento das células imunológicas do lactente, desempenhando papel coadjuvante na resiliência contra patógenos e respostas inflamatórias. Além disso, é pertinente destacar que essas vesículas têm a capacidade de impactar positivamente o desenvolvimento do sistema nervoso central, uma vez que abrigam fatores de crescimento e moléculas bioativas com potencial para influenciar a plasticidade neuronal.[10]

Além dos incontestáveis benefícios da amamentação para a mãe e para o lactente, tem-se estudado cada vez mais o microbioma do LH e seu papel na saúde do lactente. Demonstra-se no LH a presença de população microbiana com cerca de mil unidades formadoras de colônia por mililitro, no entanto não há consenso quanto a sua origem, e diferentes propostas têm sido desenvolvidas a esse respeito. Entre elas estão a possibilidade de microrganismos na microbiota intestinal materna chegarem até o seio via células imunes e de os microrganismos poderem ser secundários à pele da mãe, do tecido mamário em si e/ou ainda da boca do RN.[11]

A teoria da transferência vertical da microbiota, na qual microrganismos seriam carreados até o tecido mamário com o auxílio de células do sistema imune, é reforçada pela publicação de estudos que evidenciam que lactentes amamentados exclusivamente ao seio no primeiro mês de vida compartilham cerca de 28% de sua microbiota fecal com a microbiota do LM, e se assemelham à microbiota intestinal materna. Ainda, observa-se o aumento da proporção semelhante de microrganismos nas microbiotas maternas e do lactente de acordo com o aumento da quantidade de LM ingerido diariamente.[11]

Outro aspecto interessante é a presença no LM de bactérias anaeróbias, como bifidobactérias, que não estão presentes na pele materna. Além disso, o advento de bactérias no colostro, antes mesmo do início da amamentação, reforça a teoria de que microrganismos da microbiota intestinal materna possam chegar até o LH. Para tanto, postula-se que um processo único de translocação aconteça na fase final da gestação, período em que variações hormonais podem aumentar a permeabilidade da barreira intestinal, e dessa forma microrganismos não patogênicos possam, via monócitos, macrófagos e linfócitos CD18, ser transportados até linfonodos mesenteriais e via hematogênica até as glândulas mamárias.[11]

Outros estudos reforçam a presença de microrganismos na glândula mamária. Ensaio envolvendo o tecido mamário de mulheres com e sem história de amamentação evidenciou a presença de vários gêneros de bactérias identificados por cultura e sequenciamento genético pelo 16S rRNA. Entretanto, não havia histórico de mastite, e as cepas encontradas eram diferentes das cepas da pele. Estudos com análise de fluido mamário aspirado de maneira asséptica encontraram material de DNA bacteriano.[11]

Há, ainda, a teoria segundo a qual a origem dos microrganismos no LH seria retrógrada, ou seja, oriunda da cavidade oral do lactente. Assim, microrganismos presentes na boca do lactente são transferidos para a glândula mamária, uma vez que o refluxo de leite durante a sucção já foi documentado por estudos com ultrassom. Essa teoria é embasada nas similaridades entre a microbiota do leite e da boca do RN, no entanto ainda faltam evidências para a comprovação do compartilhamento de cepas específicas.[11]

Já a transferência da microbiota da pele materna pela sucção é a teoria mais tradicionalmente aceita. Talvez esses mecanismos sejam capazes de se sobrepor e tornem a constituição da microbiota do LH única e com grande variação interindividual em relação aos tipos de cepas e suas proporções.[11]

Por causa da importância do tema, milhares de trabalhos foram publicados nos últimos 10 anos, e desde 2011 estabeleceu-se um consenso científico a respeito da presença de um conjunto principal de microrganismos no LH composto de 9 gêneros principais: *Staphylococcus, Streptococcus, Serratia, Pseudomonas, Corynebacterium, Ralstonia, Propionibacterium, Sphingomonas* e *Bradyrhizobium*. Estes representam quase metade da comunidade bacteriana do LH. No colostro há maior diversidade de microrganismos, porém com menor concentração total de bactérias. Ao longo do tempo a diversidade de bactérias no LM diminui progressivamente e a concentração de espécies pode variar, com aumento principalmente de *Bifidobacterium* e *Enterococcus*.[12]

A microbiota do LH auxilia na prevenção de infecções neonatais por causa do efeito competitivo e da exclusão de patógenos, e do auxílio na maturação do sistema imune. A interação da microbiota do leite e das células do indivíduo, como células da bordadura em escova do intestino e as células imunes, pode ser crucial no *programming* metabólico e do sistema imune.[12]

Além de bactérias, outros microrganismos, como fungos, protozoários e *Archaeas*, foram demonstrados como constituintes do LH. Uma coorte com 271 amostras de LH mostrou que 20% das amostras eram compostas de fungos dos gêneros *Candida, Alternaria* e *Rhodotorula*.[13]

Muito se tem estudado sobre o viroma humano e a influência do aleitamento materno em sua formação. Os principais vírus presentes no LH são vírus eucariontes, bacteriófagos e outras partículas virais. Destaca-se, atualmente, o papel dos bacteriófagos, por suas habilidades bactericidas e, assim, auxiliares na modulação da formação da microbiota, bem como por sua capacidade de fornecer genes benéficos de adaptação e resistência à microbiota.[10,13]

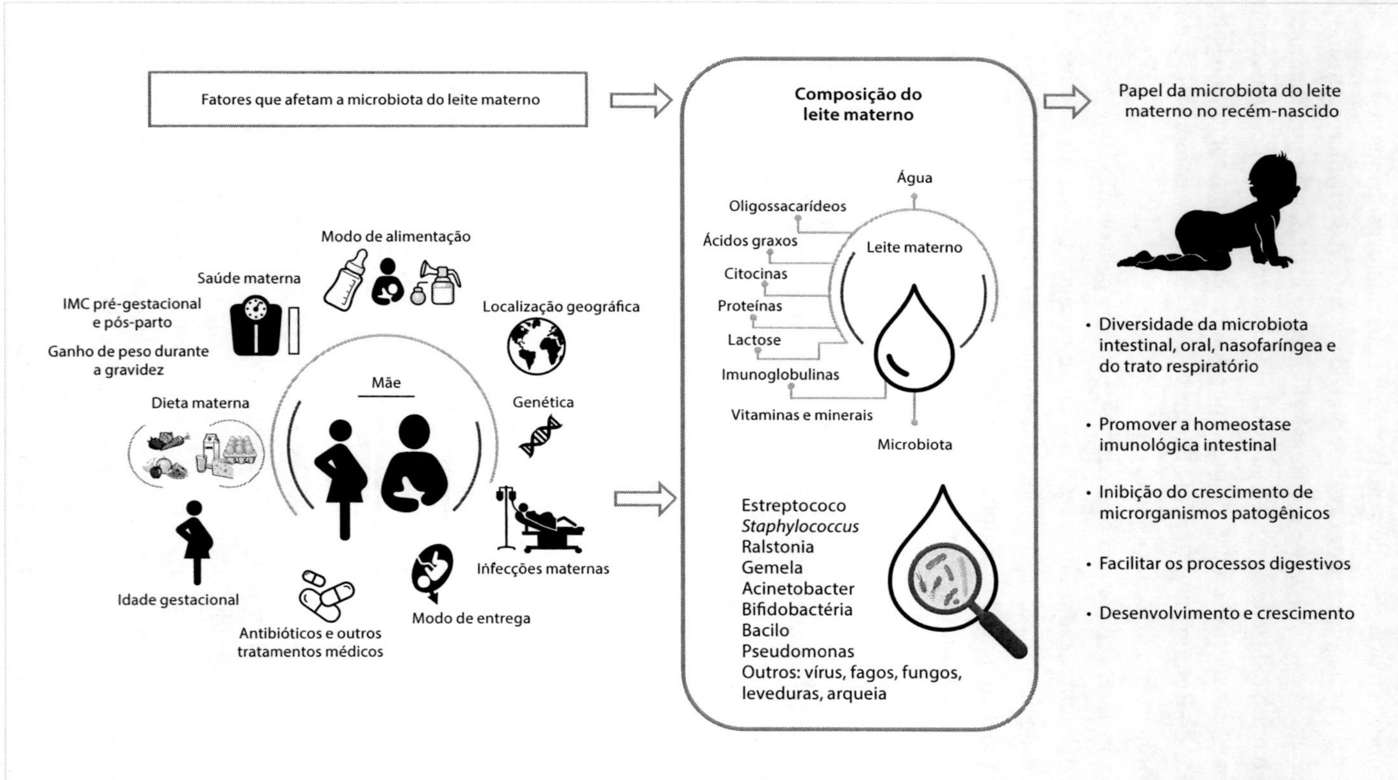

FIGURA 3 A diversidade de fatores que influenciam a composição do leite materno e suas funcionalidades.
Fonte: adaptada de Selma-Royo et al., 2021.[13]

DETERMINANTES DA COMPOSIÇÃO MICROBIANA DO LEITE HUMANO

Diferentes fatores podem influenciar na composição microbiana do LH, entre eles idade gestacional, localização geográfica, ambiente, fatores genéticos, condições hormonais, fisiopatológicas e imunológicas e uso de medicações inerentes a cada nutriz (Figura 3).[9]

Nutrizes de lactentes nascidos a termo apresentam maior concentração de *Bifidobacterium* em comparação com mães de lactentes pré-termo.

O papel da constituição corporal das mães e de sua microbiota também tem sido avaliado. Evidenciou-se que o leite de mães obesas apresenta menor diversidade bacteriana, o que pode não ser favorável. Na composição do leite dessas mães encontra-se maior concentração de *Staphylococcus* e menor de *Bifidobacterium* em comparação ao leite de mães de RN com peso adequado. Dessa forma, discute-se a influência da obesidade e da dieta materna na composição do LM e no desenvolvimento saudável da microbiota do lactente.[9]

Um estudo brasileiro avaliou a dieta materna durante todo o período gestacional e estabeleceu correlações entre a dieta e a microbiota do LM em 94 lactantes. Foi observado aumento da diversidade da microbiota do leite em mães com maior ingestão de ácido ascórbico, observação que está de acordo com o papel protetor dessa vitamina e do betacaroteno na gestação contra o desenvolvimento de eczema. Observou-se, ainda, correlação entre o aumento de *Bifidobacterium* e a ingestão de ácido linoleico.[14]

Examina-se também o papel do estresse materno pós-natal e sua influência na microbiota intestinal materna e seus efeitos na microbiota do leite. Mães com alto nível de estresse apresentaram diversidade bacteriana significativamente menor em seu leite após 3 meses do parto. Em mães com nível mais baixo de estresse foram encontradas diminuições em filos específicos.[15]

O uso de medicações pela mãe é outro fator influenciador da composição da microbiota do leite. O papel deletério do uso dos antibióticos durante a gestação e/ou na lactação foi demonstrado com significativa diminuição da concentração de *Lactobacillus* e *Bifidobacterium* no leite. Esses efeitos parecem ser duradouros, uma vez que estudos avaliam o efeito da suplementação materna com probióticos por semanas antes e após o parto, sem resultados favoráveis na composição do LM.[11]

O principal efeito do LH na formação da microbiota do lactente não resulta apenas de sua composição microbiana, mas também de outros componentes, como os oligossacarídeos do LH (HMO, do inglês, *human milk oligosaccharides*), que exercem funções fundamentais e facilitam a colonização de bactérias benéficas.[8]

O DESENVOLVIMENTO DA MICROBIOTA

Estudos recentes mostram que a microbiota do lactente começa a se formar desde a fase intrauterina, na qual a microbiota da mãe exerce influência pelas trocas materno-fetais, e permanece em formação no momento do parto e durante a amamentação.[9]

Logo nos primeiros dias após o nascimento, há, no intestino, o predomínio de microrganismos anaeróbios facultativos, como *Enterobacteriaceae*, *Streptococcus*, *Enterococcus* e *Staphylococcus*, e entre eles se destacam *Escherichia coli*, *Enterococcus faecalis* e *Enterococcus faecium* como colonizadores primários. O consumo gradual de oxigênio pelas bactérias anaeróbias facultativas resulta em um ambiente com menor disponibilidade de oxigênio, o que consequentemente favorece o desenvolvimento de germes anaeróbios como *Bifidobacterium*, *Bacteroides* e *Clostridium*.[9]

O gênero *Bifidobacterium* predomina nos primeiros 12 meses, e a partir do início da alimentação complementar e com o passar da idade a microbiota se torna mais diversa. As espécies presentes no início da vida variam de acordo com o tipo de aleitamento, e assim se evidencia que lactentes amamentados ao seio apresentam predomínio de *Bifidobacterium longum*, *Bifidobacterium infantis*, *Bifidobacterium breve* e *Bifidobacterium bifidum*, enquanto lactentes alimentados com fórmula infantil possuem *Bifidobacterium adolescentis* e *Bifidobacterium pseudocatenulatum* como constituintes bacterianos principais de sua microbiota intestinal.[15]

Lactobacilli isolados do LH apresentam a importante funcionalidade de inibir a adesão e o crescimento de potenciais enteropatógenos como *Escherichia coli*, *Shigella* spp., *Pseudomonas* spp. e *Salmonella* spp. Tem-se demonstrado que algumas cepas de *Lactobacilli* têm a capacidade de estimular a expressão gênica da mucina nos enterócitos, favorecendo dessa forma a formação de barreira da mucosa intestinal. Além disso, demonstra-se que *Lactobacillus* do LM têm a capacidade de modular o sistema imune, com o aumento da produção de citocinas do tipo Th1, como interleucina (IL)-2, IL-12 e fator de necrose tumoral alfa

(TNF-alfa), e esse perfil de melhor resposta imune se mantém além do período de aleitamento materno.[13]

A ausência de aleitamento materno exclusivo (AME) ou uma duração mais breve do AME nos primeiros 6 meses de vida estão correlacionadas a maior diversidade microbiana no trato gastrointestinal, o que não é um aspecto favorável nessa faixa etária. Associa-se também o menor curso de AME a um microbioma com idade aparentemente mais avançada, com composição bacteriana que se assemelha mais à microbiota de adultos, além de apresentar alterações de suas funcionalidades, com aumento relativo na abundância de vias funcionais bacterianas associadas ao metabolismo de carboidratos e diminuição relativa na abundância de vias funcionais bacterianas associadas ao metabolismo de lipídeos, detoxificação, cofatores e metabolismo de vitaminas.[16]

As disparidades nas vias funcionais microbianas associadas à ausência de AME são mais notáveis em bebês nascidos por cesariana que em bebês nascidos por parto vaginal.[16] Adicionalmente, o AME, em especial quando mantido por mais de 2 meses após o nascimento, está correlacionado a uma composição mais estável das bactérias intestinais e a uma redução na disbiose microbiana associada à diarreia. A mudança precoce e substancial no microbioma intestinal em decorrência da falta de AME pode ser desproporcional ao desenvolvimento imunológico e biológico apropriado para a idade do lactente.[9]

Dessa forma, alterações na composição da microbiota, ou a disbiose, na infância precoce são associadas ao desenvolvimento de doenças crônicas autoimunes, metabólicas alérgicas e funcionais, como doença inflamatória intestinal, diabetes *mellitus* tipo 1, obesidade, dermatite atópica, asma e síndrome do intestino irritável.[9]

O aleitamento materno desempenha papel vital na colonização inicial e na modulação subsequente da microbiota intestinal do lactente. A exposição inicial do intestino do lactente à microbiota do LH suscita progressos fundamentais à modulação da saúde global do indivíduo. Vale a pena ressaltar que, concomitantemente ao princípio da colonização intestinal, dá-se o início da maturação do tecido linfoide associado ao intestino, o sistema GALT (do inglês, *gut associated lymphoid tissue*), a homeostase do epitélio intestinal e o desenvolvimento da fisiologia intestinal, maturação neuronal, endócrina e metabólica. Esses processos não somente acontecem de maneira simultânea como apresentam caráter de interdependência e podem apresentar efeitos epigenéticos, determinando processos fisiológicos ou fisiopatológicos com impacto ao longo de toda a vida do indivíduo.[9]

REFERÊNCIAS

1. Cunha AJ, Leite AJ, Almeida IS. The pediatrician's role in the first thousand days of the child: the pursuit of healthy nutrition and development. J Pediatr (Rio J). 2015;91(6 Suppl 1):S44-51.
2. Victora CG, Bahl R, Barros AJ, França GV, Horton S, Krasevec J, et al.; Lancet Breastfeeding Series Group. Breastfeeding in the 21st century: epidemiology, mechanisms, and lifelong effect. Lancet. 2016;387(10017):475-90.
3. Brasil. Ministério da Saúde. Guia alimentar para a população brasileira: promovendo a alimentação saudável. Brasília: Ministério da Saúde; 2006.
4. Universidade Federal do Rio de Janeiro. Estado nutricional antropométrico da criança e da mãe: prevalência de indicadores antropométrico de crianças brasileiras menores de 5 anos de idade e suas mães biológicas: ENANI 2019. Rio de Janeiro: UFRJ; 2022.
5. Brasil. Ministério da Saúde. Secretaria de Atenção à Saúde, Área Técnica de Saúde da Criança e Aleitamento Materno. Além da sobrevivência: práticas integradas de atenção ao parto, benéficas para a nutrição e a saúde de mães e crianças. Brasília: Ministério da Saúde; 2013. 50p.
6. Almeida GG, Macedo KRM, Freitas FMNO. Os efeitos protetores da microbiota na colonização inicial da primeira infância através do parto, amamentação e alimentação. RSD. 2022;11(14):e516111436523.
7. Leite AGZ, Tonon KM, Araújo LA, Moretzsohn MA, Feferbaum R, Pachi PR, et al. Dinâmica da composição do leite humano e suas implicações clínicas. São Paulo: Ilsi Brasil; 2018.
8. Hundshammer C, Minge O. In love with shaping you: influential factors on the breast milk content of human milk oligosaccharides and their decisive roles for neonatal development. Nutrients. 2020;12(11):3568.
9. Milani C, Duranti S, Bottacini F, Casey E, Turroni F, Mahony J, et al. The first microbial colonizers of the human gut: composition, activities, and health implications of the infant gut microbiota. Microbiol Mol Biol Rev. 2017;81(4):e00036-17.
10. Le Doare K, Holder B, Bassett A, Pannaraj PS. Mother's milk: a purposeful contribution to the development of the infant microbiota and immunity. Front Immunol. 2018;9:361.
11. Moubareck CA. Human milk microbiota and oligosaccharides: a glimpse into benefits, diversity, and correlations. Nutrients. 2021;13(4):1123.
12. Hunt KM, Foster JA, Forney LJ, Schütte UME, Beck DL, Abdo Z, et al. Characterization of the diversity and temporal stability of bacterial communities in human milk. PLoS ONE. 2011;6(6):e21313.
13. Selma-Royo M, Calvo Lerma J, Cortés-Macías E, Collado MC. Human milk microbiome: from actual knowledge to future perspective. Semin Perinatol. 2021;45(6):151450.
14. Padilha M, Danneskiold-Samsøe NB, Brejnrod A, Hoffmann C, Cabral VP, Iaucci JM, et al. The human milk microbiota is modulated by maternal diet. Microorganisms. 2019;7(11):502.
15. Browne PD, Aparicio M, Alba C, Hechler C, Beijers R, Rodríguez JM, et al. Human milk microbiome and maternal postnatal psychosocial distress. Front Microbiol. 2019;10:2333.
16. Ho NT, Li F, Lee-Sarwar KA, Tun HM, Brown BP, Pannaraj PS, et al. Meta-analysis of effects of exclusive breastfeeding on infant gut microbiota across populations. Nat Commun. 2018;9(1):4169.

11

Os efeitos da nutrição na microbiota: o papel das fórmulas infantis e das dietas

Guilherme Parmigiani Bobsin
Marco Aurélio Farina Júnior
Cristina Helena Targa Ferreira

DESTAQUES

- A última década testemunhou aumento significativo no número de estudos e publicações sobre o impacto do microbioma na patogênese, a história natural e o tratamento de várias condições médicas.
- O papel da colonização microbiana é indispensável para manter uma resposta imunológica equilibrada durante toda a vida e se forma até os 2 a 3 anos de idade.
- Após o nascimento, o determinante mais importante da formação da composição da microbiota intestinal dos bebês é o aleitamento materno e, a seguir, a dieta.

DEFINIÇÕES

A última década testemunhou aumento significativo no número de estudos e publicações sobre o impacto do microbioma na patogênese, na história natural e no tratamento de várias condições médicas. O recente progresso nesse campo ocorreu em parte graças ao desenvolvimento de métodos avançados, que têm por objetivo determinar a composição da microbiota intestinal, como o 16S rRNA e o sequenciamento metagenômico por *shotgun*.[1,2]

Esses métodos permitiram que os pesquisadores deixassem para trás as abordagens dependentes de culturas e evidenciassem grande número de novos microrganismos, que anteriormente não estavam sendo avaliados. Além disso, o custo associado à análise do microbioma diminuiu de forma significativa, e com isso essa tecnologia foi disponibilizada para um maior número de pesquisadores.[1,2]

A história do microbioma e da microbiota começa muito tempo atrás. No início do século XIX, Élie Metchnikoff ganhou o prêmio Nobel após introduzir o conceito de que o leite fermentado aumentava a longevidade. Em seu estudo, os lactobacilos podiam neutralizar os efeitos de putrefação do metabolismo gastrointestinal.[1]

O *pool* de micróbios habitantes de nosso organismo é conhecido como "microbiota", e seu genoma coletivo, como "microbioma". Vários órgãos de nosso corpo humano são povoados por microrganismos, sendo o cólon aquele que possui a maior densidade de micróbios, mas outras partes, como boca, nariz, estômago e intestino delgado, pele, trato geniturinário, trato respiratório e todos os órgãos que têm contato com o exterior, também o são. Essa comunidade microbiana regula várias funções metabólicas e fisiológicas importantes do hospedeiro, dirigindo a maturação do sistema imune nos primeiros anos de vida e contribuindo para a homeostase durante o resto da vida.[1,2]

O projeto MetaHIT (*Metagenomics of the human intestinal tract*), na Europa, e o projeto Microbioma Humano do Instituto Nacional de Saúde (NIH), nos EUA, aumentaram muito os conhecimentos sobre os microrganismos presentes no corpo humano, empregando técnicas avançadas de sequenciamento como a do 16S rRNA e o sequenciamento metagenômico por *shotgun*.[1-4]

Os reinos animal e bacteriano têm coevoluído e se coadaptado em resposta a pressões ambientais seletivas durante milhões de anos. A revolução das "meta'omics", tanto no sequenciamento quanto nos *pipelines* analíticos, está promovendo uma explosão de interesse em conhecer como o microbioma intestinal impacta a fisiologia e a propensão para as doenças. Embora a ciência esteja se movimentando na direção do microbioma, há também o viroma, o micoma, a metagenômica, o transcriptoma, o proteoma e o metaboloma.[1,2,5,6]

O DESENVOLVIMENTO DO MICROBIOMA

O papel da colonização microbiana é indispensável para manter uma resposta imune equilibrada durante toda a vida e se forma até os 2 a 3 anos de idade. Fatores como idade gestacional, tipo de parto, ambiente, medidas de higiene e dieta influenciam o desenvolvimento e o estabelecimento da microbiota no período perinatal.[7,8] Os primeiros mil dias da criança, que constituem o período compreendido entre a concepção e os 2 primeiros anos, são um momento fundamental para o estabelecimento dessa microbiota. A colonização microbiana corre paralelamente à maturação do sistema imune e tem papel fundamental na fisiologia e na regulação intestinal. O estabelecimento adequado da microbiota e sua manutenção ao longo dos anos vão reduzir o risco de doença na vida precoce e posteriormente.[1,2,8]

Os seres humanos são expostos à microbiota já no útero, mas a primeira grande exposição ao ambiente microbiano ocorre por ocasião do nascimento. O tipo de parto (vaginal *versus* cesariana) desempenha papel importante na colonização dos recém-nascidos (RN) e, com o passar do tempo, parece causar impacto na saúde dos bebês. Depois do nascimento, o determinante mais importante da formação da composição da microbiota intestinal dos bebês é o aleitamento materno e logo após vem a dieta. Esse será o foco do presente capítulo.[8]

Observa-se uma expansão significativa na diversidade microbiana no primeiro ano de vida, e isso é importante no momento em que o bebê inicia a alimentação complementar.

Hoje se conhece muito mais os microrganismos constituintes dos seres humanos, qual seu código genético, quais são seus produtos metabólicos e como se dá o *crosstalk* com as células humanas. Com a aquisição do conhecimento sobre microbiota intestinal e suas funções, logo se iniciou a associação de certos padrões na composição da microbiota com a presença de alterações metabólicas e doenças crônicas não transmissíveis.[8]

Nos adultos, a microbiota intestinal predominante pertence aos filos ou famílias Firmicutes e Bacteroidetes, mas a proporção relativa dessas bactérias varia consideravelmente entre indivíduos. Actinobacteria, Verrucomicrobia e Proteobacteria se apresentam como os outros grupos mais importantes de filos bacterianos. Em pequeno percentual (~10%) de adultos, observa-se na microbiota intestinal a presença de *Arqueas*, que são formas procarióticas que participam na digestão dos nutrientes. Além de bactérias e *Arqueas*, o intestino hospeda fungos (principalmente leveduras) e vírus.[9-11]

A composição da microbiota intestinal é determinada por fatores específicos do hospedeiro e do ambiente, podendo haver grande variação individual.[12] Os fatores do hospedeiro são genética, estado nutricional (microbiota "imatura" observada em pacientes com Kwashiorkor) e função imunológica. Os fatores ambientais são eventos ocorridos no início da vida, como tipo de parto e amamentação, medicamentos (predominantemente antibióticos, probióticos, medicamentos de supressão ácida, entre outros), exposições ambientais (sanitização e exposição a patógenos ambientais), bem como a ingestão de alimentos. A dieta causa grande impacto na composição da microbiota intestinal, e mudanças significativas na dieta podem alterar o microbioma em até 24 horas.

Embora haja variabilidade significativa interindividual na composição bacteriana intestinal nas diferentes famílias, locais, classes sociais, ordens, gêneros e espécies, também ocorre redundância funcional (sobreposição de espécies similares que são selecionadas pelo ambiente).

Múltiplos fatores podem ser considerados na gênese de situações, por exemplo, o aumento crescente de cesarianas e de lactentes que não são amamentados no peito. Dietas ocidentais, ricas em alimentos processados e prontos para comer, recipientes esterilizados, uso de preservativos, água tratada com cloro e oxigênio, uso de antibióticos frequente sem indicações absolutas e uso de antiácidos parecem contribuir também para essas mudanças na microbiota.[8,12]

DISBIOSE

As mudanças na microbiota intestinal, seja em sua composição e/ou em sua diversidade, determinam o quadro de disbiose, e são descritas na Figura 1.[11]

Essas alterações podem resultar no aumento da permeabilidade intestinal, na diminuição da produção de ácidos graxos de cadeia curta (AGCC), primordiais para saúde local e sistêmica, e/ou na alteração do estímulo ao sistema imune com predomínio da resposta inflamatória. Assim, a disbiose pode desencadear doenças metabólicas e inflamatórias em indivíduos geneticamente suscetíveis e, também, influenciar na produção de neurotransmissores, além de modular o humor e o comportamento. Esse contexto estimula pesquisas que avaliam a microbiota e como reverter a disbiose, o que inclui estudos com prebióticos, probióticos, simbióticos, pós-bióticos, psicobióticos e o transplante de microbiota fecal.[3,6,12]

As formas de disbiose são descritas na Tabela 1.

OS EFEITOS DA NUTRIÇÃO NA MICROBIOTA

A dieta afeta diretamente vários aspectos da saúde humana. É bem documentado que a dieta ocidental ou rica em gorduras está associada a doenças crônicas

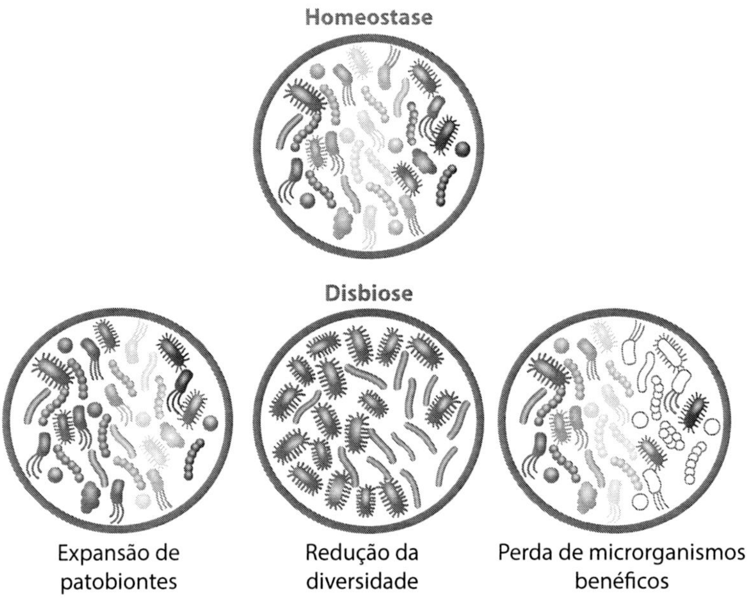

FIGURA 1 Definição de disbiose e suas influências na imunidade e na doença.
Fonte: adaptada de Petersen e Round, 2014.[11]

TABELA 1 Otimização do microbioma

Dieta saudável	Formas naturais de pré e probióticos: HMO, frutas, verduras, fibras, leites fermentados
Exercícios físicos	Aumentam a diversidade bacteriana
Sono	Aumenta a composição saudável
Estresse	Microbioma alterado contribui para ansiedade e depressão
Controle de peso	A obesidade aumenta a permeabilidade e a inflamação intestinal
Prebióticos e probióticos	Manipular a composição do microbioma e formulações específicas pode ser uma importante parte da medicina
Simbióticos e pós-bióticos	Talvez também possam ser utilizados

HMO: oligossacarídeos do leite humano.
Fonte: elaborado pelos autores.

como obesidade, diabetes tipo 2 e doenças cardiovasculares. A dieta também é responsável por manter a alta diversidade e a abundância da microbiota.[12]

Nos primeiros anos de vida, o microbioma da criança sofre grande influência do microbioma materno (boca, pele, vagina, trato gastrointestinal e leite materno – LM), mas a dieta é um grande modificador do microbioma da criança pelo aleitamento materno, pela fórmula infantil (e seus aditivos), pela dieta gestacional e pelo momento em que os alimentos são introduzidos e quais alimentos fazem parte da introdução.[13-15]

O PAPEL DAS DIETAS NA FORMAÇÃO DA MICROBIOTA

Os padrões de macro e micronutrientes da dieta são capazes de remodelar a microbiota. Mudanças curtas na dieta de poucos dias parecem modular a composição da microbiota e modificar o metabolismo do hospedeiro.

Entre os macronutrientes, os carboidratos têm papel fundamental. Os carboidratos simples como a sacarose e a frutose podem levar à rápida desregulação na microbiota, enquanto carboidratos complexos como oligossacarídeos têm grande influência positiva com o efeito bifidogênico.[16-18]

Frutas, vegetais e cereais integrais são fontes de carboidratos complexos da dieta humana. Os polissacarídeos da parede celular e o amido são difíceis de serem digeridos e absorvidos, então sofrem ação direta de bactérias e são fermentados como AGCC, por exemplo, o butirato pelas Firmicutes, o propionato pelas Bacteroidetes e o acetato pelas bactérias anaeróbicas. O aumento das fibras na dieta (30 g/dia) foi relacionado com aumento na produção de butirato por várias bactérias.[16-19]

A composição proteica da dieta também interfere na microbiota. A microbiota de um indivíduo cuja fonte de proteína é de origem animal tem menor quantidade de *Bifidobacterium* e maior de *Bacteroides, Alistipes, Bilophila* e *Clostridium* em relação à de quem consome proteína vegetal. A dieta rica em proteína leva ao aumento de *Streptococcus, E. coli/Shigella* e *Enterococcus* e redução de *Faecalibacterium prausnitzii* e *Ruminococcus.*

Os lipídeos têm papel fundamental como reserva energética e se relacionam diretamente com o crescimento e o desenvolvimento da criança. São divididos em ácidos graxos saturados, monoinsaturados e poli-insaturados, devendo-se respeitar uma proporção adequada entre eles. A dieta rica em ácidos graxos mono e poli-insaturados aumenta a proporção Bacteroidetes:Firmicutes e o crescimento de *Bifidobacterium* e *Akkermansia muciniphila.*

Em contrapartida, a dieta com alto teor de ácido graxo saturado promove o crescimento de *Bilophila* e *Faecalibacterium prausnitzii* e a redução de *Bifidobacterium*, Bacteroidetes, *Bacteroides, Prevotella, Lactobacillus* ssp. Ademais, aumenta a secreção de ácidos biliares e da circulação êntero-hepática, que leva à produção de ácidos biliares secundários hidrofóbicos, modificadores da microbiota e interligados com aterosclerose, diabetes e outras doenças cardiometabólicas.

Os polifenóis, como frutas, vegetais, chás, derivados do cacau e vinho tinto, aumentam a produção de *Bifidobacterium, Lactobacillus* e por consequência dos AGCC. Além disso, reduzem a quantidade de bactérias patogênicas como *Clostridium perfringens* e *Clostridium histolyticum.*

As dietas vegetariana e vegana têm efeito positivo na diversidade da microbiota ao aumentarem a quantidade de *Prevotella* e reduzirem metabólitos tóxicos como ácidos biliares secundários e trimetilamina.[16-18]

A dieta do Mediterrâneo é conhecida por reduzir a incidência de obesidade, síndrome metabólica e redução de morbidade e mortalidade em pacientes com doenças cardiovasculares. Modifica positivamente a microbiota ao aumentar a produção de AGCC ao aumentar Bacteroidetes, *Clostridium cluster XIVa, Faecalibacterium prausnitzii, Lactobacillos, Bifidobacterium* e reduzir a quantidade de Firmicutes. Essa modificação se deve ao efeito de prebióticos, polifenóis e ácidos graxos poli-insaturados (como óleo de peixe ou ômega 3).[19]

Por sua vez, a dieta ocidental é hipercalórica, com altas taxas de gordura e proteína de origem animal, alimentos processados, açúcar, sal, álcool e está associada a maior risco de doenças cardiovasculares. Como resultado, a microbiota sofre redução da variabilidade de espécies, como redução de *Bifidobacterium* e *Eubacterium.* Essas alterações levam ao aumento da permeabilidade intestinal, à redução da taxa de crescimento da camada de muco e ao aumento da suscetibilidade a infecções.[20,21]

Novos estudos têm mostrado modificações na composição e na função da microbiota em dietas específicas como dieta *gluten-free,* dieta cetogênica, dieta paleolítica e jejum intermitente. Hábitos de alimentação irregulares como fazer jejum no café da manhã, jantar tarde ou comer tarde da noite podem contribuir para a obesidade e doenças metabólicas por desregular e influenciar negativamente o ritmo circadiano.[19-22]

O PAPEL DA AMAMENTAÇÃO NA FORMAÇÃO DA MICROBIOTA

O leite materno (LM), como é bem conhecido por todos, é considerado a forma ideal de alimentação do RN e do lactente em virtude de sua habilidade de prover nutrição rica e completa, pois contém muitos fatores bioativos importantes para a saúde do indivíduo.[13-16]

O LM está associado ao desenvolvimento do sistema imune e a um desenvolvimento saudável, com menor incidência de doenças e de mortalidade. Além de tudo isso, o LM é uma fonte importante de microrganismos comensais que promovem a saúde do hospedeiro, porque previnem a adesão de patógenos, melhoram a imunidade e promovem a colonização por bactérias benéficas.[13,16]

Embora inicialmente o LM tenha sido considerado estéril, hoje se aceita amplamente que tem sua própria e única microbiota, importantíssima para o desenvolvimento do microbioma saudável do lactente. Os estudos indicam que as bactérias do LM semeiam o intestino do lactente, mostrando ainda mais sua importância também no desenvolvimento do microbioma do bebê.[13,15,16]

O estabelecimento do microbioma do lactente tem implicações importantes para toda a vida do indivíduo e para sua imunidade. A microbiota das crianças que são amamentadas, quando comparadas às que não são amamentadas, difere na infância, e isso é para o resto da vida. O LM contém uma população diversificada de bactérias, mas ainda se sabe pouco sobre a transferência vertical das bactérias pela amamentação.

As origens dos microrganismos no LM têm sido objeto de muitos debates, entretanto a possibilidade de uma transferência êntero-mamária, permitindo a passagem das bactérias do intestino materno para a glândula mamária, é um caminho potencial. As cepas derivadas do LM podem ser consideradas probióticos potenciais e contribuem de maneira importante para a saúde da criança.[13-16]

Sabe-se que o lactente amamentado apresenta uma microbiota mais rica e diferente daqueles não amamentados. Considerando a importância do tema, vamos discutir o que há de novo sobre a microbiota do leite materno e o que se espera em um futuro próximo.

Estudos comparando o aleitamento materno com a fórmula infantil mostram que o primeiro está relacionado à redução da morbidade e da mortalidade nas crianças, além de menor incidência de infecções gastrointestinais, doenças inflamatórias, respiratórias e alérgicas.[13-16]

O LM é o padrão-ouro na nutrição dos lactentes e sofre uma variação dinâmica de seus componentes de acordo com a necessidade da criança ao longo do tempo. Logo após o parto, momento de maior vulnerabilidade, o LM é responsável por transmitir componentes para estimular a maturação do sistema imune. Possui componentes prebióticos como os oligossacarídeos do leite materno (HMO) e sua própria microbiota, contribuindo para a formação da microbiota do lactente.

Os HMO estão presentes em alta concentração no LM e são prebióticos que agem como carboidratos complexos (açúcares). Eles não são digeridos pelo intestino humano e, quando chegam ao cólon, agem como substratos para fermentação de bactérias (probióticos como *Bifidobacterium* e *Lactobacillus*). A fermentação dessas bactérias gera subprodutos conhecidos como pós-bióticos (lactato e AGCC, como o butirato e o acetato), que também têm ação importante na regulação do sistema imune.[13-16]

A microbiota do LM é composta principalmente de *Staphylococcus, Streptococcus* e *Propionibacterium*. Com menor frequência foram isolados outros microrganismos: bactérias ácido-láticas (*Lactococcus, Weisella* e *Enterococcus*), da cavidade oral (*Veillonella* e *Prevotella*) e da pele (*Propionibacterium* e *Corynebacterium*). Novos estudos detectaram leveduras (*Malassezia, Candida, Saccharomyces* e *Rhodotorula*), sugerindo participação na formação não só do microbioma, mas também do micoma. Mais pesquisas são necessárias para melhor entendimento do papel da microbiota do LM, mas o futuro é promissor.

O LM também contém moléculas bioativas como imunoglobulinas (IgA secretória), lactoferrina, lisozima, citocinas (como interleucina-10, fator de transformação do crescimento beta – TGF-beta), alfalactoalbumina e células de defesa (macrófagos, neutrófilos e linfócitos), que, com os probióticos e a microbiota do LM, orquestrarão a formação da defesa imunológica.[13-16]

O PAPEL DAS FÓRMULAS INFANTIS NA MICROBIOTA

O grande desafio da indústria das fórmulas infantis na atualidade é produzir um leite que mimetize o LM e seus benefícios para o lactente.

A microbiota das crianças que recebem fórmula infantil tende a se assemelhar à microbiota de adultos, com maior quantidade de *Clostridium, Streptococcus* e *Proteobacteria*, além de contar com redução da colonização por *Bifidobacteria*.[16]

Com o crescente avanço científico no estudo do microbioma e do sistema imune, as novas fórmulas infantis têm sido foco de pesquisas para modulação do microbioma com a adição de bioativos como HMO, prebióticos como fruto-oligossacarídeos (FOS) e galacto-oligossacarídeos (GOS), probióticos, simbióticos e pós-bióticos. Diferentes tipos de componentes adicionados às fórmulas infantis vão resultar na proliferação de diferentes bactérias intestinais e diferentes metabólitos de acordo com a microbiota individual de cada criança – essa miríade de possibilidades é uma das grandes dificuldades para estudos científicos robustos nessa área.[13-16]

As fórmulas enriquecidas com prebióticos estão associadas com redução do pH intestinal e um padrão de ácidos graxos de cadeia longa semelhante ao dos lactentes que receberam LM. Os prebióticos estimulam a fermentação seletiva no trato gastrointestinal, levando ao crescimento de *Bifidobacterium* e *Lactobacillus*. O uso dessas fórmulas não está relacionado a aumento na frequência de fezes e pode beneficiar lactentes com fezes endurecidas.[16]

As fórmulas enriquecidas com probióticos devem ter os microrganismos identificados por sua cepa específica, que inclui o gênero, a espécie, a subespécie e uma designação de cepa alfanumérica. Podem ter benefício na prevenção de infecções do trato gastrointestinal em lactentes saudáveis e reduzir a incidência de diarreia associada a antibióticos. Estudos ainda são conflitantes em relação ao benefício para redução de cólica, choro e irritabilidade. Também é motivo de discussão o tempo e a duração do tratamento.[16]

As fórmulas enriquecidas com simbióticos têm efeito adicional para a homeostase na microbiota e na redução de infecções do trato gastrointestinal, porém sem modificação de parâmetros de crescimento comparando crianças que recebem fórmulas sem simbióticos. Também não foi evidenciada diferença em sintomas como flatulência, irritabilidade, vômito, choro e regurgitação.

As fórmulas enriquecidas com pós-bióticos também não mostraram modificação nos parâmetros de crescimento das crianças, mas estão associadas a fezes mais macias. Existem evidências limitadas em relação à prevenção e ao tratamento de gastroenterite aguda.

Os dados científicos têm mostrado em geral um efeito positivo na composição do microbioma e atividade metabólica, porém mais ensaios clínicos randomizados com fórmulas enriquecidas devem ser realizados para avaliar o impacto na saúde dos lactentes, incluindo avaliação de aspectos clínicos como a prevenção de problemas gastrointestinais, infecções e duração do efeito ao longo do tempo. Até o momento não podem ser realizadas como recomendação de rotina, mas as fórmulas enriquecidas são bem toleradas e seguras para assegurar o crescimento normal dos bebês.[13,14,16]

OUTRAS IMPLICAÇÕES DA MICROBIOTA: DESNUTRIÇÃO E OBESIDADE

Desnutrição

Como mencionado anteriormente, a dieta é um dos principais determinantes da composição da microbiota intestinal. O oposto também é verdadeiro, isto é, a disbiose causa impacto na resposta metabólica do hospedeiro a determinada dieta, e esse aspecto é muito importante no contexto da desnutrição. Isso foi demonstrado em um estudo de pares de gêmeos com Kwashiorkor no Malaui. Os pesquisadores coletaram várias amostras de fezes dessas crianças nos 3 primeiros anos de vida e demonstraram que as crianças com Kwashiorkor tinham uma microbiota intestinal funcionalmente menos "madura" em comparação com o esperado para a idade. Além disso, quando ratos *germ-free* receberam microbiota de crianças com Kwashiorkor, eles perderam peso quando expostos a uma dieta típica do Malaui. Curiosamente, os pesquisadores não observaram perda de peso nos ratos que receberam fezes de crianças com Kwashiorkor, mas que foram expostos a uma dieta comum, nem nos animais que receberam fezes de bebês saudáveis, o que enfatiza a forte interação entre o microbioma e a dieta.[20]

A enteropatia ambiental é um problema que se caracteriza por anormalidades intestinais estruturais e funcionais e que ocorre no contexto de desnutrição e de exposições recorrentes a patógenos ambientais. Essa doença está associada a *stunting*; acredita-se que a microbiota desempenhe algum papel na patogênese e na progressão desse problema. Recentemente, no Malaui, foi demonstrado que o LM de mães de crianças com *stunting* era pobre em oligossacarídeos do leite humano (LH), não tendo valor nutricional para o hospedeiro, mas que podem funcionar como prebióticos. Com estudos de transplante fecal em camundongos gnotobióticos (microbiota conhecida), os pesquisadores demonstraram que a adição de oligossacarídeos do leite bovino (substâncias estruturalmente similares aos oligossacarídeos do LH) à dieta de crianças com retardo no crescimento, alimentadas com uma dieta do Malaui, melhorou sua massa magra, além de sua morfometria óssea. Embora haja necessidade de mais estudos, eles sugerem que a manipulação do microbioma pode melhorar os desfechos de pacientes com desnutrição e *stunting*.[18,20,22]

Além de investigar o papel do microbioma nas respostas à dieta em um contexto de desnutrição, os pesquisadores usaram os dados da microbiota como forma de avaliação nutricional. Essa estratégia se baseia no que se sabe sobre o estabelecimento do microbioma, que normalmente ocorre nos primeiros anos de vida. Demonstrações que a microbiota de crianças desnutridas é "imatura", ou seja, não apresenta o nível de diversidade e as funções esperados para a idade.[7] Escores Z para microbiota/idade foram desenvolvidos com o objetivo de determinar o grau de imaturidade de determinada amostra, que tem correlação com a gravidade da desnutrição. Curiosamente, as abordagens de reabilitação nutricional não conseguem restaurar a maturidade microbiana; esse achado ressalta as complexas interações existentes entre hospedeiro, o ambiente e a microbiota.[18]

Obesidade

No início dos anos 2000 ocorreu enorme expansão no conhecimento da microbiota em seguida à publicação de estudos que demonstraram a possível contribuição da microbiota para a obesidade.[20] Esses estudos se basearam predominantemente em transplante fecal, e nas pesquisas também ficou evidente que o fenótipo de obesidade é transferível. Os mecanismos ainda estão sendo elucidados, particularmente em humanos; no entanto, foi demonstrado que a microbiota pode contribuir para a obesidade em função de seus efeitos sobre o apetite, a digestão de nutrientes, o gasto de energia, a expressão dos genes do hospedeiro e a função da barreira intestinal. A expressão de peptídeos reguladores do apetite, como o peptídeo 1 semelhante ao glucagon (GLP1) e o peptídeo YY (PYY), bem como relatos subjetivos sobre a fome, podem ser alterados com o uso de prebióticos e probióticos. Além disso, a microbiota intestinal contém genes codificadores da síntese de enzimas que permitem a fermentação de nutrientes e que não são digeríveis pelo hospedeiro; com isso, aumenta a energia recuperada da dieta.

A microbiota intestinal também é o principal regulador da homeostase dos ácidos biliares, por determinar a síntese dessas substâncias e sua conjugação e desconjugação, bem como a conversão de ácidos biliares primários em secundários. Isso é importante, porque os ácidos biliares podem regular o consumo de energia pelo TGR5, que é um receptor de ácidos biliares com afinidade preferencial pelos ácidos biliares secundários. Além disso, a microbiota pode contribuir para a regulação da sensibilidade à insulina, o que causa impacto no metabolismo.[20]

A doença hepática gordurosa não alcoólica (DHGNA) é um transtorno estreitamente ligado à obesidade. Na América do Norte, essa doença afeta cerca de 1 em cada 4 adultos e 1 em cada 10 crianças. Adultos e crianças com DHGNA apresentam disbiose independente de seu índice de massa corporal (IMC). Em decorrência dos mecanismos supracitados, a microbiota intestinal pode contribuir para a DHGNA, levando à obesidade, mas também pode ter efeitos específicos no fígado. O processamento hepático dos lipídeos (p. ex., oxidação dos ácidos graxos, exportação da gordura em excesso na forma de lipoproteínas de muito baixa densidade e lipogênese *de novo*) é controlado por cascatas metabólicas que podem ser reguladas, direta ou indiretamente, pelo microbioma.

Além disso, a microbiota intestinal pode contribuir para a ocorrência de inflamação hepatocelular, que é fator determinante da progressão da doença em pessoas com DHGNA. Isso ocorre tanto diretamente, em decorrência do impacto da microbiota na integridade da barreira intestinal, como indiretamente, por meio da exposição de células imunes às bactérias ou a estruturas derivadas desses microrganismos (p. ex., lipopolissacarídeos) promotoras da ativação de cascatas pró-inflamatórias. É possível mesmo que haja envolvimento da microbiota no desenvolvimento da fibrose hepatocelular, em virtude dos efeitos nas células estreladas hepáticas.

Apesar dos estudos em animais, com achados em favor do papel do microbioma na obesidade e na DHGNA, nem sempre é possível traduzir seus achados para os humanos. Isso sugere a necessidade de mais estudos nesse campo. Apesar disso, prebióticos, probióticos e simbióticos já foram testados em humanos com DHGNA. Os resultados sugerem um possível benefício para a esteatose e na gravidade da inflamação, mas é importante que esses achados sejam investigados em coortes mais expressivas, com o uso de marcadores histológicos como desfecho primário. Também se encontram em curso estudos sobre o papel do transplante fecal no tratamento da DHGNA.[20,22]

CONCLUSÃO

O progresso no conhecimento da microbiota humana e o *crosstalk* com as células humanas trazem à luz conhecimentos que mudam o olhar sobre o tratamento e a prevenção de inúmeras doenças. O impacto dessa medida e seu entendimento total, assim como sua aplicabilidade, ainda são ignorados e muitos são os questionamentos. A busca por evidências científicas auxiliará, no futuro, na melhor forma de prevenção e intervenção.

O microbioma veio para modificar nossos conhecimentos, quebrar paradigmas e "abrir mentes", com o intuito de melhorar a qualidade de vida. Nesse contexto, os prebióticos, os probióticos, os simbióticos e os pós-bióticos podem ser utilizados para manipular a composição do microbioma, e formulações específicas poderão ser uma importante parte da medicina no futuro.

Ressalta-se a importância de manter a microbiota saudável, por hábitos de vida saudáveis, da dieta rica em fibras e probióticos naturais e do cuidado no uso de antibióticos e outras medicações como inibidores de bomba de prótons para assim evitar a disbiose.

A nutrição correta durante a janela dos mil dias, o parto normal e o leite materno podem ter enorme impacto sobre a capacidade de uma criança para crescer, aprender e sair da pobreza. Também pode ter um efeito profundo sobre a saúde em longo prazo, a estabilidade e o desenvolvimento de comunidades e nações inteiras.

REFERÊNCIAS

1. Metchnikoff E. The prolongation of life: optimistic studies. New York: Putnam & Sons; 1908.
2. Cho I, Blaser MJ. The human microbiome: at the interface of health and disease. Nat Rev Genet. 2012;13(4):260-70.
3. Mouzaki M, Haslam D. Microbioma e metaboloma. In: Silva L, Ferreira CT, Carvalho E (coords.). Manual de residência em gastroenterologia pediátrica. Barueri: Manole; 2018. p.428-46.
4. Hills RD Jr, Pontefract BA, Mishcon HR, Black CA, Sutton SC, Theberge CR. Gut microbiome: profound implications for diet and disease. Nutrients. 2019;11(7):1613.
5. Guarner F, Khan AG, Garisch J, Eliakim R, Gangl A, Thomson A, et al. World Gastroenterology Organisation Global guidelines: probiotics and prebiotics – October 2011. J Clin Gastroenterol. 2012;46(6):468-81.
6. Tofoli MHC, Ferreira CT, Carvalho E. Prebióticos, probióticos e pós-bióticos. In: Silva L, Ferreira CT, Carvalho E (coords.). Manual de residência em gastroenterologia pediátrica. Barueri: Manole; 2018. p.412-27.
7. Dahl WJ, Rivero Mendoza D, Lambert JM. Diet, nutrients and the microbiome. Prog Mol Biol Transl Sci. 2020;171:237-63.
8. Collado MC, Rautava S, Aakko J, Isolauri E, Salminen S. Human gut colonisation may be initiated in utero by distinct microbial communities in the placenta and amniotic fluid. Sci Rep. 2016;6:23129.
9. Gómez-Gallego C, Morales J, Monleón D, du Toit E, Kumar H, Linderborg K, et al. Human breast milk NMR metabolomic profile across specific geographical locations and its association with the milk microbiota. Nutrients. 2018;10:1355.
10. Tamburini S, Shen N, Wu HC, Clemente JC. The microbiome in early life: implications for health outcomes. Nat Med. 2016;22(7):713-22.

11. Petersen C, Round JL. Defining dysbiosis and its influence on host immunity and disease. Cell Microbiol. 2014;16(7):1024-33.
12. Food And Agriculture Organization of the United Nations, World Health Organization. Probiotics in food: health and nutritional properties and guidelines for evaluation. FAO Food and Nutrition Paper. 2006;85:1-56.
13. Wang M, Li M, Wu S, Lebrilla CB, Chapkin RS, Ivanov I, et al. Fecal microbiota composition of breast-fed infants is correlated with human milk oligosaccharides consumed. J Pediatr Gastroenterol Nutr. 2015;60(6):825-33.
14. Fitzstevens JL, Smith KC, Hagadorn JI, Caimano MJ, Matson AP, Brownell EA. Systematic review of the human milk microbiota. Nutr Clin Pract. 2017;32(3):354-64.
15. Pannaraj PS, Li F, Cerini C, Bender JM, Yang S, Rollie A, et al. Association between breast milk bacterial communities and establishment and development of the infant gut microbiome. JAMA Pediatrics. 2017;171:647.
16. Zanella A, Silveira RC, Roesch LFW, Corso AL, Dobbler PT, Mai V, et al. Influence of own mother's milk and different proportions of formula on intestinal microbiota of very preterm newborns. PLoS One. 2019;14(5):e0217296.
17. David LA, Maurice CF, Carmody RN, Gootenberg DB, Button JE, Wolfe BE, et al. Diet rapidly and reproducibly alters the human gut microbiome. Nature. 2014;505(7484):559-63.
18. Moszak M, Szulińska M, Bogdański P. You are what you eat: the relationship between diet, microbiota, and metabolic disorders – a review. Nutrients. 2020;12(4):1096.
19. Velasco P de, de Velasco P, Ferreira A, Crovesy L, Marine T, do Carmo M das GT. Fatty acids, gut microbiota, and the genesis of obesity. Biochemistry and Health Benefits of Fatty Acids. 2018.
20. Sonnenburg ED, Smits SA, Tikhonov M, Higginbottom SK, Wingreen NS, Sonnenburg JL. Diet-induced extinctions in the gut microbiota compound over generations. Nature. 2016;529(7585):212-5.

SEÇÃO 4

A microbiota e os sistemas orgânicos

12

A interface microbiota e sistema imune

Valéria Lima Ferreira
Georgia Veras de Araújo Gueiros Lira
Emanuel Sávio Cavalcanti Sarinho

DESTAQUES

- A microbiota participa diretamente do desenvolvimento do sistema imune, sobretudo dos mecanismos de tolerância imunológica.
- Partos vaginais favorecem a colonização por bactérias benéficas, enquanto cesarianas resultam em uma microbiota semelhante à da pele, dominada por *Staphylococcus*, com menor diversidade bacteriana.
- O leite materno contém nutrientes, imunoglobulinas e prebióticos que favorecem o crescimento de bactérias benéficas, influenciando positivamente o desenvolvimento imunológico e protegendo contra infecções e doenças imunomediadas.
- A exposição microbiana positiva durante a gravidez, por exemplo, a vida em ambientes rurais ou fazendas, é fator positivo para a maturação imunológica, reduzindo o risco de doenças imunomediadas na prole.
- O uso de antibióticos no período neonatal ou pré-natal altera a microbiota intestinal do bebê, impactando negativamente a diversidade bacteriana.

INTRODUÇÃO E CONCEITOS

O microbioma humano é constituído por uma miríade de microrganismos (bactérias, bacteriófagos, fungos, protozoários e vírus) em complexa interação com o organismo do indivíduo por elementos genômicos, metabólitos e respectivos produtos em determinado nicho ecológico. Atualmente a ciência busca entender a complexa influência da microbiota intestinal humana em diversos sistemas orgânicos. Em especial, interessa-nos a inter-relação com o sistema imune. Assim como cada pessoa é única e tem sua impressão digital, o mesmo acontece com o microbioma, que, apesar de alguma variação dinâmica em sua essência, permanece único em cada indivíduo.[1]

A grande função do sistema imune é integrar e promover a harmonia do organismo, fazendo a identificação adequada do que é próprio e do que é estranho ao indivíduo. Essa aquisição é oriunda de sua relação com os componentes do ambiente externo e interno. Assim, o microbioma conversa com os componentes da imunidade inata e adaptativa para modular o desenvolvimento e a tolerância do sistema imune de forma única em cada indivíduo.[1]

Nesta primeira parte do capítulo serão abordados os aspectos perinatais do microbioma, como a microbiota uterina, a influência do tipo de parto e a imunomodulação pré-natal. Em seguida, o assunto será o microbioma nos primeiros dias com abordagem da colonização e da consolidação, bem como a promoção de fatores reguladores, com destaque para o papel do aleitamento materno e de possíveis agressores ao microbioma, como o uso de antibióticos.

ASPECTOS PERINATAIS DO MICROBIOMA UTERINO

A microbiota intrauterina

Inúmeras pesquisas sugerem que a exposição microbiana durante a gravidez é um dos fatores influenciadores essenciais no processo de maturação imunológica. Quando essa interação é diversa em quantidade e qualidade microbiana, ocorre adequada imunomodulação, com efeito protetor sobre as doenças imunológicas e alérgicas.[2,3]

A exposição materna ao contato com a natureza é altamente benéfica ao novo ser em formação. Vários estudos demonstram que a biodiversidade existente em ambiente de fazenda durante a gestação é extremamente favorável ao desenvolvimento imunitário do ser em formação, resultando em tolerância imunológica ampla e sustentada com redução na prevalência da doença alérgica na prole. Estudo clássico realizado na Finlândia documentou que, quanto maior a riqueza da exposição a microrganismos, como o que acontece com as gestantes que viviam em fazendas, menor será o risco de doenças imunoalérgicas nos filhos.[4]

A influência do tipo de parto

Discute-se atualmente que em cada nascimento humano há, na realidade, a origem de uma nova comunidade integrada a cada pessoa. Essa riqueza microbiana encontra-se inter-relacionada com a saúde ao longo da vida, uma vez que no momento do nascimento serão transmitidos e implantados os genomas eucarióticos e os genomas dessa comunidade simbiótica.[5]

A microbiota intestinal do recém-nascido (RN) será semelhante à microbiota encontrada no canal de parto ao nascimento. Dessa forma, lactentes nascidos de parto normal apresentam a microbiota intestinal semelhante à microbiota vaginal de suas mães, enquanto lactentes nascidos por cesariana apresentam a microbiota intestinal semelhante à microbiota da pele.[6]

Logo após o nascimento, ocorre o início do processo de colonização do trato gastrointestinal. Os nascidos por parto vaginal são colonizados por bactérias anaeróbias facultativas, como *Escherichia coli* e *Enterococcus,* e posteriormente por bactérias anaeróbias como *Bifidobacterium* e *Bacteroides.*[7]

A microbiota intestinal dos lactentes nascidos de parto cesáreo é semelhante à da pele – dominada por *Staphylococcus.* Estudos mostram que esses lactentes apresentam baixa diversidade bacteriana e que a colonização por *Bacteroides* e *Bifidobacterium* é adiada por pelo menos 1 mês após o nascimento, sendo abundante nesse primeiro mês a presença de *Clostridium difficile.*[6,8-11]

A relação direta entre a microbiota intestinal, o parto cesáreo e doenças imunoalérgicas cada vez mais encontra-se a caminho de uma evidência robusta. Há vários estudos aprofundados em fundamentar desfechos alérgicos na infância, como a disbiose do microbioma intestinal resultante do parto cesáreo.[12]

Imunomodulação mediada pela microbiota (fase pré-natal)

A estratégia de prevenção de doenças alérgicas, com o uso de probióticos como medida profilática e moduladora do sistema imune, durante a gestação e em lactentes, ainda carece de evidência científica. Estudos favoráveis, alguns patrocinados pela indústria, relataram alguma eficácia de probióticos quando administrados continuamente no pré-natal e no pós-natal comparados à administração isolada em um desses dois períodos.[13]

Algumas bactérias são importantes componentes da microbiota humana normal, a exemplo das bactérias *Lactobacillus acidophylus*, *Lactobacillus delbrueckii* spp., *Bulgaricus* e *Bifidobacteria*. Contudo, a riqueza e a diversidade de microrganismos benéficos promoverão a harmonia e a integração das atividades essenciais do sistema imunitário, como atividade antimicrobiana e pró-inflamatória mediada por citocinas Th1, atividade anti-inflamatória e de tolerância oral induzida e mantida por células T reguladoras (Treg) e estimulação da resposta imune adaptativa (síntese de imunoglobulina IgA e IgG).[14]

A busca por algum efeito profilático ou terapêutico de determinadas espécies que possam ser utilizadas tem sido uma busca constante há algumas décadas, mas, como mencionado, nada ainda com robustez científica. Por enquanto é aguardada a evolução do conhecimento e da tecnologia. Os probióticos mais utilizados em ensaios clínicos são as bactérias lactoacidófilas – *Lactobacillus* spp. e *Bifidobacterium* spp. – e uma levedura não patogênica (*Saccharomyces boulardii*).[15]

O MICROBIOMA NOS PRIMEIROS MIL DIAS

Colonização e consolidação

O processo pelo qual as bactérias atingem a placenta ainda é pouco compreendido. Em condições estáveis, o epitélio intestinal dificulta a entrada de microrganismos no sistema circulatório. Existe a possibilidade de transferência de genomas bacterianos, e, além disso, as células dendríticas podem recolher bactérias do lúmen intestinal através do epitélio intestinal, podendo transportá-las para a placenta.[16]

Há dois períodos impactantes para a impressão, a transição e a ampliação da microbiota intestinal. A primeira fase é a lactação com aleitamento materno exclusivo, que resulta em um microbioma com predomínio de *Bifidobacterium*, e a segunda ocorre durante o período do desmame (introdução de alimentos sólidos e manutenção da amamentação), tendo como resultado um microbioma dominado por Bacteroides e Firmicutes, que permanece relativamente estável até os 3 anos de idade. Posteriormente, essa impressão de microbiota tende a permanecer mais ou menos estável e se caracteriza por uma relativa homeostase em estado simbiótico.[17-20]

Além do microbioma intestinal, outros sítios são importantes para complementar a conversa entre os micróbios e a imunidade, como o microbioma respiratório e o microbioma cutâneo. As vias aéreas são colonizadas significativamente por bactérias comensais, sobretudo nas vias aéreas superiores, diminuindo em direção às vias aéreas inferiores. Além disso, representam uma grande superfície de contato com o meio externo.[21]

Na infância, a disbiose com exposição a microrganismos específicos estimula as células dendríticas da mucosa das vias aéreas, o que promove a ocorrência de um desequilíbrio no mecanismo de imunorregulação – Treg *versus* Th2/Th1 –, interferindo no mecanismo de barreira e resultando na produção de imunoglobulina e nas consequentes doenças alérgicas.[22,23]

Em relação ao microbioma cutâneo, sabe-se que a pele é composta de poucas espécies de bactérias, incluindo *Staphylococcus* spp., e os gêneros *Corynebacterium* e *Propionibacterium*, que representam mais de 60% das bactérias da pele. A distribuição dessas bactérias na pele depende de fatores como o grau de hidratação cutânea, a via de parto, o nível de poluição, a exposição à radiação ultravioleta, os hormônios sexuais, a dieta, entre outros.[24] A diversidade de bactérias na pele de atópicos é menor em relação a indivíduos não atópicos. Atualmente, vários são os dados que corroboram a relação entre o microbioma cutâneo e a dermatite atópica. Estudos de mais de 4 décadas já identificavam anticorpos IgE específicos contra o *Staphylococcus aureus* e relacionavam sua presença excessiva a sintomas graves da dermatite atópica.[25]

Fatores reguladores e interface microbiota-imunológica

Como se sabe, durante a última década o microbioma emergiu como um dos principais contribuintes à saúde humana. A microbiota humana é um organismo composto de 10 a 100 trilhões de células microbianas, e seu catálogo genômico, o microbioma, é composto de 3,3 milhões de genes não redundantes. O microbioma humano é considerado atualmente um "segundo genoma", que interage ativamente com o genoma derivado do óvulo e do esperma, resultando em modificações epigenéticas de longo alcance.[26]

O termo "epigenética" define uma variedade de processos que causam alterações herdáveis mitótica e meioticamente na expressão gênica, sem modificar a sequência do ácido desoxirribonucleico (DNA). O período da vida em que a atividade de impressão do DNA epigenético é mais ativa dura desde a concepção até o segundo ano de vida - período de mil dias -, durante o qual, por alterações epigenéticas e fatores ambientais, pode desempenhar papel fundamental. A regulação epigenética inclui, principalmente, modificações no DNA, modificações pós-translacionais da histona, remodelação da cromatina e RNA não codificadores, e está envolvida com padrões de expressão no hospedeiro e no patógeno, tendo importante papel nas respostas imunes inatas.[27,28]

Os RN prematuros exibem disbiose microbiana neonatal acentuada, que aumenta sua suscetibilidade à doença, principalmente à enterocolite necrotizante (ECN). Essas descobertas corroboram a hipótese das origens desenvolvimentistas da saúde e doença (DOHaD).[4]

A DOHaD tenta explicar exposições na vida fetal e na primeira infância associadas à saúde e à doença em longo prazo. As infecções precoces e a exposição microbiana não estavam originalmente associadas à DOHaD, mas foram propostas como influências ambientais significativas no desenvolvimento imunológico infantil de início na "hipótese da higiene" de doenças alérgicas e posteriormente na hipótese da biodiversidade e por fim no contexto da saúde planetária.[3]

Inicialmente, com o surgimento da "hipótese da higiene", pensava-se que doenças alérgicas poderiam ser prevenidas por infecções na primeira infância, transmitidas por contato não higiênico com os irmãos mais velhos ou pela exposição materna no período pré-natal pelo contato com os filhos mais velhos. Com o avanço da pesquisa em microbiomas humanos, foi proposta a "hipótese de biodiversidade", pela qual é sugerido que as exposições ambientais no início da vida alteram o desenvolvimento do microbioma humano. Segundo essa hipótese, a influência da dieta e a diversidade reduzida do microbioma formam a base do pensamento científico em relação ao aumento da prevalência das doenças alérgicas, ou seja, as mudanças na composição do microbioma influenciam a maturação do sistema imune em direção a um estado hipersensível e/ou inflamatório.[22,29-31]

Proteção do aleitamento materno – risco das fórmulas infantis

O aleitamento materno exclusivo até os 6 meses de vida e continuado por até mais de 2 anos de idade é reconhecido como o padrão-ouro na alimentação do lactente, por ser o leite humano (LH) o único adequado, tanto do ponto de vista nutricional como pela promoção de seu desenvolvimento imunológico.[31]

O aleitamento materno diferencia-se da alimentação por fórmula na concentração de nutrientes e na composição variável conforme as necessidades do bebê, e principalmente pela presença exclusiva e modulável de fatores de crescimento, citocinas, imunoglobulinas e enzimas digestivas.

A microbiota intestinal do RN caracteriza-se por alto grau de instabilidade, somente adquirindo características similares às do adulto entre 2 e 3 anos de idade, com o estabelecimento de uma dieta sólida variada. Os fatores relacionados à dieta que influenciam o desenvolvimento do microbioma intestinal do RN incluem:

- O tempo de aleitamento materno ou o uso de alimentação por fórmula.
- A dieta materna e o ambiente, além do estilo de vida parental.
- Quando e como os alimentos sólidos são introduzidos.[32]

Nos lactentes em aleitamento materno, as Actinobacterias dominantes são representadas por espécies de *Bifidobacterium*, especialmente por *B. breve*, *B. longum*, *B. dentium*, *B. infantis* e *B. pseudocatenulatum*, e os Firmicutes, que são bactérias produtoras de ácido lático, e *Lactobacillus*, *Enterococcus* e ainda espécies de *Clostridium*. As bifidobactérias são espécies bem mais representativas nos lactentes, independentemente da dieta. Contudo, lactentes alimentados com fórmulas diferem pela abundância de *B. cantenulatum* e *B. adolescentis*, que são tipicamente representantes das populações de adultos, e a tentativa de emprego de fórmulas suplementares com prebióticos galacto-oligossacarídeos foi proposta com robustez científica duvidosa na tentativa de elevar os níveis de *Bifidobacterium* em geral.[33]

Uso de antibióticos – uma agressão ao microbioma

Os antibióticos podem promover ou suprimir o desenvolvimento de distúrbios imunomediados, dependendo do tempo de vida e da indicação em que são administrados. Vários estudos investigaram como os antibióticos administrados na janela pós-parto imediato (para o bebê) ou pré-parto (para a mãe) influenciam na microbiota intestinal do bebê.[34] O uso desses medicamentos deve ser reservado para aqueles casos em que haja indicação efetiva e indubitável. O estudo *Koala* demonstrou em 1.032 crianças que o uso de antibióticos está associado à redução expressiva do número de bifidobactérias e bacteroides em amostras de fezes de bebês, obtidas com 1 mês de idade.[35,36]

A INTERFACE DO MICROBIOMA COM O SISTEMA IMUNE

A barreira da mucosa intestinal é constituída pelo muco e pelo epitélio. Essa função da barreira deve estar íntegra para a adequada renovação do muco e o crescimento controlado de micróbios potencialmente patogênicos, e assim manter a tolerância. Quando a barreira de muco e o epitélio da mucosa estão inadequados, ocorre a inflamação e a perda da regulação imunológica.[37,38]

A alimentação rica em frutas, vegetais, oleaginosas e com alimentos frescos e integrais é um dos fatores mais importantes na manutenção de uma microbiota plena em quantidade e diversidade. A busca por um ambiente mais integrado à natureza, com a redução do número e da frequência de infecções, permite que o lactente, mesmo apresentando uma forte carga genética para doença alérgica, receba fatores ambientais que por via metabólica e epigenética favorecem a maturação imune adequada.[37,38]

Assim, o macrossistema tem importância fundamental na saúde imunológica, pois permite exposições imunoestimuladoras, como a vida no campo e o contato com animais. O contato diário com animais de estimação, desde o nascimento, fornece um microbioma ambiental rico em endotoxinas, como os lipopolissacarídeos (LPS), que gera carga microbiana diversa, promovendo a maturação do sistema imune de forma plena. Quando a oportunidade de estímulo ambiental é perdida, tem-se a disbiose (microbioma alterado), que imprimirá um sistema imune fragilizado e com predisposição a doenças.[37,38]

Nessa aprendizagem do sistema imune, cada vez mais é valorizada a interação entre o microbioma e a imunidade inata. As células apresentadoras de antígeno e os receptores *toll-like* do tipo 2 – via microbioma – recebem peptídeos metabólicos que ativam as células epiteliais a produzirem a interleucina-18 (IL-18) e o peptídeo antimicrobiano (AMP), que fortalecem a barreira epitelial. As células dendríticas, na presença da IL-10, do ácido retinoico e dos receptores *toll-like*, mencionados, promoverão o desenvolvimento de linfócitos B e T regulatórios.[37,38]

POSSIBILIDADES DE INTERVENÇÕES E CONSIDERAÇÕES SOBRE EXPOSIÇÃO AMBIENTAL E MICROBIOMA

A suplementação com probióticos como medida isolada com o objetivo de modular o sistema imune não parece ter resultados consistentes, apesar de vários ensaios clínicos realizados. Alguns estudos de grupos, relacionados entre si, com subsídio da indústria de probióticos, têm mostrado algum efeito na prevenção de dermatite atópica, mas sem considerar a relação custo *versus* efetividade. Em estudo nacional, em pacientes com sibilância recorrente, a suplementação de uma matriz de probióticos viáveis por 8 semanas em concentrações elevadas não foi capaz de reduzir o número de episódios de sibilância, nem de dias de chiado, nem o consumo de beta-2-adrenérgicos no grupo ativo em relação ao grupo comparativo.[37,38]

Com a visão do pensamento complexo, a vida urbana desconectada do ambiente natural promove disbiose, pobre diversidade e qualidade do microbioma, que interfere na tolerância imune, ocasionando o predomínio de linfócitos Th2, que resulta em inflamação alérgica. Assim, o serviço de saúde fica sobrecarregado em decorrência dessas alterações da urbanização desenfreada.

Importante incorporar ao nosso conhecimento os benefícios multidimensionais da exposição a ambientes naturais. Deve-se lutar para uma urbanização adequada com preservação da natureza, por meio da criação de espaços verdes, e valorizar a infraestrutura verde como um capital natural que gerará saúde e favorecerá bons ecossistemas, bons serviços de saúde e adequada biodiversidade, essencial para a harmonização e a manutenção da vida no planeta.[37,38]

Referências

1. Gilbert JA, Blaser MJ, Caporaso JG, Jansson JK, Lynch SV, Knight R. Current understanding of the human microbiome. Nat Med. 2018;24(4):392-400.

2. Ismail IH, Licciardi PV, Tang ML. Probiotic effects in allergic disease. J Paediatr Child Health. 2013;49:709-15.
3. Ege MJ, Bieli C, Frei R, van Strien RT, Riedler J, Parsifal study team et al. Prenatal farm exposure is related to the expression: of receptors of the innate immunity and to atopic sensitization in school--age children. J Allergy Clin Immunol. 2006;117:817-23.
4. Felix JF, Cecil CAM. Population DNA methylation studies in the developmental origins of health and disease (DOHaD) framework. J Dev Orig Health Dis. 2019;10(3):306-13.
5. Gilbert SF. A holobiont birth narrative: the epigenetic transmission of the human microbiome. Front Genet. 2014;19(5):282.
6. Dominguez-Bello MG, Costello EK, Contreras M, Magris M, Hildago G, Fierer N, et al. Delivery mode shapes the acquisition and structure of the initial microbiota across multiple body habitats newborns. Proc Natl Acad Sci USA. 2010;107:111971-5.
7. Forchielli ML, Walker, W A. The role of gut-associated lymphoid tissues and mucosal defense. Br J Nutr. 2005;93(Suppl 1):S41-S48.
8. Bäckhed F, Roswall J, Peng Y, Feng Q, Jia H, Kovatcheva-Datchary P, et al. Dynamics and stabilization of the human gut microbiome during the first year of life. Cell Host Microbe. 2015;17(5):690-703.
9. Penders J, Thijs C, Vink C, Stelma FF, Snijders B, Kummeling I, et al. Factors influencing the composition of the intestinal microbiota in early infancy. Pediatrics. 2006;118(2):511-21.
10. Jakobsson HE, Abrahamsson TR, Jenmalm MC, Harris K, Quince C, Jernberg C, et al. Decreased gut microbiota diversity, delayed Bacterioidetes colonisation and reduced Th1 responses in infants delivered by caesarean section. Gut. 2014;63(4):559-66.
11. Biasucci G, Benenati B, Morelli L, Bessi E, Boehm G. Cesarean delivery may affect the early biodiversity of intestinal bacteria. J Nutr. 2008;138:1796Se800.
12. Kim H, Sitarik AR, Woodcroft K, Johnson CC, Zoratti E. Birth mode, breastfeeding, pet exposure, and antibiotic use: associations with the gut microbiome and sensitization in children. Curr Allergy Asthma Rep. 2019;19:22.
13. Abrahamsson TR, Wu RY, Jenmalm MC, Gut microbiota and allergy: the importance of the pregnancy period. Pediatr Res. 2015;77(1-2):214-9.
14. Trinchieri, G. Interleukin-12 and the regulation of innate resistance and adaptive immunity. Nat Rev Immunol. 2003;3(2):133-46.
15. Vandenplas Y, Huys G, Daube G. Probiotics: an update. J Pediatr. 2015;91(1):6-21.
16. Perez PF, Dore J, Leclerc M, Levenez F, Benyacoub J, Serrant P, et al. Bacterial imprinting of the neonatal immune system: lessons from maternal cells? Pediatrics. 2007;119:e724-e732.
17. Bager P, Wohlfahrt J, Westergaad T. Caesarean delivery and risk of atopy and allergic disease: meta--analyses. Clin Exp Allergy. 2008;38:634-42.
18. Hanski I, von Hertzen L, Fyhrquist N, Koskinen K, Torppa K, Laatikainen T, et al. Environmental biodiversity, human microbiota, and allergy are interrelated. Proc Natl Acad Sci USA. 2012;109:8334-9.
19. Song SJ, Lauber C, Costello EK. Cohabiting family members share microbiota with one another and with their dogs. Elife. 2013;2:e00458.
20. Lynch SV, Wood RA, Boushey H, Lozupone CA, Humphrey G, Berg-Lyons D, et al. Effects of early--life exposure to allergens and bactéria on recurrent wheeze and atopy in urban children. J Allergy Clin Immunol. 2014;134(3):593-601.
21. Huang YJ, Nariya S, Harris JM, Lynch SV, Choy DF, Arron J, et al. The airway microbiome in patients with severe asthma: associations with disease features and severity. J Allergy Clin Immunol. 2015;136:874-84.
22. Smits HH, van der Vlugt LEPM, von Mutius E, Hiemstra OS. Childhood allergies and asthma: new insights on environmental exposures and local immunity at the lung barrier. Cur Opin Immunol. 2016;42:41-7.

23. Holt PG. The mechanism or mechanisms driving atopic asthma initiation: the respiratory microbiome moves to center stage. J Allergy Clin Immunol. 2012;136:15-22.
24. Yamazaki Y, Nakamura Y, Nuñez G. Role of the microbiota in skin immunity and atopic dermatitis. Allergol Intern. 2017;66:539-44.
25. Faner R, Sibila O, Agustí A, Bernasconi E, Chalmers JD, Huffnagle GB, et al. The microbiome in respiratory medicine:current challenges and future perspectives. Eur Respir J. 2017;49:1602086.
26. Stiemsma LT, Michels KB. The role of the microbiome in the developmental origins of health and disease. Pediatrics. 2018;141(4):e20172437.
27. Indrio F, Martini S, Francavilla R, Corvaglia L, Cristofori AS, et al. Epigenetic matters: the link between early nutrition, microbiome, and long-term health development. Front Pediatr. 2017;5:178.
28. Zhang Q, Cao X. Epigenetic regulation of the innate immune response to infection. Nat Rev Immunol. 2019;19:417-32.
29. Gilbert SF. A holobiont birth narrative: the epigenetic transmission of the human microbiome. Front Genet. 2014;19(5):282.
30. Lambrecht BN, Hammad H. The immunology of the allergy epidemic and the hygiene hypothesis. Nature Immunol. 2017;18(10):1076-83.
31. Silveira PP, Portella AK, Goldani MZ, Barbieri MA. Developmental origins of health and disease (DOHaD). J Pediatr (Rio J). 2007;83(6):494-504.
32. American Academy of Pediatrics: Policy Statement: breastfeeding and the use of human milk. Pediatrics. 2012;129:e827-e841.
33. Voreades N, Kozil A, Weir T. Diet and the development of the human intestinal microbiome. Front Microbiol. 2014;5:494.
34. Hansen H, Wildeboer-Veloso A, Raangs G, Waendorp A, Klijn N, Bindels J, et al. Analisys of intestinal flora development in breast-fed and formula: fed infants by using molecular identification and detection methods. J Pediatr Gastroenterol Nutr. 2000;30:61-7.
35. Kim H, Sitarik AR, Woodcroft K, Johnson CC, Zoratti E. Birth mode, breastfeeding, pet exposure, and antibiotic use: associations with the gut microbiome and sensitization in children. Curr Allergy Asthma Rep. 2019;19:22.
36. Strzepa A, Lobo FM, Majewska-Szczepanik M. Antibiotics and autoimmune and allergy diseases: causative factor or treatment? Intern Immunopharmacol. 2018;65:328-41.
37. Bain CC, Cerovic V. Interactions of the microbiota with the mucosal immune system. Immunology. 2020;159(1):1-3.
38. Zhao Q, Elson CO. Adaptive immune education by gut microbiota antigens. Immunology. 2018;154(1):28-37.

13

O eixo intestino-pulmão

Marcello Creado Pedreira

DESTAQUES

- A microbiota humana desempenha papel na formação e na maturação do sistema imune. Novos métodos de sequenciamento revelaram colonização de pulmões saudáveis.
- O eixo intestino-pulmão é o sistema pelo qual intestinos e pulmões comunicam-se sistemicamente.
- O eixo intestino-pulmão é bidirecional, ou seja, alterações relacionadas à microbiota intestinal e à produção de ácidos graxos de cadeia curta influenciam a imunidade pulmonar e vice-versa.
- Alterações na composição da microbiota intestinal não só causam anormalidades no intestino, mas também causam doenças no trato respiratório.
- A microbiota das vias aéreas está alterada em doenças respiratórias como fibrose cística, broncodisplasia e asma.
- A abordagem da microbiota intestinal pode ser útil no manejo de doenças pulmonares pediátricas.

O desenvolvimento acelerado da literatura científica nas últimas décadas vem ratificando a importância das bactérias comensais em nosso sistema digestório e seu impacto na saúde como um todo.[1] Se alguém ousar questionar o papel positivo dessa microbiota em nossa homeostase, basta refletir sobre por que o número dessas bactérias e seus genes superaria o de nossas próprias células e genes se não houvesse alguma vantagem a nosso favor.[1] A importância pode ser ainda maior do que nosso conhecimento atual, uma vez que há muito a esclarecer sobre o papel da microbiota extraintestinal, colonizando outras superfícies mucosas e epiteliais, e sua relação com os demais órgãos vitais.[1,2] O fato é que a microbiota humana deixou de ser simplesmente um conjunto de bactérias concentradas no intestino para ser parte de um ecossistema que influencia o metabolismo e o funcionamento de vários órgãos, com um papel cada vez mais estudado sobre o desenvolvimento imunológico das crianças desde o período gestacional.[1,2]

A DIVERSIDADE DA MICROBIOTA INTESTINAL

O trato gastrointestinal é dominado por quatro filos bacterianos, como mostra a Tabela 1, embora outros também tenham sido identificados em menor número, como *Fusobacteria*, *Verrucomicrobia* e *Spirochaeta*. Graças ao crescente conhecimento da diversidade da microbiota intestinal, hoje é possível identificar quais são os filos e os gêneros mais ligados ao desenvolvimento da imunidade em crianças, incluindo os que mais afetam o comportamento de outros órgãos, como o cérebro e os pulmões.[1,2]

TABELA 1 Filos bacterianos que dominam o trato gastrointestinal e seus principais representantes

Filos bacterianos	Principais gêneros
Firmicutes (40%)	*Lactobacillus, Bacillus, Clostridium*
Bacteroidetes (20%)	*Bacteroides*
Proteobacteria	*Escherichia*
Actinobacteria	*Bifidobacterium*

Fonte: adaptada de Stricker et al., 2022;[1] Indari et al., 2023.[2]

Toda essa diversidade estimula diretamente o tecido linfoide associado ao intestino (GALT) a produzir diferentes linhagens linfocitárias na parede intestinal, pela própria ação da microbiota que a coloniza. Sob influência dessa microbiota, são produzidas linhagens de linfócitos T auxiliares – Th1, Th2, Th17 e T reguladores (Treg) – responsáveis pela produção de linfocinas como o fator de transformação do crescimento beta (TGF-β). Paralelamente, a microbiota também induz a proliferação de linfócitos B produtores de imunoglobulina A (IgA), anticorpos naturalmente responsáveis por fortalecer a imunidade das mucosas.[2]

PULMÕES E BARREIRA INTESTINAL: QUAL A RELAÇÃO?

A integridade da parede intestinal não só regula a absorção de água, eletrólitos e nutrientes, mas também impede a translocação de bactérias ou outros agentes indesejáveis para a circulação, fenômeno esse que pode acontecer nas colites ulcerativas, por exemplo.[2]

Um dos fatores mais importantes para a manutenção dessa integridade é a presença da camada de muco rica em peptídeos antimicrobianos e IgA que recobre a parede intestinal. Além dessa proteção do muco, mais espesso no intestino grosso, uma camada subjacente de células epiteliais conectadas por desmossomos e junções estreitas e aderentes (*tight* e *adherent junctions*) ajuda a proteger a circulação da possível passagem de agentes invasivos.[2] Entretanto, nem sempre essa barreira permanece eficaz. Em pacientes criticamente doentes, por exemplo, a vasoconstrição intestinal e a produção local de mediadores, como interferon gama (IFN-γ), interleucina-6 (IL-6) e fator de necrose tumoral alfa (TNF-α), podem enfraquecer as junções entre os enterócitos e aumentar a permeabilidade da parede, facilitando a disseminação de bactérias, toxinas, células e mediadores para outros órgãos, incluindo os pulmões, principalmente via sistema linfático mesentérico (Figura 1).[2] Mais especificamente, o dano sofrido pela parede intestinal ativa células endoteliais, neutrófilos e macrófagos que induzem a disfunção da barreira celular endotelial, retardam a apoptose dos neutrófilos, além de inibir a deformabilidade dos glóbulos vermelhos e a função das células dendríticas. Evidentemente, esses efeitos não se restringem ao intestino e levam a uma inflamação sistêmica, com prejuízos agudos ao tecido pulmonar.[2]

ENTENDENDO A MICROBIOTA PULMONAR

Surpreendentemente, estudos iniciais sobre a microbiota pulmonar defendiam que pulmões normais não eram colonizados por bactérias. Felizmente, graças às modernas técnicas de sequenciamento, hoje somos capazes de identificar não apenas as bactérias cultiváveis presentes nos intestinos, mas também aquelas que colonizam outros órgãos em menor intensidade e que até então não conseguiam

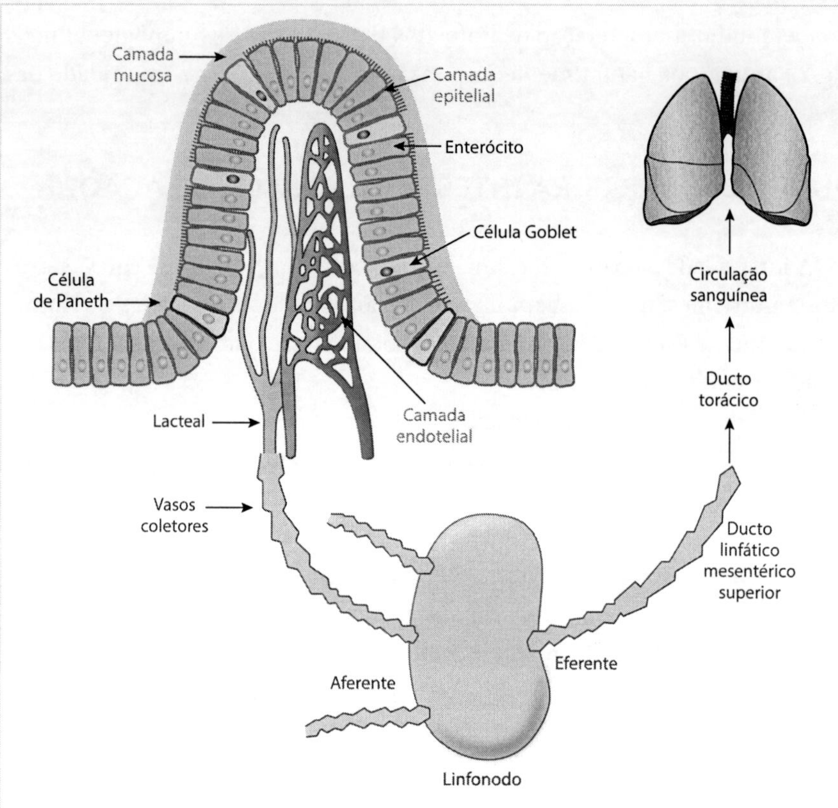

FIGURA 1 Disseminação bacteriana a partir do rompimento da barreira intestinal.

ser identificadas.[1] Técnicas de amplificação e análise do RNA ribossômico 16S permitiram observar que os pulmões de pessoas saudáveis também têm uma microbiota nativa, da mesma forma que os intestinos, sofrendo igualmente as consequências de uma disbiose.[1,2] Entretanto, em comparação com a microbiota intestinal, os dados sobre as espécies bacterianas que compõem a microbiota pulmonar ainda são escassos.[1] Além disso, deve-se prestar muita atenção no método escolhido para analisar a microbiota pulmonar, uma vez que a microbiota das vias aéreas inferiores difere da microbiota das vias superiores, inviabilizando assim coletas que não sejam por lavagem broncoalveolar, por exemplo.

Em comparação à microbiota intestinal, sabe-se muito menos sobre o desenvolvimento da microbiota das vias aéreas. Existem algumas evidências, principalmente experimentais, de que a microbiota respiratória amadureça ainda durante a infância, processo esse importante no desenvolvimento de tolerância aos aeroalérgenos.[1] Embora a microbiota pulmonar também sofra influência do tipo de parto e da amamentação, o impacto desses fatores parece ser menor do que para a microbiota intestinal.[1]

A composição da microbiota das vias aéreas inferiores é moldada por fatores diversos, como a inalação e a microaspiração de bactérias e vírus que colonizam as vias aéreas, sua capacidade de eliminação (tosse, *clearance* mucociliar, defesas do hospedeiro) e condições locais de crescimento dos agentes (concentração de oxigênio, pH e disponibilidade de nutrientes). Qualquer alteração desses fatores, no contexto de doenças respiratórias, contribui para a disbiose pulmonar.[2,3]

A Tabela 2 mostra os principais filos e gêneros de bactérias que compõem a microbiota pulmonar, notando-se uma diversidade menos complexa em relação aos intestinos, embora os filos sejam semelhantes. A carga bacteriana pulmonar também é muito menor, da ordem de 10^3 a 10^5 unidades formadoras de colônias por mg de tecido pulmonar ou cerca de 10 a 100 bactérias por 1.000 células humanas.[2,3]

TABELA 2 Filos bacterianos predominantes na microbiota pulmonar desenvolvida e seus principais representantes

Filos bacterianos predominantes	Principais gêneros
Bacteroidetes	*Prevotella*
Firmicutes	*Streptococcus, Veillonella*
Proteobacteria	*Pseudomonas*
Filos bacterianos menos frequentes	**Principais gêneros**
Actinobacteria	
Fusobacteria	*Fusobacterium*
Cyanobacteria	

Fonte: adaptada de Stricker et al., 2022;[1] Indari et al., 2023.[2]

Nos pulmões, o número de bactérias aumenta nas primeiras duas semanas após o nascimento, havendo mudança importante dos filos dominantes. O filo *Bacteroidetes* passa a predominar sobre o *Firmicutes* e o *Proteobacteria*, com o intuito de priorizar a produção de linfócitos Treg nos pulmões, reduzindo assim o risco de alergias. Vale lembrar que, antes do nascimento, o padrão do sistema imunológico é dominado por linfócitos Th2. Todavia, após o nascimento, receptores *toll-like* (TLR), um tipo de receptor de reconhecimento de padrões (PRR), reconhecerão padrões virais e bacterianos e induzirão a produção de linfócitos Th1 em detrimento da produção excessiva de Th2, reduzindo assim o risco do desenvolvimento de asma e alergias futuras.[2] O fato é que, em pacientes com asma e adultos com DPOC grave, estudos mostraram maior presença de *Proteobacteria* que de *Bacteroidetes*.[2] Outro achado interessante é que crianças que cresceram em áreas rurais e, consequentemente expostas a mais agentes ambientais, apresentaram menor risco de desenvolver asma do que crianças urbanas.[2]

Portanto, cresce o número de evidências a favor de que a microbiota presente em pulmões doentes seja, de fato, diferente daquela de pulmões saudáveis. Da mesma forma que a microbiota intestinal, o conjunto de bactérias que formam a microbiota pulmonar nativa tem grande impacto sobre a estrutura da mucosa, influenciando diretamente o desenvolvimento da imunidade inata e adaptativa dos pulmões. A pergunta – ainda sem uma resposta clara – é se a alteração da microbiota que se observa em pulmões comprometidos seria um dos fatores causadores das doenças pulmonares ou apenas uma consequência delas. Todavia, independentemente do tipo de relação causa-efeito, o fato é que uma disbiose pulmonar está invariavelmente presente em doenças respiratórias.[1,2]

Mas, além da disbiose pulmonar, será que a disbiose intestinal também poderia influenciar o curso das doenças pulmonares? A resposta parece ser sim, pois existem evidências a favor dessa relação. Estudos mostram que a disbiose intestinal na primeira infância afeta de forma direta os padrões de imunidade pulmonar da criança e, consequentemente, aumenta não somente o risco de infecções pulmonares, mas também a incidência de asma e outras doenças crônicas respiratórias.[1,2]

Portanto, apesar de os intestinos e os pulmões serem órgãos com seus próprios sistemas imunes, parece claro que esses sistemas "conversam" entre si por um eixo bidirecional – o chamado eixo intestino-pulmão –, pelo qual a imunidade pulmonar interage com a intestinal por vários mecanismos (Figura 2).[1,2,4]

O FUNCIONAMENTO DO EIXO INTESTINO-PULMÃO

Não há mais dúvidas a respeito da interação entre a microbiota intestinal e o sistema GALT (*gut-associated lymphoid tissues*) e os efeitos dessa interação no desenvolvimento das defesas inatas e adaptativas do próprio intestino e de outros órgãos, como os pulmões. De fato, não é incomum que sintomas gastrointestinais coexistam com sintomas respiratórios em várias situações, reforçando o

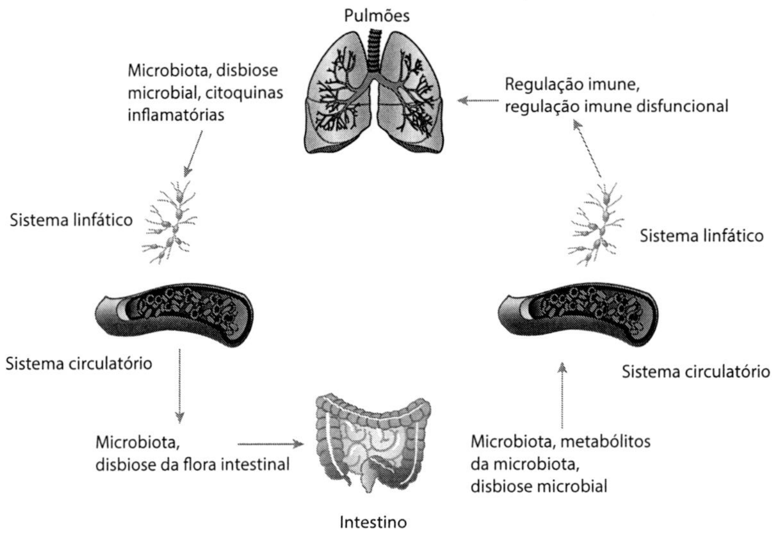

FIGURA 2 Eixo intestino-pulmão e sua característica bidirecional.
Fonte: adaptada de Zhou et al., 2021.[5]

conceito da comunicação sistêmica entre o intestino e os pulmões. A presença de um eixo intestino-pulmão explicaria por que mudanças na composição da microbiota intestinal também predispõem a doenças respiratórias.[2,5]

Do ponto de vista embriológico, os dois órgãos surgem do intestino anterior primitivo e são estruturalmente semelhantes, sendo amplamente vascularizados e com grande área de superfície em contato com o ambiente externo. Exatamente por isso, ambos representam uma barreira física contra a penetração de agentes invasores e são colonizados por uma microbiota responsável por ampliar a resistência a eles. Em ambos os órgãos, a mucosa associa-se a um tecido linfoide submucoso (GALT, nos intestinos, e BALT – *bronchial-associated lymphoid tissue* –, nos pulmões), cuja função é regular a resposta imune inata e adaptativa primária contra patógenos. Portanto, não é surpreendente que esses dois órgãos interajam tanto na saúde como na doença, apesar dos diferentes ambientes que enfrentam.[5] Na verdade, essas características comuns fazem parte do conceito de "sistema comum de imunidade das mucosas", apresentado por Bienenstock, em 1978, que ajuda a explicar, por exemplo, por que a exposição a antígenos no trato gastrointestinal pode levar à produção de anticorpos específicos no trato respiratório.[5]

Estudos em ratos ajudam a comprovar a tese dessa relação intestino-pulmão, pois mostram que alterações na microbiota intestinal causadas pela administração de antibióticos aumentaram a incidência de infecções pulmonares virais, uma vez que a microbiota intestinal tem importante papel na produção e ativação de anticorpos contra vírus e bactérias que agridem os pulmões.[2,6] Estudos experimentais com transplante de microbiotas intestinais disbióticas mostraram influência sobre o desfecho de doenças em outros órgãos, incluindo os pulmões.[6]

Essa capacidade da microbiota intestinal de regular a imunidade pulmonar pode ser explicada por alguns mecanismos discutidos a seguir.

Ativação de diversas classes de *toll-like receptors* (TLR) por padrões microbianos

Dentro do contexto do eixo intestino-pulmão, lipopolissacarídeos (LPS) derivados de bactérias intestinais modulam a resposta inflamatória pulmonar ao induzirem a expressão de IL-1β em macrófagos alveolares e pneumócitos tipo 2, pela sinalização via TLR4. Estudos experimentais mostraram que a sinalização dos TLR4 mediada pelos LPS parece ser essencial na defesa contra pneumonias bacterianas, bem como na indução de tolerância em doenças alérgicas das vias aéreas. Ratos com defeitos nos TLR4 apresentaram capacidade reduzida de induzir a expressão de células Treg.[1]

Ação de bactérias filamentosas segmentadas (SFB)

As SFB são bactérias do gênero *Clostridium* presentes naturalmente na microbiota intestinal e que se ligam intimamente à mucosa do íleo terminal. Capazes de penetrar na camada de muco, interagem diretamente com as células imunológicas e, além de estimularem a produção de IgA, desempenham papel importante na diferenciação das linhagens de linfócitos T (Th1, Th2, Th17, Treg). Um subconjunto de linfócitos induzido pelas SFB, os CD4+ Th17 pró-inflamatórios, é antígeno-específico e caracteriza-se pela produção de IL-17, uma citocina conhecida por ativar diretamente os enterócitos, levando à secreção de peptídeos antimicrobianos e ao recrutamento de neutrófilos. A indução de células Th17 pelas SFB previne, assim, a colonização intestinal por patógenos. No entanto, os efeitos das SFB no sistema imune não se restringem apenas ao intestino. Dados em camundongos mostraram que elas são capazes de prevenir a expansão do *Staphylococcus aureus* resistente à meticilina (MRSA) e do *Aspergillus fumigatus* nos pulmões, por mecanismos mediados por linfócitos Th17 e IL-22. No entanto, existem alguns dados negativos em relação às SFB: um deles é que infecções virais pulmonares poderiam reduzir o número dessas bactérias na microbiota intestinal; outro, especificamente ligado aos pulmões, é que, em camundongos propensos a doenças autoimunes, os linfócitos Th17 induzidos pelas SFB poderiam induzir uma doença pulmonar autoimune.[1]

Produção intestinal de ácidos graxos de cadeia curta (AGCC), principalmente propionato, acetato e butirato, via fermentação de fibras alimentares

Uma vez produzidos, os AGCC executam uma série de ações locais e a distância, pois se disseminam rapidamente pela corrente sanguínea. Na medula óssea, por exemplo, estimulam células-tronco e iniciam a produção de linhagens específicas de células de defesa, que são liberadas na circulação e enviadas aos pulmões durante processos inflamatórios. Linfócitos, monócitos e células pré-dendríticas previamente produzidos na medula óssea penetram no tecido pulmonar, onde dão origem a tipos específicos de células dendríticas com alto poder fagocítico, importantes para o combate a infecções. Paralelamente, essas células dendríticas não induzirão a proliferação de linhagens de linfócitos Th2, impedindo assim o desenvolvimento de uma resposta alérgica (Figura 3).[2] Os AGCC também preparam os pulmões para a expressão de citocinas e peptídeos antimicrobianos e produção de linfócitos Treg.[2,4]

Contudo, também as alterações em nível pulmonar podem influenciar o trato intestinal, reforçando o conceito bidirecional do eixo intestino-pulmão. Quando a microbiota pulmonar é exposta a agentes patogênicos, ocorrem a produção e a ativação de citocinas (via TLR2), peptídeos antimicrobianos (via Th17) e IgA, que, além de agirem localmente, também podem interferir na imunidade intestinal.[1,2]

Por fim, pode-se dizer que o complexo eixo intestino-pulmão compartilha princípios com outros eixos semelhantes, como o cérebro-intestino, o intestino-fígado e o intestino-rim, uma vez que todos regulam de forma bidirecional várias atividades de cada um dos órgãos, sempre sob influência direta da variação da microbiota intestinal.[1,5]

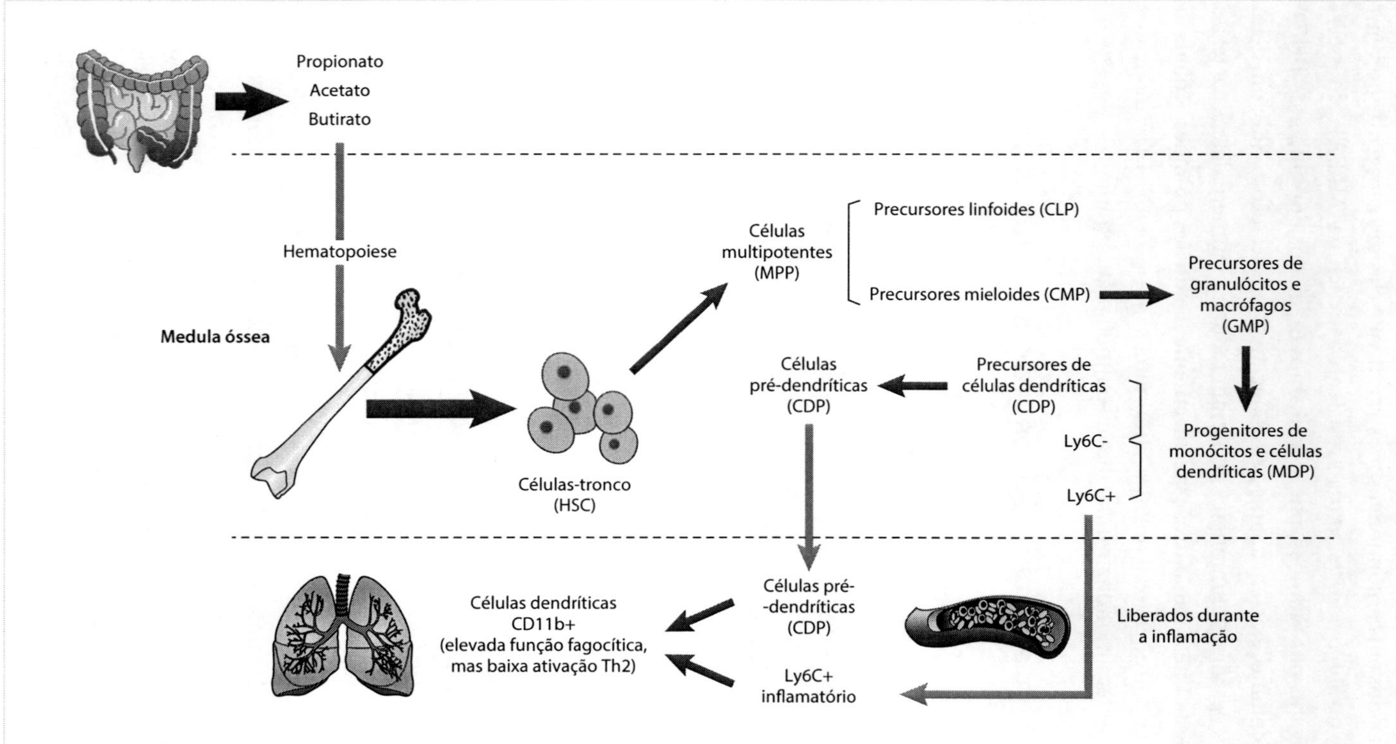

FIGURA 3 Ação dos ácidos graxos intestinais no comportamento imunológico pulmonar.

Fonte: adaptada de Indari et al., 2023;[2] Dang e Marsland, 2019.[4]

RELAÇÃO DA ASMA COM O EIXO INTESTINO-PULMÃO

Do ponto de vista imunológico, é de amplo conhecimento que a linhagem de linfócitos Th2 desempenha importante papel na patogênese da asma, por secretar citocinas pró-inflamatórias (IL-4, IL-5, IL-9 e IL-13, entre outras) que induzem a produção de imunoglobulina E (IgE), à diferenciação de células caliciformes e à ativação de eosinófilos.[1] Recentemente, um estudo analisou a microbiota intestinal de crianças com asma, comparando-a com a de crianças saudáveis, e constatou níveis elevados de citocinas inflamatórias nas fezes do primeiro grupo, incluindo proteína C-reativa (PCR), TNF-α e IL-6.[2]

Na asma, assim como em outras doenças alérgicas, o eixo intestino-pulmão já foi extensivamente investigado quanto ao papel da microbiota intestinal na formação da resposta imune. Mais recentemente, porém, evidências têm surgido quanto ao papel específico da microbiota respiratória na imunidade alérgica. Algumas das mais importantes estão relatadas na Tabela 3.

TABELA 3 Evidências do papel da microbiota respiratória na imunidade das doenças alérgicas

A colonização das vias aéreas superiores por patógenos como *Streptococcus pneumoniae*, *Moraxella catarrhalis* e *Haemophilus influenzae*, em bebês com um mês de idade, foi associada à presença de asma aos 5 anos[1]
Sequenciamentos de última geração revelaram associação positiva entre a prevalência de asma e o aumento relativo de *Prevotella* e *Veillonella* na microbiota pulmonar[1]
Adultos com asma apresentam repetidamente maior quantidade de bactérias do filo *Proteobacteria* no trato respiratório inferior[1]
Crianças com asma apresentaram número reduzido das bactérias *Akkermansia muciniphila* e *Faecalibacterium prausnitzii* na microbiota pulmonar; como essas bactérias aumentam a IL-10 e diminuem a IL-12, sua presença é importante para combater a inflamação. A ausência delas, por conseguinte, pode estar relacionada ao aumento do risco de asma[2,4]

Apesar de as evidências apresentadas defenderem o papel da microbiota respiratória na evolução da asma, há que se considerar a possibilidade de a disbiose pulmonar observada em adultos asmáticos ser mais uma consequência da inflamação ou do tratamento com corticoides inalatórios do que um fator causal.[1]

Entretanto, o papel da microbiota intestinal nas doenças atópicas ganhou muita atenção nos últimos anos e há décadas embasa a teoria da higiene, que afirma que a falta de exposição precoce a componentes microbianos prejudica a maturação do sistema imune e aumenta a suscetibilidade a doenças atópicas. Parece provável que alguns componentes microbianos moldem a resposta imune inata para um fenótipo de tolerância e que a ausência deles aumente a suscetibilidade à asma. Comprovando essa hipótese, um estudo mostrou que a redução dos gêneros *Bifidobacterium* e *Faecalibacterium* nas fezes de lactentes associou-se à prevalência de asma na idade escolar.[1]

Além do papel direto das próprias bactérias, outro ponto que sustenta o papel da microbiota intestinal saudável na prevenção da atopia é a série de benefícios trazidos pela produção dos AGCC. De fato, estudos mostraram que quantidades reduzidas de acetato e butirato nas fezes ao longo do primeiro ano de vida associaram-se à presença de asma na idade escolar; ao contrário, altos níveis de butirato e propionato nesse mesmo período reduziram a prevalência de atopia nos anos seguintes.[1] Na mesma linha, ratos que receberam AGCC via oral apresentavam maior número de linfócitos Treg no líquido broncoalveolar e mostravam menor responsividade das vias aéreas à metacolina.[1] Outros estudos experimentais reforçaram os efeitos imunomoduladores protetores dos AGCC derivados da fermentação de fibras alimentares; um deles relacionou níveis elevados de AGCC à redução da resposta inflamatória Th2, à indução de linfócitos Treg e à indução de efeitos de tolerância pelas células dendríticas derivadas da medula óssea.[1]

Outro fator com potencial influência no desenvolvimento de asma é o polissacarídeo A (PSA), um forte agonista de TLR2 produzido pela bactéria *Bacteroides fragilis* e que apresenta funções imunorreguladoras, como o aumento de IL-10 anti-inflamatória.[2,3] Estudos em humanos mostraram que a administração de outra bactéria probiótica por oito semanas, o *Bifidobacterium infantis*, aumentou as concentrações de IL-10 e linfócitos Treg FoxP3+.[1] Entretanto, apesar de haver evidências de que a terapia prebiótica e probiótica seja capaz de reduzir os biomarcadores associados à atopia, seus efeitos específicos sobre a asma ainda não são claros, não sendo, assim, formalmente recomendados para a prevenção de alergias.[1]

RELAÇÃO DA BRONCODISPLASIA PULMONAR COM O EIXO INTESTINO-PULMÃO

A broncodisplasia pulmonar (BDP) é uma doença pulmonar crônica de alta morbidade, característica de recém-nascidos prematuros. Como base fisiopatológica, pode-se pensar em algo semelhante à relação existente entre a microbiota intestinal e a enterocolite necrosante, outra complicação importante da prematuridade. O fato de que várias circunstâncias associadas à prematuridade impedem o desenvolvimento adequado da microbiota, como partos cesáreas, uso de antibióticos e retardo na introdução de dieta enteral, poderia ser uma causa para a BDP, embora haja menos evidências do que para a enterocolite necrosante.[1]

Estudos descreveram menor prevalência de lactobacilos e outras bactérias com características anti-inflamatórias na microbiota pulmonar de prematuros com BDP, em detrimento do aumento de bactérias pró-inflamatórias e com potencial patogênico.[1] Paralelamente, dados recentes mostram maior presença de bactérias do filo *Proteobacteria* na microbiota intestinal de prematuros com BDP, especificamente dos gêneros *Escherichia*, *Shigella*, *Klebsiella* e *Salmonella*. De forma consistente, um estudo com modelos de camundongos com BDP mostrou que a administração de antibióticos aumentou a proporção de *Proteobacteria* na microbiota intestinal, associada à redução da sobrevida e ao aumento da inflamação pulmonar.[1]

RELAÇÃO DA FIBROSE CÍSTICA COM O EIXO INTESTINO-PULMÃO

A fibrose cística (FC) é uma doença autossômica recessiva causada por mutações específicas que levam à disfunção no transporte epitelial de ânions, tendo como resultado a produção de um muco bastante espesso nos pulmões e no trato gastrointestinal.[2,7] Uma das principais complicações da FC é a colonização da microbiota pulmonar por patógenos específicos, como *Pseudomonas aeruginosa*, *Staphylococcus aureus*, *Burkholderia cepacia* e *Stenotrophomonas maltophilia*, que contribuem para a característica insuficiência respiratória progressiva.[1]

Graças às modernas técnicas de sequenciamento, o conhecimento da microbiota pulmonar presente na FC aumentou significativamente nos últimos anos, observando-se que crianças com função pulmonar prejudicada apresentavam uma microbiota pulmonar com diversidade reduzida. Na verdade, crianças pequenas com FC já apresentam redução da diversidade da microbiota pulmonar, sendo esta dominada pelos gêneros *Streptococcus* e *Prevotella*, embora a diversidade continue a diminuir ao longo da doença e tenda a ser dominada por patógenos típicos da FC, como *Pseudomonas aeruginosa*. Assim mesmo, ainda não está claro se essa disbiose pulmonar é causada pelo genótipo da FC.[2,7]

Como a FC frequentemente causa insuficiência pancreática, parece razoável supor que a composição da microbiota intestinal também esteja alterada. De fato, tanto a diversidade como a densidade da microbiota intestinal estão diminuídas de forma significativa na FC, independentemente da função pancreática, havendo abundância de *Escherichia coli* e *Shigella* (*Proteobacteria*) e redução de *Bacteroides*. Tentando estabelecer uma relação entre as alterações observadas em ambas as microbiotas, um estudo mostrou que, embora os pulmões e o intestino fossem dominados por gêneros diferentes na FC, eles compartilhavam a presença dos gêneros *Veillonella* e *Streptococcus*.[2,7] Observa-se também que mudanças na composição da microbiota intestinal muitas vezes precedem alterações na microbiota respiratória e que a disbiose intestinal observada na FC está associada a exacerbações da doença, retardo do crescimento e função pulmonar prejudicada. Curiosamente, demonstrou-se que alterações na microbiota intestinal, mas não na microbiota respiratória, precediam a colonização pulmonar com *Pseudomonas aeruginosa* e exacerbações da FC.[1]

A conclusão é de que a modulação da microbiota intestinal pode ser capaz de melhorar o desfecho clínico em crianças com FC, ratificada de alguma forma pelo fato de bebês com FC amamentados tenderem a demorar mais tempo até a primeira exacerbação da doença.[1]

RELAÇÃO DAS INFECÇÕES PULMONARES COM O EIXO INTESTINO-PULMÃO

Tanto a microbiota intestinal como a pulmonar são importantes para o combate às pneumonias bacterianas, embora o mecanismo pelo qual a microbiota respiratória exerça esse efeito ainda não seja totalmente conhecido.[1,2] Sabe-se que a IL-17, produzida pela microbiota pulmonar, estimula a formação do fator estimulador de colônias de granulócitos e macrófagos (GM-CSF), que é importante para a proteção contra o *Streptococcus pneumoniae* e a *Klebsiella pneumoniae*.[2]

No entanto, pesquisas mostram que pacientes com doenças pulmonares graves apresentam, de fato, uma disbiose pulmonar, que pode ter sido influenciada por alterações na microbiota intestinal ou, localmente, pela maior incidência de microaspirações, pelo aumento da produção de muco, pelas baixas concentrações de oxigênio ou pelo uso de medicamentos como antibióticos ou inibidores de bomba de prótons.[1] Outro ponto a favor do papel essencial da microbiota intestinal em doenças pulmonares virais ou bacterianas foi o aumento de suas incidências em modelos animais com disbiose pós-uso extensivo de antibióticos. No entanto, a restauração dos níveis intestinais de SFB melhorou o desfecho clínico da pneumonia causada por *Staphylococcus aureus*.[1]

Em relação ao papel do eixo intestino-pulmão nas infecções pulmonares bacterianas, estudos mostraram prevalência significativamente elevada de bactérias típicas do intestino nos pulmões de pacientes com síndrome do desconforto respiratório agudo e sepse. O encontro dessas bactérias intestinais nos pulmões, como *Enterobacteriaceae* e *Bacteroidetes*, deve-se mais provavelmente à translocação consequente ao aumento da permeabilidade da parede intestinal que geralmente ocorre em doenças graves (*leaky gut* ou intestino permeável).[1]

Especificamente quanto à relação entre a disbiose intestinal e infecções pulmonares virais, sabe-se que a desaminotirosina (um derivado do metabolismo de aminoácidos) e os AGCC produzidos pela microbiota intestinal saudável estimulam a produção de interferon (IFN) do tipo I pelos pulmões, conhecido por controlar o desenvolvimento de infecções virais. Vários estudos confirmaram que alterações na microbiota intestinal causadas por antibióticos, doenças agudas ou doenças como obesidade e diabetes podem reduzir a produção de IFN do tipo I e predispor a infecções virais mais intensas.[5,6]

Seguindo o caminho inverso, estudos mostraram que infecções pulmonares também podem ocasionar a disbiose intestinal. Infecções pulmonares pelo vírus influenza, por exemplo, causaram disbiose intestinal em ratos e consequente redução nos níveis de acetato, levando a um aumento da suscetibilidade a infecções pulmonares secundárias.[2,6] Fato interessante em relação à influenza é que, apesar da aparente ausência desse vírus no intestino, alguns pacientes apresentam sintomas semelhantes a uma gastroenterite, como dor abdominal, náuseas, vômitos e diarreia, sugerindo mesmo que o eixo intestino-pulmão seja potencialmente importante nas infecções por influenza. Na prática, estudos em pacientes infectados com o vírus H9N2 apresentaram supercrescimento de *Escherichia coli* e *Enterococcus faecium* e redução da presença de *Eubacterium*, *Ruminococcus* e *Bifidobacterium* na microbiota intestinal. Uma coorte de 24 pacientes com influenza A (H1N1) mostrou queda do número de cepas de *Actinobacteria*, *Clostridia* e produtores de butirato, como o *Ruminococcus*; em contrapartida, houve crescimento de bactérias oportunistas, como *Shigella* e espécies de *Escherichia*.[6] Essas alterações da composição da microbiota intestinal atingem seu pico de 7 a 9 dias após a infecção respiratória e são transitórias, geralmente retornando a seu estado inicial em 14 dias após a infecção. Curiosamente, essa alteração não foi vista após a inoculação de um vírus atenuado.[6]

Além do vírus da influenza, também o vírus sincicial respiratório (VSR) relacionou-se a alterações da microbiota intestinal. O VSR é a causa mais comum de bronquiolite e pneumonia em crianças menores de 2 anos, representando mais de 80% das infecções pediátricas do trato respiratório inferior.[6] Estudo em camundongos infectados pelo VSR mostrou alterações significativas na diversidade da microbiota intestinal, sete dias após a infecção, com aumento de *Bacteroidetes* e diminuição de *Firmicutes*, principalmente de lactobacilos. Outro estudo mostrou que a infecção por VSR aumentou predominantemente o metabolismo dos AGCC.[6]

O SARS-CoV-2 também se relaciona com a microbiota intestinal. Durante a pandemia de covid-19, um ponto que chamou a atenção foi a frequente coexistência de sintomas respiratórios como febre, tosse e dispneia com sintomas gastrointestinais, como náuseas, vômitos, dor abdominal e diarreia.[2,5] Isso chamou a atenção de pesquisadores para o possível papel do eixo intestino-pulmão na fisiopatologia da doença.[2,5] De fato, estudos mostraram que pacientes com covid-19 apresentavam redução do número de bactérias dos gêneros *Bifidobacterium*, *Lactobacillus* e *Eubacterium*. Ao mesmo tempo, bactérias patogênicas como *Corynebacterium*, do filo *Actinobacteria*, e *Ruthenibacterium*, *Clostridium hathewayi*, *Clostridium ramnosum* e *Coprobacillus*, do filo *Firmicutes*, aumentaram de forma significativa.[2,5] Paralelamente, a abundância de *Faecalibacterium prausnitzii* na microbiota intestinal correlacionou-se à menor gravidade da infecção pelo SARS-CoV-2.[5] Essa disbiose intestinal, provavelmente induzida pela própria reação imunológica sistêmica ao coronavírus, leva ao aumento da permeabilidade intestinal e permite a translocação de antígenos e toxinas bacterianas para a circulação e, em última instância, o desenvolvimento de sepse e pneumonias bacterianas acompanhadas de insuficiência respiratória, uma vez que também a barreira do trato respiratório se encontra alterada.[2]

Em resumo, infecções respiratórias virais alteram as funções das células imunológicas e epiteliais dos pulmões, predispondo a infecções bacterianas secundárias; ao mesmo tempo, a liberação de citocinas inflamatórias, aliada à redução dos níveis de oxigênio e ao menor consumo de fibras por inapetência, alteram a composição da microbiota intestinal, levando ao rompimento da barreira epitelial, à diminuição da produção de peptídeos antimicrobianos (PAM) e ao aumento da inflamação intestinal. Além do desenvolvimento de infecções entéricas secundárias, a produção diminuída de TLR causada pelo vírus, associada à translocação bacteriana consequente ao *leaky gut*, predispõe a uma superinfecção bacteriana pulmonar.[6]

Por fim, recentemente os fungos foram reconhecidos como parte integrante da microbiota intestinal. Apesar de 100 a 1.000 vezes menos frequentes do que as bactérias, os fungos são cerca de 100 vezes maiores e, por isso, sua presença não deve ser negligenciada. Ao contrário das bactérias, a diversidade intestinal dos fungos é limitada a alguns gêneros, principalmente *Saccharomyces cerevisiae*, *Malassezia restricta* e *Candida albicans*.[3] Já nos pulmões a colonização fúngica é principalmente de origem ambiental, representada basicamente pelos filos *Ascomycota* (*Aspergillus*, *Cladosporium*) e *Microsporidia*. Assim como ocorre com as bactérias, o uso de antibióticos também pode ocasionar supercrescimento de fungos no intestino, levando a um aumento da incidência de asma via produção de IL-13, porém sem a migração desses fungos para os pulmões.[3] A prostaglandina E2 que é produzida no intestino pela *Candida* também pode atingir os pulmões e promover a migração de macrófagos M2 e a inflamação alérgica das vias aéreas.[3] Em camundongos, a presença maciça do fungo *Wallemia mellicola* associada a outros distúrbios da microbiota intestinal mostrou efeitos na resposta imune pulmonar e na gravidade da asma, envolvendo a produção de IL-13 e IL-17 via linfócitos Th2, diferenciação de células caliciformes, ativação de fibroblastos e produção de IgE.[3]

USO DE PROBIÓTICOS NA PREVENÇÃO DE DOENÇAS RESPIRATÓRIAS: O QUE SE SABE A RESPEITO?

Muitos estudos foram conduzidos para avaliar a ação dos probióticos sobre o sistema imune. Para entender melhor o contexto do uso de determinados probióticos, a Tabela 4 mostra a relação entre o tipo de alimentação de algumas regiões do mundo e as características de suas microbiotas intestinais.

Basicamente, os probióticos poderiam agir das seguintes formas, na tentativa de melhorar a resposta diante de infecções respiratórias:

- Aumentariam a função de defesa, ao produzir substâncias bactericidas contra bactérias patogênicas.[2]
- Reduziriam as respostas alérgicas, uma vez que a administração de bactérias probióticas, como *Lactobacillus rhamnosus*, *Bifidobacterium lactis* e

TABELA 4 Relação entre o tipo de alimentação de algumas regiões do mundo e as características de suas microbiotas intestinais

Tipo de dieta	Reflexos na composição da microbiota intestinal	Resultados práticos
Rica em gorduras e açúcares	• *Bacteroidetes*	
Rica em gorduras Pobre em fibras	• *Firmicutes* • *Proteobacteria*	
Rica em proteínas e fibras	• *Actinobacteria* • *Bacteroidetes* (*Prevotella*)	• 4 vezes mais AGCC, devido à alta capacidade fermentativa das bactérias da microbiota • pH intestinal reduziu o número de bactérias patogênicas (*Escherichia coli*, *Enterobacteriaceae*)

Fonte: adaptada de Indari et al., 2023.[2]

Bifidobacterium breve, induziu a produção de linfócitos Treg em camundongos.[2]

- Diminuiriam os sintomas das exacerbações de fibrose cística, conforme observado após a administração de *Lactobacillus casei shirota* e *Lactobacillus rhamnosus*.[2] Estudos randomizados mostraram que o uso de probióticos na FC pode não só reduzir a calprotectina fecal (um parâmetro de inflamação intestinal), mas também a frequência de exacerbações pulmonares. Todavia, apesar do potencial terapêutico, não está claro se o curso da doença pode ser melhorado.[1]
- Melhorariam as condições inflamatórias de pacientes com síndrome do intestino irritável, regulando a imunidade inata via ação nos TLR.[2]

EXPERIÊNCIA CLÍNICA COM O USO DE PROBIÓTICOS

O potencial papel da modulação da microbiota intestinal na prevenção e/ou no tratamento de infecções pulmonares foi analisado em diversas pesquisas. Em uma delas, os autores analisaram 20 estudos clínicos randomizados nos quais observaram duração significativamente menor das infecções respiratórias agudas nos grupos de pacientes saudáveis que receberam probióticos contendo cepas de *Bifidobacterium* e *Lactobacillus*.[1] Um estudo controlado por placebo em recém-nascidos prematuros mostrou que o uso de *Lactobacillus rhamnosus* LGG reduziu a incidência de infecções do trato respiratório superior; na mesma linha, outro estudo com recém-nascidos relatou redução da incidência de infecções respiratórias e gastrointestinais após a administração de simbióticos (*Lactobacillus fermentum* + galacto-oligossacarídeos). Revisão *Cochrane* demonstrou que probióticos são superiores ao placebo na redução da incidência e duração de infecções do trato respiratório em adultos, enquanto diversas metanálises consistentemente relataram a redução da incidência de pneumonias com o uso de probióticos.[1]

CONCLUSÃO

Está cada vez mais evidenciada a importância dos intestinos, em especial do intestino grosso, como órgão fundamental para o desenvolvimento da imunidade da criança, mesmo antes do nascimento. Além de seu papel na formação da imunidade inata, a variação da composição de sua microbiota ao longo da vida, em especial nos primeiros anos, influencia diretamente o padrão de imunidade adquirida e, como consequência, a maior ou menor incidência de infecções locais e a distância. Essa relação da microbiota intestinal com outros órgãos, interferindo diretamente na imunidade de cada um deles, dá-se não só pela possível translocação de bactérias intestinais para a circulação, como pela ação de ácidos graxos de cadeia curta produzidos pelo intestino em órgãos como os pulmões. Da mesma forma, citocinas inflamatórias produzidas pelos pulmões e bactérias nativas de sua microbiota também podem interferir diretamente na imunidade intestinal. A essa complexa relação bidirecional chama-se eixo intestino-pulmão, havendo um número crescente de estudos mostrando que alterações da microbiota pulmonar em doenças como fibrose cística, broncodisplasia e asma têm uma forte relação com a microbiota intestinal. Com base nesses conceitos, o uso de probióticos parece promissor no manejo de doenças pulmonares pediátricas.

REFERÊNCIAS

1. Stricker S, Hain T, Chao C-M, Rudloff S. Respiratory and Intestinal microbiota in pediatric lung diseases – current evidence of the gut-lung axis. Int J Mol Sci. 2022;23:6791.
2. Indari A, Rasmin M, Syam AF. Gut-lung axis. Respir Sci. 2023;3(2):132-43.

3. Enaud R, Prevel R, Ciarlo E, Beaufils F, Wieërs G, Guery B, et al. The Gut-lung axis in health and respiratory diseases: a place for inter-organ and inter-kingdom crosstalks. Front Cell Infect Microbiol. 2020;10:9.
4. Dang AT, Marsland BJ. Microbes, metabolites, and the gut-lung axis. Mucosal Immunol. 2019;12(4):843-50.
5. Zhou D, Wang Q, Liu H. Coronavirus disease 2019 and the gut-lung axis. Int J Infect Dis. 2021;113:300-307.
6. Sencio V, Machado MG, Trottein F. The lung-gut axis during viral respiratory infections: the impact of gut dysbiosis on secondary disease outcomes. Mucosal Immunol. 2021;14(2):296-304.
7. Price CE, O'Toole GA. The gut-lung axis in cystic fibrosis. J Bacteriol. 2021;203(20).

14

O microbioma cutâneo

Bruno Acatauassu Paes Barreto

DESTAQUES

- A pele possui uma microbiota diversa, incluindo bactérias, fungos, vírus e ácaros, que variam de acordo com o microambiente (sebáceo, úmido, seco).
- A microbiota cutânea desempenha papéis cruciais na barreira cutânea, termorregulação e proteção contra patógenos.
- O tipo de parto (vaginal ou cesariana), os fatores ambientais e o aleitamento materno afetam significativamente a composição inicial da microbiota cutânea em recém-nascidos.
- O pH ácido da pele e o vérnix caseoso presentes ao nascimento são fundamentais para a inibição do crescimento de patógenos e para a manutenção da microbiota comensal.
- Principais espécies bacterianas incluem *Staphylococcus* spp., *Corynebacterium* spp. e *Propionibacterium* spp., com variações dependendo do local da pele.
- Alterações no equilíbrio da microbiota cutânea, com formação de biofilme bacteriano ou fúngico, podem influenciar no sistema imune e resultar em doenças imunomediadas, como a dermatite atópica.

INTRODUÇÃO

Estruturalmente, a pele é composta de duas camadas distintas: a epiderme e a derme. A camada mais externa (epiderme) é composta de camadas de queratinócitos diferenciados, sendo sua porção superior, ou estrato córneo, composta de queratinócitos enucleados, terminalmente diferenciados. Além dessa estrutura em camadas, os locais do corpo fornecem diversos microambientes que variam em exposição à luz ultravioleta, pH, temperatura, umidade, conteúdo de sebo e topografia. Com base nessas características, os locais podem ser agrupados em grandes categorias: sebáceos ou oleosos (face, peito e costas), úmidos (dobras antecubitais e poplíteas e virilha) e secos (superfície volar do antebraço e palma da mão). O ambiente desses locais é influenciado por apêndices, como glândulas sudoríparas, folículos capilares e glândulas sebáceas. Mais abundantes em locais úmidos, as glândulas sudoríparas são importantes para a termorregulação pela evaporação da água, que também acidifica a pele, tornando as condições desfavoráveis ao crescimento e à colonização de determinados microrganismos. Além disso, o suor contém moléculas antimicrobianas, como ácidos graxos livres e peptídeos antimicrobianos, que inibem a colonização microbiana. Conectadas ao folículo piloso e mais densas nos locais oleosos, as glândulas sebáceas secretam sebo rico em lipídeos, um revestimento hidrofóbico que lubrifica e fornece um escudo antibacteriano ao cabelo e à pele.[1]

A quantidade de bactérias "do bem" que colonizam nosso organismo, principalmente o intestino e a pele, atinge a casa dos trilhões. Temos tantas bactérias em nosso corpo quanto o número de células humanas existentes nele, no entanto, com um material genético muito mais complexo. É como se fôssemos, de certa maneira, em termos quantitativos, metade bactérias e metade humanos.[2]

De onde vêm essas bactérias, já que o feto se desenvolve em ambiente quase totalmente *germ-free*, ou seja, quase estéril? Embora estudos mais recentes mostrem pequena quantidade de componentes bacterianos nas estruturas uterina e placentária e no líquido amniótico, a quase totalidade da colonização bacteriana da criança acontece no período perinatal, sobretudo por meio da passagem fetal pelo canal vaginal e no período pós-natal imediato, pelo contato pele a pele com a mãe, e dos fatores ambientais que o cercam. Nesse contexto, já se extrai a fundamental importância do parto por via vaginal, do aleitamento materno precoce e dos cuidados adequados com a pele do bebê. Esses fatores contribuem para a adequada e equilibrada composição (eubiose) inicial da microbiota cutânea, que corresponde à coleção diversa de microrganismos não patogênicos, incluindo bactérias, fungos, vírus e alguns parasitas, como espécies de ácaros.[1,3]

Essa situação de eubiose cutânea é fundamental para o desenvolvimento morfofuncional das camadas da pele, que exercem função de barreira, essencial para a redução da perda transepitelial de água, a manutenção do pH cutâneo, a prevenção de infecções e a atividade glandular, características essas que, por um "círculo virtuoso", mantêm o equilíbrio da microbiota.[3,4]

Esses microrganismos simbióticos ocupam a pele como um todo, no entanto são mais abundantes em nichos específicos, protegendo-nos contra a invasão de microrganismos mais patogênicos ou nocivos. Esses microrganismos também podem desempenhar papel na "educação imunológica" dos bilhões de células T encontradas na pele, preparando-as para responder de maneira tolerogênica ou não, de acordo com as características apresentadas.[5]

Esse complexo ecossistema composto de elementos físicos e biológicos, que ocupam diversos sítios na pele, pode avançar nossa compreensão de que perturbações no equilíbrio em ambos os lados da balança podem resultar em doenças de pele ou infecções. Essas alterações que afetam a relação hospedeiro-microrganismo podem ser de causa endógena (p. ex., situação hormonal ou variações genéticas, que selecionam uma comunidade microbiana específica) ou exógena (p. ex., tipo de parto e lavagem das mãos). Para melhor entendimento sobre o trinômio saúde-doença-colonização cutânea, microbiologistas, imunologistas e dermatologistas fazem parcerias com cientistas genômicos, a fim de desenvolver um mapeamento mais completo da microbiota da pele e como ela interage com o hospedeiro (Figura 1).[5,6]

Fortes variações temporais na composição da comunidade bacteriana da pele foram encontradas, sobretudo no primeiro ano de vida, confirmando a hipótese de que a diminuição na diversidade da comunidade bacteriana da pele nesse período pode estar associada a alteração da barreira cutânea, maior perda transepitelial de água e aparecimento subsequente de patologias cutâneas, como a dermatite atópica. O tipo de parto (cesariano ou por via vaginal) tem forte impacto na composição do microbioma no nascimento, com cada tipo levando a padrões distintos de colonização. Outros possíveis determinantes do microbioma da pele foram identificados, incluindo fatores ambientais e parentais, bem como o aleitamento materno exclusivo ou não.[7]

Nesse sentido, recente estudo de coorte realizado na Noruega e na Suécia observou marcantes diferenças na composição da comunidade bacteriana da

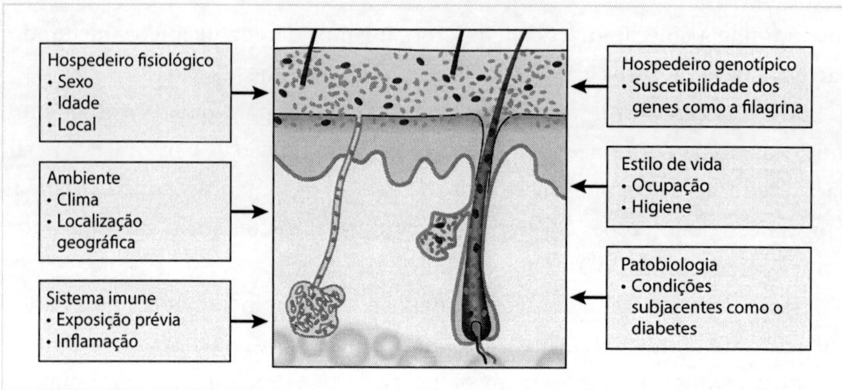

FIGURA 1 Fatores que contribuem para a variação individual do microbioma cutâneo ao longo do tempo.
Fonte: adaptada de Grice e Segre, 2011.[5]

pele, no primeiro dia de vida, e que se mantiveram até seis meses, entre bebês nascidos por parto vaginal (PV), PV na água (PVA), cesariana de emergência (CEM) ou cesariana eletiva (CEL). No primeiro dia de vida, observou-se menor escore de diversidade bacteriana em bebês nascidos por CEM e CEL, em comparação com PV e PVA. Das sequências microbianas, 187 foram associadas a diferentes tipos de parto no primeiro dia de vida, incluindo lactobacilos, estafilococos e pseudomonas, que se encontravam sub-representados na CEL, bem como espécies de estreptococos encontradas em maior abundância em CEL e PVA em comparação com PV. Variações interindividuais foram observadas no padrão de colonização nessa idade e aos três meses, com maior perda transepitelial de água nos bebês nascidos por meio de CEM, em comparação com bebês nascidos por CEL.[7]

Existe, portanto, uma preocupação a respeito da disbiose que o parto cesariano pode levar ao microbioma intestinal e cutâneo dos recém-nascidos, especialmente ao se observar as taxas de parto cirúrgico aumentarem em todo o mundo. Em alguns países, incluindo o Brasil, excedem 50% do total de nascimentos, um percentual bem acima dos 15% estimados de nascimentos que requerem parto cesariano para proteger a saúde da mãe ou do recém-nascido.[8]

A partir da terceira semana de vida, as crianças começam a expressar um perfil de microbiota sítio-específico, à semelhança do que se tornará o padrão do adulto, mas que só amadurecerá de forma efetiva na adolescência, provavelmente pelos

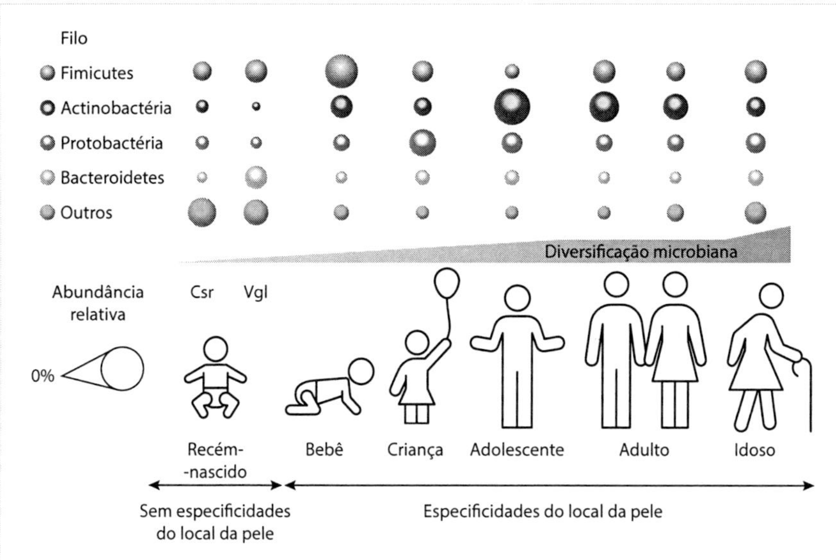

FIGURA 2 Diversidade do microbioma cutâneo em indivíduos saudáveis ao longo do tempo.
Csr: parto cesariano; Vgl: parto vaginal.
Fonte: adaptada de Luna, 2020.[6]

fatores hormonais associados (Figura 2). Nesse contexto, a topografia da pele do ser humano varia em níveis microscópicos e macroscópicos. A espessura da pele, a presença de dobras, a densidade dos folículos pilosos e glândulas variam de região para região e por faixa etária, culminando com hábitats distintos. Por exemplo, áreas com mais pelos e úmidas, como as axilas, embora fiquem a uma curta distância dos antebraços, lisos e secos, têm nichos ecologicamente distintos, assim como suas comunidades microbianas residentes.[6,9]

O PAPEL DO pH CUTÂNEO

O pH se mostra um dos principais fatores responsáveis pela eubiose cutânea, já que, embora ao nascimento ele seja neutro, com o passar dos dias vai se tornando ácido (formação do manto ácido com ajuda do vérnix caseoso), característica essa fundamental para a inibição do crescimento de patógenos, mantendo o bioma comensal. A retirada precoce do vérnix caseoso, assim como o uso de sabonetes ou loções inadequadas à pele do bebê, produz alterações

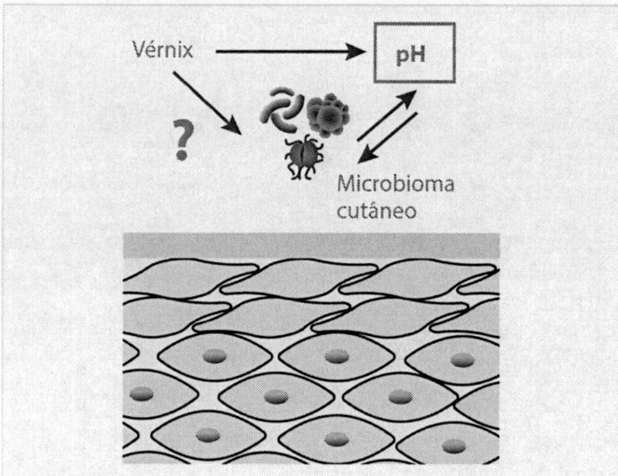

FIGURA 3 Fatores que influenciam o estabelecimento precoce do microbioma cutâneo.
Fonte: adaptada de Schoch et al., 2019.[3]

no pH da pele, com comprometimento do processo colonizatório e possível favorecimento de disbiose cutânea (Figura 3). Dessa forma, em razão de suas propriedades protetoras, o vérnix não deve ser removido nas primeiras horas de vida, exceto quando houver risco de transmissão de doenças maternas.[3,10]

Por isso, o primeiro banho do bebê deve acontecer após 24 horas, de preferência por imersão, durando de 5 a 10 minutos e com a temperatura da água entre 37 e 37,5ºC. Sua frequência pode ser diária, mas também pode ser em dias intercalados, desde que se higienizem diariamente as pregas cutâneas, as áreas de fraldas e o coto umbilical. Para a higiene e o banho, devem ser usados produtos de limpeza suaves, destinados à pele do bebê, que não alterem significativamente o pH fisiológico ácido da pele, a passagem transepidérmica de água ou a hidratação do estrato córneo, deixando o vérnix o mais intacto possível. Além desses cuidados de higiene e banho, a hidratação cutânea adequada deve ser um objetivo a ser mantido, pois a função de barreira cutânea, que começa a ser estabelecida ainda intraútero (20 a 24 semanas de gestação), está diretamente relacionada ao grau de hidratação. Por isso, hidratantes, quando indicados, devem ser adequados para a pele da criança, e não adaptados de produtos voltados aos adultos. A manutenção da estrutura cutânea, delicada nessa faixa etária, associada à manutenção funcional e traduzida na integridade da barreira cutânea, que impede a penetração de antígenos e/ou alérgenos, diminui o risco de infecções agudas e o desenvolvimento futuro de doenças cutâneas imunomediadas, bem como é estratégia fundamental para esses primeiros momentos da vida.[3,10,11]

PRINCIPAIS ESPÉCIES

Um único centímetro quadrado de pele contém até um milhão de microrganismos, incluindo vírus, bactérias, fungos e ácaros. No entanto, diferentemente da microbiota intestinal, a população de bactérias na pele é composta de poucas espécies, incluindo *Staphylococcus* spp., além dos gêneros *Corynebacterium* e *Propionibacterium*, que representam mais de 60% das bactérias da pele. A distribuição dessas bactérias na pele é influenciada por fatores como grau de hidratação, via de parto, poluição, exposição à radiação ultravioleta, hormônios sexuais, dieta, entre outros.[12]

Dependendo do método utilizado para estudar a microbiota da pele (*swab*, biópsia, raspagem de superfície ou fita adesiva), são capturados microrganismos que residem em diferentes profundidades ou subcompartimentos da pele. Embora a maioria dos principais táxons bacterianos seja identificada de forma semelhante, independentemente do método de amostragem, alguns microrganismos estão presentes de forma variável na superfície em comparação com as camadas mais profundas da pele. Isso enfatiza a importância de manter técnicas de amostragem consistentes ao longo de um estudo.[1]

Em pesquisas de sequenciamento de adultos saudáveis, descobriu-se que a composição das comunidades microbianas depende principalmente da fisiologia do local da pele, com alterações na abundância relativa de táxons bacterianos associados a microambientes úmidos, secos e sebáceos. Os locais sebáceos eram dominados por espécies lipofílicas de *Propionibacterium*, enquanto bactérias que prosperam em ambientes úmidos, como as espécies *Staphylococcus* e *Corynebacterium*, eram preferencialmente abundantes em áreas úmidas, incluindo as dobras dos cotovelos e dos pés.[1]

Em contraste com as comunidades bacterianas, a composição da comunidade fúngica foi semelhante nos principais locais do corpo, independentemente da fisiologia. Os fungos do gênero *Malassezia* predominaram nas regiões centrais do corpo e dos braços, enquanto as áreas dos pés foram colonizadas por uma combinação mais diversa de *Malassezia* spp., *Aspergillus* spp., *Cryptococcus* spp., *Rhodotorula* spp., *Epicoccum* spp. e outros. Em contraste com bactérias e fungos, a colonização por vírus de DNA eucarióticos foi específica do indivíduo, e não do local anatômico.[1]

Staphylococcus epidermidis

O *Staphylococcus epidermidis* é a espécie isolada mais comum da microbiota cutânea, compreendendo mais de 90% da microbiota aeróbica residente. Corresponde a um coco Gram-positivo encontrado em cachos, que se distingue facilmente de outras bactérias do mesmo gênero. Estudos recentes sugerem que *S. epidermidis* é um organismo mutualista muito parecido com as bactérias do intestino, capaz de produzir lantibióticos, que são peptídeos antibacterianos contendo lantionina, também conhecidos como bacteriocinas.[13]

Apesar de sua natureza geralmente inócua, ao longo dos últimos 20 anos, o *S. epidermidis* emergiu como uma causa frequente de infecções nosocomiais. Vários fatores extrínsecos contribuem para a conversão de *S. epidermidis* de membro da microbiota residente em agente infeccioso. A bactéria infecta principalmente pacientes imunocomprometidos, incluindo usuários de drogas, pacientes em terapia imunossupressora, pacientes com síndrome da imunodeficiência adquirida (Sida), recém-nascidos prematuros e pacientes com dispositivos permanentes, como cateteres de longa permanência.[13]

Embora o *S. epidermidis* raramente danifique os queratinócitos da epiderme, a bactéria produz peptídeos tóxicos para outros organismos, como *S. aureus* e *Streptococcus* do grupo A (GAS – *S. pyogenes*). Por isso, a epiderme do hospedeiro permite o crescimento de *S. epidermidis*, pois a bactéria pode fornecer um nível adicional de proteção contra certos patógenos comuns, tornando a relação mutual entre hospedeiro e bactéria.[13]

O *S. epidermidis* também pode promover a integridade da defesa cutânea pela elicitação de respostas imunes do hospedeiro, sobretudo a resposta imune inata dos queratinócitos, por meio da sinalização do receptor *toll-like* (TLR). Por isso, a remoção do *S. epidermidis*, pelo uso excessivo de antibióticos tópicos, por exemplo, pode ser prejudicial para o hospedeiro, já que elimina os peptídeos antimicrobianos endógenos da bactéria, permitindo que organismos potencialmente patogênicos colonizem a pele de forma mais eficaz. Por isso, o *S. epidermidis* pode ser considerado um elemento mutual, acrescentando-se assim ao sistema imune inato humano. A compreensão dessa interação pode avançar nosso conhecimento sobre doenças cutâneas e suscetibilidade a doenças infecciosas.[13]

Nesse contexto, o *S. epidermidis* pode inibir a proliferação do *Cutibacterium acnes* (antes conhecido como *Propionibacterium acnes*). Comumente apontado como a causa da acne vulgar, o *C. acnes* é um bacilo Gram-positivo, anaeróbico, que produz ácido propiônico como subproduto metabólico. Essa bactéria reside nas glândulas sebáceas, obtém energia dos ácidos graxos do sebo e é suscetível à radiação ultravioleta, por causa da presença de porfirinas endógenas. Essa inibição acontece pela fermentação do glicerol e pela produção de ácido succínico, que, por sua vez, promove a inibição da ativação do TLR2 (*toll-like receptor 2*) e da produção de IL-6 e TNF-alfa por queratinócitos, reduzindo o processo inflamatório dependente do *C. acnes*. No entanto, em sentido contrário, o *C. acnes* pode inibir a proliferação do *S. epidermidis*, daí a necessidade do uso de antibióticos tópicos ou sistêmicos no tratamento da acne moderada ou grave, mas que, em contrapartida, podem interferir com a eubiose cutânea em longo prazo.[13,14]

Staphylococcus aureus

Caracterizado por colônias circulares amarelo-ouro, o *S. aureus* coagulase-positivo é um dos principais patógenos humanos. A doença clínica provocada pelo *S. aureus* varia de infecções cutâneas menores e autolimitadas, como o impetigo, a foliculite, furúnculos e abscessos subcutâneos, a doenças invasivas e potencialmente fatais, como síndrome da pele escaldada estafilocócica, artrite séptica, osteomielite, pneumonia, meningite, septicemia e endocardite. A elaboração de toxinas superantigênicas pode desencadear a síndrome do choque tóxico estafilocócico.[13]

Uma das principais características danosas do *S. aureus* é sua capacidade de formação de biofilme, cujo processo inicial requer a adesão do microrganismo sobre a pele. Esse biofilme fornece estrutura tridimensional, estabelecendo barreira contra concorrentes microbianos e antimicrobianos, bem como contra a imunidade inata do hospedeiro. A ligação do *S. aureus* é mediada por suas proteínas de superfície, que reconhecem moléculas da matriz adesiva, como o fibrinogênio, a fibronectina e o colágeno. A subsequente maturação do biofilme ocorre pela divisão celular e requer a produção da matriz polimérica extracelular. A produção e a composição da biomassa podem variar entre diferentes isolados de *S. aureus*, mas em geral é composta de fatores do hospedeiro, o polissacarídeo adesina intercelular (PIA), proteínas, DNA extracelular (eDNA) e fibrilas amiloides.[15]

A formação do biofilme de *S. aureus* induz hipóxia e danos na barreira epidérmica protetora. Essa perda está diretamente relacionada à maior interação de antígenos externos com células imunes residentes na pele, exacerbando assim a inflamação local, que, em alguns casos, pode se desenvolver como resposta sistêmica. Esse mecanismo é uma característica distintiva da dermatite atópica (DA), que é a doença inflamatória crônica mais comum da pele, caracterizada por comprometimento da função da barreira epidérmica, inflamação cutânea e disbiose da microbiota cutânea. Vários defeitos da barreira cutânea foram descritos na DA, incluindo aumento da perda de água transepidérmica, queratinócitos defeituosos em sua diferenciação terminal, bem como nível reduzido de ceramidas, filagrinas e peptídeos antimicrobianos (AMP). Nesse cenário, a maioria das cepas de *S. aureus*, isolada de lesões de DA, é forte produtora de biofilme *in vitro* e, dessa maneira, significativamente associada à gravidade da doença, levando a infecções refratárias e recorrentes, com aumento da resistência às respostas imunes do hospedeiro e redução da suscetibilidade aos antimicrobianos.

Faz parte da abordagem da DA a redução da colonização por *S. aureus*. No entanto, embora os antibióticos e os antissépticos possam reduzir a colonização por *S. aureus*, a recolonização ocorre frequentemente dentro de algumas semanas, levando à melhoria clínica limitada, com recidivas frequentes dos processos inflamatórios e infecciosos. Assim, nessas recidivas, mantém-se um círculo vicioso, com a produção de citocinas induzida pelo sistema imune, que promove o crescimento excessivo do biofilme de *S. aureus*. Por sua vez, esse supercrescimento do biofilme pode estimular diretamente a expressão de citocinas pró-inflamatórias, a linfopoietina estromal tímica, bem como a indução da resposta imune Th1/Th2. Pode penetrar diretamente no estrato córneo e na epiderme, levando à perturbação da homeostase imunológica da pele, potencializando assim os defeitos da barreira cutânea, já presentes na pele de indivíduos com DA.[15]

Pseudomonas aeruginosa

A *Pseudomonas aeruginosa* é uma bactéria Gram-negativa, aeróbica, conhecida por sua capacidade de produzir moléculas fluorescentes, que, em conjunto com o odor característico liberado, é facilmente identificada. Assim como outras bactérias supracitadas, faz parte da microbiota normal da pele e da mucosa bucal, onde vive de maneira inofensiva, embora seja capaz de infectar qualquer tecido com o qual tenha contato, sobretudo em pacientes imunocomprometidos e/ou hospitalizados, como: pacientes com síndrome da imunodeficiência adquirida, fibrose cística, bronquiectasia, neutropenia e doenças neoplásicas ou hematológicas. Nesses pacientes, as infecções podem ser graves e disseminadas.[13]

Streptococcus pyogenes do grupo A

Conhecido por causar infecções superficiais e invasivas, o *Streptococcus pyogenes* do grupo A (GAS) é formado por cadeias de cocos Gram-positivos de característica beta-hemolítica e catalase negativa. Sua apresentação infecciosa mais comum acontece como faringo-tonsilite aguda ou quadros de impetigo não complicados, que, no entanto, podem evoluir para formas de febre reumática ou glomerulonefrite pós-estreptocócica. Assim como o *Staphylococcus aureus* e a *Pseudomonas aeruginosa*, em indivíduos imunossuprimidos podem provocar infecções em tecidos mais profundos (celulite, fasciítes necrotizantes) ou órgãos mais distantes, como pulmão, coração, osso/articulações e músculo, ou ainda evoluir para quadros de síndrome do choque tóxico estreptocócico, todos com elevado grau de morbidade e mortalidade.[13]

Fungos e vírus

Em contraste com a comunidade bacteriana, os fungos se mantêm com composição semelhante ao longo do corpo. Os gêneros *Malassezia* spp. e *Candida* spp. são os mais predominantes, enquanto a combinação desses com o *Aspergillus* spp., o *Cryptococcus* spp., o *Rhodotorula* spp. e o *Epicoccum* spp. é mais encontrada nas extremidades inferiores (pés), embora quantitativamente sejam bem menos abundantes que as bactérias. De características auxotróficas, os fungos são incapazes de produzir seus próprios lipídeos e, por isso, se desenvolvem bem nas glândulas sebáceas, sobretudo o gênero *Malassezia* spp.[1]

Situações disbióticas que desestabilizem o ecossistema bactéria-fungo podem estar associadas com algumas doenças dermatológicas, como a relação do gênero *Malassezia* spp. com a dermatite seborreica e a pitiríase versicolor. Algumas espécies bem definidas de *Malassezia*, como a *M. sloofiae*, a *M. obtusa* e a *M. yamatoensis* foram associadas à DA, muito provavelmente pela perda da diversidade bacteriana nos pacientes com DA. Nesse contexto, o aumento na colonização pelos gêneros *Malassezia* pode agravar o processo inflamatório mediado pela IL-23 e pela IL-17, associado à disfunção de barreira cutânea. Mecanismos esses que, no entanto, não estão totalmente esclarecidos.[16]

A colonização pelo gênero *Candida* spp. é bastante frequente e sofre influência desde o nascimento, tendo variações com o tipo de parto, em que a espécie *Candida albicans* se mostra mais prevalente nos lactentes nascidos de parto normal, enquanto a espécie *Candida orthopsilosis* tem sido mais encontrada na mucosa oral de lactentes nascidos de parto cesariana.[16]

Mais recentemente, a espécie *Candida auris* ganhou importância pelo perfil emergente, sobretudo em pacientes institucionalizados, pela alta transmissibilidade e pela múltipla resistência aos antifúngicos tradicionais. Pode colonizar a pele e sobreviver em superfícies ambientais por longos períodos.[16]

Em contraste com bactérias e fungos, a colonização por vírus de DNA eucarióticos parece ser indivíduo-específica e não relacionada ao local anatômico. Como nenhum gene marcador é universalmente compartilhado entre os vírus, a diversidade da comunidade viral pode ser capturada apenas com partículas semelhantes a vírus purificadas ou sequenciamento metagenômico tipo *shotgun*. Como desafio adicional, os vírus de RNA só podem ser sequenciados com sequenciamento de RNA, o que ainda não foi realizado em amostras de pele de indivíduos saudáveis. Além dos bacteriófagos, principalmente aqueles associados a *Propionibacterium* spp. e *Staphylococcus* spp., nenhum viroma central de DNA foi conservado entre esses mesmos indivíduos saudáveis.[1]

Em conclusão, a manutenção do equilíbrio do microbioma cutâneo, das forças que interagem nesse complexo ecossistema, em que residem bactérias, fungos e vírus, é tarefa bastante difícil, visto que a pele é o maior órgão do corpo humano e sofre influências de diversos fatores, intrínsecos e extrínsecos, como genética/raça, clima, idade, fatores hormonais, uso de medicações tópicas ou sistêmicas. Embora o maior conhecimento do microbioma cutâneo resida no cenário bacteriano e fúngico, vírus e bacteriófagos podem ter importância grande nesse equilíbrio. O isolamento e o sequenciamento desses microrganismos dificultam a avaliação.

REFERÊNCIAS

1. Byrd AL, Belkaid Y, Segre JA. The human skin microbiome. Nature Rev Microbiol. 2018;16:143-55.

2. Sender R, Fuchs S, Milo R. Revised estimates for the number of human and bacteria cells in the body. PLoS Biol. 2016;14(8):e1002533.
3. Schoch JJ, Monir RL, Satcher KG, Harris J, Triplett E, Neu J. The infantile cutaneous microbiome: a review. Pediatr Dermatol. 2019;36:574-80.
4. Dominguez-Bello MG, Costello EK, Contreras M, Magris M, Hidalgo G, Fierer N, Knight R. Delivery mode shapes the acquisition and structure of the initial microbiota across multiple body habitats in newborns. Proc Natl Acad Sci USA. 2010;107(26):11971-5.
5. Grice E, Segre J. The skin microbiome. Nat Rev Microbiol. 2011;9:244-53.
6. Luna PC. Skin microbiome as years go by. Am J Clin Dermatol. 2020;21(Suppl 1):12-7.
7. Rapin A, Rehbinder EM, Macowan M, Pattaroni C, Carlsen KCL, Harris NL, et al. The skin microbiome in the first year of life and its association with atopic dermatitis. Allergy. 2023;78(7):1949-63.
8. Finger C. Caesarean section rates skyrocket in Brazil. Many women are opting for caesareans in the belief that it is a practical solution. Lancet. 2003;362:628.
9. Kong HH, Segre JA. Skin microbiome: looking back to move forward. J Invest Dermatol. 2012;132:933-9.
10. Sociedade Brasileira de Pediatria. Atualização sobre os cuidados com a pele do recém-nascido. Departamentos Científicos de Dermatologia e Neonatologia. Rio de Janeiro: SBP; 2021.
11. Topan LHMG, Carvalho VO, Abagge KT. Randomized trial with soaps – what happens to a newborn baby's skin? J Pediatr. 2022;98(2):204-11.
12. Yamazaki Y, Nakamura Y, Nuñez G. Role of the microbiota in skin immunity and atopic dermatitis. Allergol Int. 2017;66:539-44.
13. Cogen AL, Nizet V, Gallo RL. Skin microbiota: a source of disease or defence? Br J Dermatol. 2008;158(3):442-55.
14. Carmona-Cruz S, Orozco-Covarrubias L, Sáez-de-Ocariz M. The human skin microbiome in selected cutaneous diseases. Front Cell Infect Microbiol. 2022;12:834135.
15. Di Domenico EG, Cavallo I, Capitanio B, Ascenzioni F, Pimpinelli F, Morrone A, et al. Staphylococcus aureus and the cutaneous microbiota biofilms in the pathogenesis of atopic dermatitis. Microorganisms. 2019;7:301.
16. Nguyen UT, Kalan LR. Forgotten fungi: the importance of the skin mycobiome. Curr Opin Microbiol. 2023;70:102235.

15

O eixo fígado-intestino nas doenças hepáticas

Gilda Porta
Adriana Porta

DESTAQUES

- O eixo fígado-intestino, que desenha o caminho a partir do qual a disbiose intestinal pode contribuir para o surgimento de doenças hepáticas e atrapalhar o funcionamento adequado do fígado – assim como, no sentido inverso, uma disfunção hepática pode comprometer a saúde do intestino.
- Os mecanismos exatos de como o microbioma contribui para a doença hepática ainda é um desafio, mas há fortes evidências de que a alteração e a translocação de metabólitos através da barreira mucosa desempenha papel importante, sendo precipitado pela microbiota intestinal alterada.

A microbiota intestinal é um microecossistema composto de vários microrganismos. Ela desempenha papel importante no metabolismo humano, e seus metabólitos afetam diferentes tecidos e órgãos. A microbiota intestinal mantém a barreira da mucosa intestinal e interage com o sistema imune. O fígado está intimamente ligado ao intestino pelo eixo intestino-fígado, que consiste no sistema linfático, na veia porta e no sistema circulatório biliar, permitindo que a microbiota intestinal e os produtos derivados do intestino influenciem a saúde do fígado. O trato intestinal e o fígado interagem intimamente entre si pelo metabolismo de substâncias, pela regulação imune e pelo sistema neuroendócrino, formando uma estrutura de rede complexa.[1] O fígado é influenciado pela microbiota intestinal e seus metabólitos. A alteração da permeabilidade intestinal e o desequilíbrio da microbiota estão intimamente ligados à doença hepática crônica.[2]

A barreira intestinal fornece a primeira linha de defesa contra a exposição a substâncias exógenas no intestino. A função de barreira da mucosa intestinal é atuar como uma defesa contra o mundo externo como barreira mecânica, química, imunológica e microbiana. A barreira mecânica mantém a integridade da estrutura celular epitelial e da função biológica, a normalidade da permeabilidade intestinal e impede que bactérias intestinais, antígenos e outras substâncias entrem na lâmina própria. A barreira química da mucosa intestinal é formada pela interação de ácido gástrico, bile, enzimas digestivas, lisozima e proteínas antimicrobianas.[3,4]

As proteínas antimicrobianas podem resistir a microrganismos patogênicos, combater a inflamação, regular a imunidade e a microbiota intestinal, promover a reparação de lesões intestinais e a proliferação celular. A imunidade adquirida é constituída principalmente do tecido linfoide associado ao intestino (GALT) e da IgA secretora (sIgA), sendo o GALT o maior tecido linfoide do corpo. O GALT coordena a resposta imune secretando citocinas e produzindo anticorpos, ativando os linfócitos T e B para estabelecer uma resposta imune adaptativa. Portanto o hospedeiro e a microbiota intestinal estabelecem gradualmente uma relação mutuamente benéfica via comunicação bidirecional. Assim, a microbiota intestinal e a mucosa intestinal interagem e dependem uma da outra para formar um microecossistema, ou seja, a barreira da microbiota da mucosa intestinal. Em condições normais, a abundância e a diversidade da microbiota intestinal estão em equilíbrio dinâmico, o que pode prevenir a invasão e a colonização de patógenos, sendo importante para a manutenção da função de barreira da mucosa intestinal.[5]

O fígado é a segunda linha de defesa contra vetores antigênicos e inflamatórios que escapam da barreira intestinal. As células epiteliais intestinais são mantidas juntas por um conjunto de proteínas de junções firmes das células epiteliais. A integridade dessas junções firmes pode ser influenciada por bactérias comensais e seus efeitos nas proteínas de junções firmes.[5]

O lipopolissacarídeo (LPS) e o ácido teicoico lipídico (LTA) são as membranas do citoderma de bactérias Gram-negativas e Gram-positivas do trato intestinal, respectivamente. Em circunstâncias normais, os intestinos são ricos em LPS e LTA. Se o LPS e o LTA estimularem continuamente o sistema imune inato do trato intestinal, podem produzir uma resposta inflamatória e causar doenças imunológicas graves. Quando ocorre disbiose, há passagem do LPS e de outros polipeptídeos microbianos para a circulação sistêmica, podendo levar ao aparecimento de doença hepática crônica, cirrose hepática e hepatocarcinoma. O LPS induz uma resposta inflamatória ativando as células de Kupffer via *toll-like receptors* (TLR4), bem como as células estreladas hepáticas, promovendo fibrose hepática.[6,7] O fígado também libera mediadores bioativos, que são os ácidos biliares, para afetar o sistema intestinal por meio do trato biliar e do sistema circulatório. Estes são sintetizados pelos hepatócitos pericentrais pela conversão do colesterol, e posteriormente são liberados para o trato biliar.

A circulação êntero-hepática dos ácidos biliares desempenha importante papel fisiológico na absorção de nutrientes dietéticos, lipídeos, metabólitos tóxicos e substâncias exógenas excretadas com a digestão da bile.[8] Os ácidos biliares regulam o ecossistema da microbiota intestinal e a interação entre estes é uma direção de mão dupla.[6] Estudos em animais demonstraram que, quando há algum bloqueio nos ductos biliares impedindo que a bile vá para o intestino, há supercrescimento e translocação bacteriana no intestino delgado. O desequilíbrio entre ácidos biliares e bactérias intestinais leva a uma série de respostas imunes do hospedeiro relacionadas à progressão da doença hepática. Em geral, o aumento da permeabilidade intestinal e a translocação bacteriana podem permitir que os metabólitos microbianos cheguem ao fígado, prejudicando o metabolismo dos ácidos biliares e promovendo dismotilidade intestinal e inflamação sistêmica. Todas essas condições podem induzir disbiose intestinal, que, por sua vez, aumenta ainda mais os danos ao fígado. O estágio da lesão hepática se correlaciona intimamente com a gravidade da disbiose intestinal.[6,9]

Os ácidos graxos de cadeia curta – AGCC (do inglês *short chain fat acid* – SCFA) são fonte de energia para as células do epitélio intestinal, regulam o metabolismo secundário dos ácidos biliares e induzem um processo imunológico regulatório e produção de IgA. São produzidos por *Bifidobacterium*, *Faecalibacterium prausnitzii, Roseburia* sp. e *Butyricicoccus pullicaecorum*, fortalecem a função da barreira intestinal, normalizam a permeabilidade, melhoraram a defesa do epitélio intestinal, protegem contra infecções patogênicas e reduzem a inflamação.[5,10]

O eixo intestino-fígado tem impacto na patogênese de inúmeras doenças crônicas do fígado, como doenças autoimunes (hepatite autoimune, colangite esclerosante primária), hepatite crônica B (CHB), hepatite crônica C (CHC), doença hepática alcoólica (ALD), doença hepática gordurosa não alcoólica (MASLD), esteatose hepatite não alcoólica (MASH), desenvolvimento de cirrose hepática e carcinoma hepatocelular (CHC).

MICROBIOTA INTESTINAL NAS DOENÇAS HEPÁTICAS

Hepatite autoimune

A hepatite autoimune (HAI) é uma doença inflamatória intra-hepática mediada por reatividade imune anormal que atinge os hepatócitos, caracterizada por aumento nos níveis de aminotransferases séricas, presença de autoanticorpos positivos (fator antinúcleo associado ou não a anticorpo antimúsculo liso, antimicrossomal fígado e rim), hipergamaglobulinemia, alterações características na histologia hepática e em geral responde bem à terapia imunossupressora. A doença é rara e ocorre em ambos os sexos.

A patogênese ainda não está totalmente estabelecida. Acredita-se que seja o resultado de interações de suscetibilidade genética, perda da tolerância imunológica, resposta a autoantígenos, disfunção regulatória imune, microbiota intestinal e outros fatores.

Vários estudos em animais demonstraram que a disbiose intestinal desempenha papel importante em distúrbios imunomediados,[9] incluindo a hepatite autoimune. É aceito que a destruição da barreira intestinal, a translocação da microbiota intestinal e a quebra da homeostase imunológica contribuem para o início e a progressão da HAI.[11] Modelos animais com hepatite autoimune mostraram que as alterações da microbiota intestinal exercem impacto no metabolismo do conteúdo luminal, incluindo o papel de AGCC,[12] aminoácidos, ácidos biliares afetando a integridade e a permeabilidade da barreira intestinal e a homeostase imunológica.[12]

A presença de disbiose e de seus metabólitos, particularmente LPS, pode ser grande contribuinte para a ocorrência e o desenvolvimento da HAI. O mecanismo seria a ativação de múltiplas vias de sinalização pela ligação a diferentes receptores distribuídos no fígado e no intestino. Os principais receptores implicados nas vias de sinalização associadas no intestino consistem nos receptores TLR4 e os receptores acoplados à proteína G. Estes levam à destruição da barreira e ao aumento da permeabilidade intestinal. Com a barreira intestinal comprometida, bactérias e metabólitos derivados do intestino são transferidos deste para os linfonodos mesentéricos, a circulação sistêmica e os órgãos extraintestinais. Quando as bactérias derivadas do intestino e seus metabólitos são translocados para o fígado, iniciam uma série de respostas inflamatórias e imunes, participando do aparecimento e de sua progressão.[13]

A composição da microbiota nos pacientes e em animais com HAI comparada à de um grupo-controle é muito diferente. Na HAI a biodiversidade do microbioma intestinal diminui muito e há aumento de bactérias aeróbicas e/ou anaeróbicas facultativas.[11] As alterações específicas da microbiota intestinal favorecem a distinção entre pacientes com HAI e indivíduos saudáveis.[11] Algumas espécies da microbiota intestinal, como *Veillonella* e *Bifidobacterium*, bem como produtos bacterianos como o LPS, estão intimamente relacionadas com a gravidade da doença que provavelmente serão adjuvantes na progressão da HAI. Esses resultados sugerem que as alterações específicas da microbiota intestinal podem ser usadas como potentes biomarcadores para distinguir pacientes com HAI de pessoas saudáveis.[11-13]

Ainda não está estabelecida a eficácia de probióticos no tratamento da HAI.

Colangite esclerosante primária

A colangite esclerosante primária (CEP) é uma doença hepática colestática decorrente da inflamação e de alterações na árvore biliar intra e/ou extra-hepática, levando à estenose biliar. Trata-se de uma doença rara na infância e pode estar associada com doença inflamatória intestinal (DII) em 30 a 50% dos casos. O diagnóstico é realizado pela colangiopancreatografia e pela ressonância magnética mostrando alterações nos ductos biliares intra e/ou extra-hepáticos. A biópsia é característica com fibrose periductal em forma de casca de cebola. A história natural da CEP pode ser progressiva ainda na infância e necessitar de transplante de fígado. Raramente ocorre evolução para colangiocarcinoma na infância. É comum ocorrer recorrência da doença após transplante hepático.

Embora a patogênese da CEP ainda não esteja totalmente estabelecida, a associação entre CEP e DII aponta para o eixo intestino-fígado. Há translocação da microbiota intestinal (ou seus produtos) por meio da barreira intestinal que se encontra alterada, permeável (por causa da inflamação) e acessando o fígado pela circulação portal, em que desencadeiam processos inflamatórios e posteriormente fibrose. Estudos em humanos mostraram que há uma diversidade menor de bactérias em pacientes com CEP com ou sem doença inflamatória intestinal comparado ao grupo saudável. Alguns táxons bacterianos mostraram maior quantidade de *Veillonella, Enterococccus, Streptococcus* e *Lactobacillus* nos pacientes com CEP e diminuição de *Firmicutes*, que são produtores de SFCA. Além disso, o aumento de *Veillonella* pode contribuir para o aumento da fibrose nos pacientes. Essa bactéria pode estar aumentada em outras doenças hepáticas, como na colangite biliar primária, nas hepatites crônicas B e C e na encefalopatia hepática.[14]

Há poucos estudos relatando a relação da composição e da diversidade do microbioma intestinal em pacientes pediátricos com colangite esclerosante primária e DII. Cortez et al.[15] avaliaram pacientes pediátricos com colangite esclerosante primária com e sem doença inflamatória. Diferenças na composição microbiana foram encontradas entre os grupos CEP e CEP + DII. Os gêneros *Veillonella* e *Megasphaera* estavam aumentados, dependendo da idade dos pacientes, no momento do diagnóstico e naqueles com doença ativa com ou sem DII. Além disso, houve correlação positiva de disbiose e maior nível gamaglutamiltransferase e bilirrubina total nos pacientes com CEP + DII.

Os ácidos biliares parecem contribuir com a patogênese da CEP, pois pode ocorrer desconjugação de ácidos biliares primários pela disbiose intestinal, com a presença de *Firmicutes, Bacteroidetes, Actinobacteria, Clostridium, Bacteroides, Lactobacillus, Bifidobacterium* e *Enterococcus*.[15] Nesse estudo, os ácidos biliares, moldados pela microbiota intestinal, ofereceram uma ligação potencial entre o intestino e o fígado na CEP, associada ou não a DII. Os autores não observaram diminuição de ácidos biliares fecais nos pacientes com DII, diferentemente daqueles com CEP associada a DII. A combinação geral de ácidos biliares fecais permite uma separação de CEP-DII da DII.[15]

Quanto ao tratamento, não há descrições de uso de probióticos favorecendo a evolução na CEP. Utiliza-se ácido ursodesoxicólico com apenas benefícios bioquímicos, mas sem melhorias nos resultados clínicos em longo prazo, como indicação para transplante de fígado ou óbito do paciente.

Doença hepática esteatótica associada à disfunção metabólica (MASLD)

A doença hepática esteatótica associada à disfunção metabólica (MASLD) é definida como mais de 5% de acúmulo de gordura nos hepatócitos sob a forma de triglicérides formados a partir da esterificação de ácidos graxos. As principais fontes de ácidos graxos no fígado são os ácidos graxos livres plasmáticos sistêmicos, originários da lipólise do tecido adiposo e os sintetizados *de novo* a partir de precursores como os carboidratos (lipogênese).

Trata-se de uma doença comum, representando um terço da população adulta nos países desenvolvidos e 7,5% em crianças. A MASLD pode estar associada ao diabetes tipo 2 e a outras anormalidades metabólicas, entre elas obesidade, hipercolesterolemia e resistência à insulina.[16,17] No entanto, a mesma nomenclatura não é apropriada para a população de crianças, pois é muito restrita e não considera doenças metabólicas hereditárias. Entretanto, será empregada a nova nomenclatura, pois esta também será utilizada na infância.

Na MASLD pode haver progressão da esteatose hepática para a esteato-hepatite (MASH), caracterizada por inflamação e degeneração dos hepatócitos. Uma pequena proporção de MASH progredirá para fibrose/cirrose hepática e carcinoma hepatocelular.

Vários estudos mostraram alterações na abundância e na diversidade da microbiota intestinal, que vinculam à progressão da MASLD. Cada estágio da esteatose hepática tem uma assinatura especial da microbiota intestinal. A gravidade da doença tem sido associada à disbiose e à perda das funções metabólicas bacterianas comensais. Vários metabólitos bacterianos, como LPS, ácidos biliares, AGCC, aminoácidos, colina e etanol estão alterados na MASLD e contribuem para sua patogênese. Receptores de padrão molecular associados a patógenos (PAMP) estão também implicados na patogênese da MASH induzindo a secreção de quimiocinas e a ativação das células de Kupffer, levando a um processo inflamatório, com vários graus de disfunção hepática.[18,19] Na MASLD, em nível de filo bacteriano, os *Bacteroidetes* estão diminuídos, enquanto os *Firmicutes* e *Proteobacteria* são aumentados.[18,20] Alterações na microbiota na MASH são semelhantes na MASLD, com exceção quando há fibrose.[18,19,21]

A disbiose nos pacientes com esteatose hepática com ou sem inflamação mostrou uma diversidade com aumento de *Proteobacteria*, *Enterobacteriaceae*, *Escherichia* e *Dorea*, e diminuição de *Ruminococcaceae*, *Anaerospacter*, *Firmi-*

cutes, *Coprococcus*, *Eubacterium*, *Faecalibacterium* e *Prevotella*, comparada ao grupo saudável.[18,19,21] Esses resultados podem ser utilizados como ferramenta para distinguir indivíduos saudáveis de pacientes com MASLD, MASH associado ou não a cirrose.[18,19,21]

Vários estudos foram feitos utilizando probióticos, prebióticos, simbióticos e transplante fecal. O uso do probiótico *Lactobacillus plantarum* mostrou melhora na MASLD. A utilização do probiótico LGG pode reduzir o acúmulo de gordura no fígado e a inflamação hepática. Além disso, vários estudos usaram combinações de diversas bactérias para melhorar a eficácia dos probióticos. VSL#3 é uma formulação de oito cepas bacterianas, incluindo *Bifidobacterium* e *Streptococcus thermophilus*. Os resultados em experimentos com animais e em estudos clínicos mostraram redução da inflamação no fígado, diminuição do acúmulo de gordura e melhora da sensibilidade à insulina. A inulina é outro probiótico com efeitos positivos no metabolismo lipídico. Os simbióticos podem reduzir a esteatose hepática e a resistência à insulina em animais com MASLD em uma dieta rica em frutose. O transplante fecal (FMT) é uma modalidade terapêutica que tem como alvo a microbiota intestinal. Comparado aos simbióticos e probióticos, o FMT pode fornecer uma ampla gama de bactérias simbióticas e outros microrganismos para promover a manutenção da ecologia microbiana intestinal. Algumas experiências com animais mostram que o FMT tem algum efeito no tratamento da MASH com melhora da microbiota intestinal, aumentando o número de bactérias que produzem butirato no intestino.[19]

Cirrose hepática

A cirrose hepática está associada à inflamação sistêmica, conforme evidenciado pelo aumento dos níveis sistêmicos de estresse oxidativo, citocinas inflamatórias e marcadores de neutrófilos e macrófagos ativados. O grau de inflamação sistêmica aumenta com a gravidade da doença hepática, infecções, insuficiência renal, encefalopatia hepática e agudização nas doenças hepáticas crônicas. Um dos principais indutores de inflamação sistêmica são os padrões moleculares associados a patógenos derivados do intestino, que se translocam por uma barreira intestinal rompida, do lúmen intestinal pela veia porta para o fígado e a circulação sistêmica. A descompensação é caracterizada não apenas pela piora dessa permeabilidade intestinal aumentada, mas também pela translocação de bactérias viáveis. As bactérias se translocam provavelmente por transcitose do intestino para o espaço e órgãos extraintestinais, causando infecções, como peritonite bacteriana espontânea, e ainda contribuem para inflamação sistêmica, vasodilatação arterial e falência de órgãos.

A microbiota incluindo bactérias e fungos tem papel importante durante o desenvolvimento e a progressão da cirrose hepática. A etiologia da doença hepática parece ser um importante fator indutor das alterações na microbiota, como ocorre na atresia biliar na infância.[24] Pacientes com cirrose e hipertensão portal apresentam alterações nas funções gastrointestinais, incluindo má absorção e supercrescimento bacteriano no intestino delgado, alteração do fluxo biliar, translocação de bactérias e LPS derivados do intestino, prejudicando a circulação êntero-hepática e a microbiota.[18,19,21] A quantidade de re-hospitalizações, o uso de antibióticos e inibidores de bomba de próton, e a ingestão alimentar inadequada contribuem para a disbiose contínua na cirrose. Vários estudos mostraram perfis específicos da microbiota na cirrose hepática independentemente da etiologia. Esses perfis parecem ser predominantemente *Fusobacteria, Proteobacteria, Enterococaceae* e *Streptococacceae*, com diminuição de *Bacteroidetes, Ruminococcus, Roseburia, Veillonellaceae* e *Lachnospiraceae*, que estão aumentados.[22] Além do aumento dos táxons potencialmente patogênicos, observa-se uma redução dos táxons potencialmente benéficos, como a *Akkermansia*, que foi encontrada diminuída em pacientes cirróticos com diferentes etiologias de doença hepática. No entanto, essas mudanças no microbioma estão, pelo menos em parte, mais relacionadas à doença hepática do que aos efeitos diretos do fator etiológico. Isso foi confirmado pela restauração, pelo menos parcial, da microbiota intestinal após o transplante de fígado.[19]

O tratamento com probiótico, antibióticos e transplante fecal ainda é um desafio muito grande para os pacientes com cirrose, necessitando de mais estudos que comprovem a real eficácia nos diversos estágios da doença.

Encefalopatia hepática

A encefalopatia hepática (EH) é um comprometimento neuropsiquiátrico, em geral reversível, causado pelo comprometimento da função hepática. Estudos demonstraram que a diminuição do peristaltismo por hipóxia sanguínea pode causar desequilíbrio da microbiota intestinal, aumentando a liberação de amônia e endotoxinas intestinais e induzindo a encefalopatia hepática. No entanto, os tipos de bactérias intestinais envolvidos nesse processo não são claros.

Disbiose intestinal, inflamação e estresse oxidativo podem ser observados no processo de patogênese da EH. A fisiopatologia da EH é que o fígado lesado não consegue converter as toxinas nitrogenadas intestinais em substâncias não tóxicas e excretá-las do corpo. Outras neurotoxinas incluem derivados de metionina, como tióis, fenóis e ácidos graxos, que podem atuar sinergicamente com a amônia. O excesso de amônia no intestino vai para o cérebro e causa danos cerebrais. As bactérias produtoras de urease que podem produzir amônia e endotoxinas são *Proteus* sp. e *Klebsiella*, que estão aumentadas no intestino. A permeabilidade intestinal está aumentada e causa translocação bacteriana, aumentando a resposta inflamatória.[19] Estudos demonstraram que a presença de bactérias *Fecalibacterium*, *Blautia*, *Roseburia* e *Dorea* foram associados à diminuição da inflamação e da capacidade cognitiva em pacientes com ou sem encefalopatia hepática. Em contrapartida, a presença de bactérias como *Megasphaera*, *Enterococcus* e *Burkholderia* foi associada a baixo estado cognitivo e inflamação. Pacientes com cirrose e encefalopatia hepática podem ter aumento da *Veillonella*, associado ao aumento de citocinas inflamatórias (IL-6, TNF-alfa, IL-2 e IL-13) e estado cognitivo muito alterado. A proteobactéria, patógeno oportunista, pode degradar a ureia em amônia e determinar perda cognitiva em pacientes com cirrose hepática. Portanto, a identificação de características microbianas fecais específicas pode ser usada para prever a ausência de encefalopatia mínima, em vez de testes cognitivos. Esses achados sugerem que a composição do microbioma dos pacientes com EH está intimamente relacionada à capacidade cognitiva e à inflamação.[22]

Infecção pelo vírus da hepatite

A presença de disbiose em pacientes com hepatite crônica B e hepatite crônica C pode implicar a progressão da doença hepática.

Estudos mostraram maior abundância de *Veillonella*, *Fusobacteria* e *Haemophilus*, e menor quantidade de *Prevotella* e *Phascolarctobacterium* nos pacientes com hepatite crônica B e hepatite crônica C.[10]

Transplante hepático

Sabe-se que disbiose intestinal está associada a várias doenças hepáticas em qualquer faixa etária. O transplante hepático impacta significativamente na microbiota intestinal, com mudanças relevantes em sua composição, com possível restituição ao longo do tempo. No momento do transplante hepático, a microbiota do doador pode ser transferida para o receptor por meio do aloenxerto hepático. Além disso, o aumento da permeabilidade intestinal causado pela cirurgia permitirá que certos patógenos entrem na circulação portal ou sistêmica, e as células imunes do doador do enxerto hepático podem interagir com o microbioma intestinal do receptor por meio do eixo fígado-intestino. Estudos mostraram que após o transplante hepático há uma melhora na diversidade da microbiota intestinal, porém ainda permanecem algumas bactérias não comensais. A disbiose pós-transplante hepático parece estar associada à colonização por bactérias multirresistentes, e procedimentos terapêuticos visando modular a composição de microbiota intestinal mostraram resultados negativos com relação à melhora clínica do paciente.[22,23]

Estudos mostraram correlação direta da gravidade do paciente no pré-transplante, avaliado pelos escores PELD (pediátrico) e MELD (adultos e adolescentes), com a diminuição da diversidade microbiana. Níveis baixos de *Bifidobacterium/Enterococcus* foram associados a alta pontuação do MELD.[22,23] Chen et al.[24] demonstraram que pacientes hospitalizados e com grave descompensação hepática apresentaram diversidade da microbiota distinta, mostrando que esses táxons desempenharam um papel no desenvolvimento das complicações, como encefalopatia hepática e piora clínica. Sabemos que uma das complicações mais significativas pré e pós-transplante hepático são as infecções, causadas principalmente por bactérias originárias do trato gastrointestinal, com taxas altas de infecções bacterianas.

Há poucos estudos referentes ao papel da microbiota intestinal no transplante hepático, principalmente em crianças. A atresia biliar é a principal indicação de transplante hepático na infância. A cirurgia de Kasai está indicada ainda nos dois primeiros meses de vida para restaurar o fluxo biliar. O transplante de fígado é reservado aos pacientes com insucesso pós-cirurgia de Kasai ou complicações da hipertensão portal. Song et al. demonstraram, no pós-transplante hepático, uma melhora da disbiose e do metabolismo funcional em crianças com atresia biliar. Os microrganismos contribuintes foram *Streptococcus* sp. e *Veillonella* spp. Os autores encontraram um aumento de bactérias produtoras de ácidos graxos de cadeia curta e uma diversidade dos ácidos biliares. Resumindo, o transplante hepático em crianças com atresia biliar pode melhorar significativamente a microbiota intestinal.[25]

CONCLUSÃO

O fígado e o intestino têm uma conexão estreita pelo meio do eixo intestino-fígado. A destruição da barreira intestinal e o desequilíbrio da microbiota intestinal são fatores iniciadores que causam lesões hepáticas em vários graus de gravidade. Nos diferentes tipos ou estágios de doenças hepáticas, a composição da microbiota intestinal é muito importante. Produtos bacterianos como LPS, AGCC, ácidos biliares e outros metabólitos são os principais sinais indutores de respostas imunes no tecido hepático.

O tratamento direcionado à microbiota intestinal, com antibióticos, probióticos, prebióticos, simbióticos e transplante de microbiota fecal, é uma estratégia importante, sendo sua eficácia já confirmada em experimentos com animais, apesar de ainda haver poucos estudos clínicos em humanos mostrando seu efeito benéfico nas diversas doenças hepáticas; em transplantados os estudos mostraram resultados não satisfatórios.

REFERÊNCIAS

1. Kho ZY, Lal SK. The human gut microbiome - a potential controller of wellness and disease. Front Microbiol. 2018;9:1835.
2. Chopyk DM, Grakoui A. Contribution of the intestinal microbiome and gut barrier to hepatic disorders. Gastroenterol. 2020;159:849-63.
3. Cui Y, Wang Q, Chang R, Zhou X, Xu C. Intestinal barrier function-non-alcoholic fatty liver disease interactions and possible role of gut microbiota. J Agric Food Chem. 2019;67:2754-62.
4. Turner JR. Intestinal mucosal barrier function in health and disease. Nat Rev Immunol. 2009;9:799-809.
5. Wang L, Cao ZM, ZhangLL, Li JM, Lv WL. The role of gut microbiota in some liver diseases: from an immunological perspective. Front Immunol. 2022;13:923599.
6. Ridlon JM, Harris SC, Bhowrnik S, Kang DJ, Hylemon PB. Consequences of bile salt biotransformations by intestinal bacteria. Gut microbes. 2016;7:22-39.
7. Albillos A., Gottardi AD, Rescigno M. The gut-liver axis in liver disease: pathophysiological basis for therapy. J Hepatol. 2020;72:558-77.
8. Wahlström A, Sayin SI, Marschall UH, Bäckhed F. Intestinal crosstalk between bile acids and microbiota and its impact on host metabolism. Cell Metab. 2016;24(1):41-50.
9. Liwinski T, Heinemann M, Schramm C. The intestinal and biliary microbiome in autoimmune liver disease-current evidence and concepts. Semin Immunopathol. 2022;44:485-507.
10. Liu J, Yang D, Wang X, Asare PT, Zhang Q, Na L, et al. Gut microbiota targeted approach in the management of chronic liver diseases. Front Cell Infect Microbiol. 2022;12:774335.
11. Wei Y, Li Y, Yan L, Sun C, Miao W, Wang Q, et al. Alterations of gut microbiome in autoimmune hepatitis. Gut. 2020;69:569-77.
12. Liwinski T, Casar C, Ruehlemann MC, Bang C, Sebode M, Hohenester S, et al. Disease-specific decline of the relative abundance of Bifidobacterium in patients with autoimmune hepatites. Aliment Pharmacol Ther. 2020;51(12):1417-28.

13. Cheng Z, Yang L, Chu H. The gut microbiota: a novel player in autoimmune hepatitis. Front Cell Infect Microbiol. 2022;12:947382.
14. Little R, Wine E, Kamath BM, Griffiths AM, Ricciuto A. Gut microbiome in primary sclerosing cholangitis: a review. World J Gastroenterol. 2020;26(21):2768-80.
15. Cortez RV, Moreira LN, Padilha M, Bibas MD, Toma R, Porta G, et al. Gut microbiome of children and adolescents with primary sclerosing cholangitis in association with ulcerative colitis. Front Immunol. 2021;11:598152.
16. Kobayashi T, Iwaki M, Nakajima A, Nogamoa A, Yoneda M. Current Research on the pathogenesis of NAFLD/NASH and the gut-liver axis: gut microbiota, dysbiosis, and leaky-gut syndrome. Int J Mol Sci. 2022;23(19):11689.
17. Wong VW, Chitturi S, Wong GL, Yu J, Chan HLY, Farrell GC. Pathogenesis and novel treatment options for non-alcoholic steatohepatitis. Lancet Gastroenterol Hepatol. 2016;1:56-67.
18. Chen J, Zhao KN, Vitetta L. Effects of intestinal microbial-elaborated butyrate on oncogenic signaling pathways. Nutrientes. 2019;11:2-26.
19. Trebicka J, Macnaughtan J, Schnabl, Shawcross DL, Bajaj JS. The microbiota in cirrhosis and its role in hepatic decompensation. J Hepatol. 2021;75(Suppl1):S67-S81.
20. Aron-Wisnewsky J, Vigliotti C, Witjes J, Le P, Holleboom AG, Verheij J, et al. Gut microbiota and human NAFLD: Disentangling microbial signatures from metabolic disorders. Nat Rev Gastroenterol Hepatol. 2020;17(5):279-97.
21. Harte AL, da Silva NF, Creely SJ, McGee KC, Billyard T, Youssef-Elabd EM, et al. Elevated endotoxin levels in non-alcoholic fatty liver disease. J Inflamm. 2010;7:1-10.
22. Bajaj JS. The role of microbiota in hepatic encephalopathy. Gut Microbes. 2014;5:397-403.
23. Ancona G, Alagna L, Lombardi A, Palomba E, Castelli V, Renisi G, et al. The interplay between gut microbiota and the immune system in liver transplant recipients and its role in infections. Infect Immunol. 2021;89:e00376-21.
24. Chen Y, Guo J, Qian G, Fang D, Shi D, Guo L, et al. Gut dysbiosis in acute-on-chronic liver failure and its predictive value for mortality. J Gastroenterol Hepatol. 2015;30:1429-37.
25. Song W, Sun LY, Zhu ZJ, Wei L, Qu W, Zeng Z-G, et al. Characteristics of gut microbiota in children with biliary atresia after liver transplantation. Front Physiol. 2021;12:704313.

16

Eixo intestino-rim

Tadeu Fernando Fernandes

DESTAQUES

- A disbiose intestinal está ligada ao desenvolvimento de várias doenças, incluindo obesidade, câncer, diabetes e doenças inflamatórias intestinais, cardiovasculares e renais.
- O eixo intestino-rim descreve a relação bidirecional entre a microbiota intestinal e a função renal, em que a disbiose intestinal contribui para a progressão de doenças renais por meio da produção de toxinas urêmicas, e a disfunção renal, por sua vez, afeta a microbiota intestinal.
- A dieta tem impacto significativo na composição do microbioma intestinal, com padrões alimentares em longo prazo influenciando a identidade dos enterótipos bacterianos, como os ricos em Bacteroides, Prevotella e Ruminococos.
- As abordagens terapêuticas para melhorar a disbiose intestinal em pacientes com doença renal crônica incluem o uso de probióticos, prebióticos e simbióticos, além de intervenções dietéticas específicas para equilibrar a ingestão de nutrientes e reduzir a produção de toxinas urêmicas.

INTRODUÇÃO

A microbiota no intestino humano saudável é composta de uma comunidade formada por mais de 100 trilhões de células microbianas de mais de 1.000

espécies diferentes. O microbioma intestinal é composto de bactérias, vírus, protozoários e fungos, constituindo um complexo genético com mais de 3,3 milhões de genes procarióticos.[1,2]

No estado de equilíbrio, esses micróbios vivem em regime comensal de relacionamento com seu hospedeiro, modulando o sistema imune, protegendo-o contra patógenos intestinais, regulando o metabolismo endógeno de carboidratos e lipídeos e, de modo geral, contribuindo para a homeostase nutricional.[3]

As alterações nos microbiomas do homem estão cada vez mais ligadas ao desenvolvimento de diversas doenças, como obesidade, câncer, diabetes, doença inflamatória intestinal, doenças cardiovasculares e doenças renais.[4,5]

A disbiose intestinal tem sido implicada na progressão de várias doenças renais.[6,7] O eixo gastrointestinal-rim fornece características intrigantes na gênese de diversas doenças que o envolvem. O desequilíbrio da microbiota intestinal é frequentemente observado em estados urêmicos característicos da retenção de toxinas urêmicas, a maioria das quais deriva da fermentação desequilibrada de metabólitos de nitrogênio. Essas toxinas urêmicas contribuem para a progressão e complicações da doença renal crônica (DRC).[6,7]

A DRC é um problema de saúde pública, caracterizada pela alteração estrutural e/ou funcional e consequente redução da função renal. Essa alteração envolve a presença de proteinúria, a retenção progressiva de compostos orgânicos com acúmulo de metabólitos (toxinas urêmicas) e a perda da capacidade de filtrar o sangue e manter a homeostase.[4,5]

Sem sombra de dúvida a investigação da interligação intestino-rim consiste em uma das áreas de pesquisa mais avançadas, com implicações potenciais em nossa saúde.[5-7]

O MICROBIOMA INTESTINAL

Há uma infinidade de estudos sobre o microbioma intestinal humano, uma vez que é um dos mais ricos e diversos. O intestino mantém um papel fundamental na absorção de nutrientes e na síntese de substâncias, como vitaminas, aminoácidos e enzimas, além da produção de ácidos graxos de cadeia curta (AGCC), como o acetato, o butirato e o propionato provenientes da fermentação de carboidratos pela microbiota intestinal, substâncias fundamentais que atuam como fonte de energia para os colonócitos, entre inúmeras funções.[8]

Os AGCC, além de melhorar a integridade epitelial do cólon fornecendo energia às células, também participam dos processos de imunomodulação, atuando ainda como um escudo contra agentes patogênicos.[8,9]

Dois principais mecanismos de sinalização são realizados pelos AGCC:[10]

- Ativação de receptores acoplados à proteína G (GPCR): esse é o local de ligação dos AGCC e da modulação na sinalização dos processos de metabolismo, inflamação e doenças em geral.
- Inibição de histonas desacetilases (HDAC): os AGCC afetam a fisiologia das células epiteliais intestinais por inibição das histonas desacetilases (HDAC), levando à remodelação da cromatina e a mudanças no processo de transcrição do material genético, tendo efeito antiproliferativo e resultados anti-inflamatórios documentados *in vitro* e *in vivo* nos modelos de inflamação.

O Projeto Microbioma Humano, nos Estados Unidos,[11] e o consórcio MetaHIT,[12] na Europa, conseguiram caracterizar a composição de comunidades bacterianas nos diversos ecossistemas humanos de várias regiões do mundo, e, assim, foram capazes de agrupar os metagenomas fecais humanos em três enterótipos diferentes, que foram identificados por quantidades relativas de qualquer um dos três gêneros dominantes:[13]

- Enterótipo 1: caracterizado por altos níveis de Bacteroides.
- Enterótipo 2: apresentou importante população de *Prevotella* e poucos Bacteroides.
- Enterótipo 3: com altos níveis de Ruminococos.

A análise desses enterótipos mostrou que eles não são influenciados por idade, etnia, sexo e índice de massa corporal (IMC). Entretanto, a dieta em longo prazo apresentou-se como fator crucial para a identidade do microbioma intestinal.[13,14]

O enterótipo 1, rico em Bacteroides, foi fortemente associado ao consumo de proteínas animais e gorduras saturadas.[14]

O enterótipo 2, rico em *Prevotella*, foi associado com dieta à base de carboidratos, composta de açúcares simples e fibras.[14]

O enterótipo 3 parece estar fortemente relacionado com o estado de saúde individual.[14]

Embora não se saiba se os enterótipos podem estar associados à predisposição a determinados estados de doença, esses achados sugerem que os padrões alimentares em longo prazo podem afetar o estado do enterótipo, a conexão nutrição-microbioma e a fisiopatologia em indivíduos suscetíveis à doença.[13,14]

A evolução do microbioma intestinal e suas mudanças foram extensivamente estudadas desde o recém-nascido até a idade adulta.[15,16] Concluiu-se que vários fatores influenciam na magnitude da colonização bacteriana em mosaico, que está em perfeito equilíbrio em pessoas saudáveis, um estado chamado simbiose. Entre esses fatores de risco, devem-se destacar estresse, tipo de alimentação, influências do meio ambiente, equilíbrio hormonal e predisposição genética, em conjunto apontados como importantes determinantes da eubiose intestinal.[14-16]

Desequilíbrios quantitativos e, sobretudo, qualitativos, como a perda na diversidade microbiana, conhecida como disbiose, estão intimamente associados à gênese de várias doenças.[17,18]

Neste capítulo, o foco será a associação patogênica entre a disbiose intestinal e as doenças renais, também chamada disbiose no eixo intestino-rim.

O MICROBIOMA URINÁRIO

O estudo da importância do microbioma do trato urinário despertou interesse nos últimos anos, em contraste com a velha crença de que o trato urinário é estéril. Estudos demonstraram que o trato urinário tem uma microbiota específica, com papel dinâmico na manutenção de um sistema urinário saudável por causa de sua capacidade metabólica.[19-21]

O rim é considerado estéril em ambos, homens e mulheres. Bactérias encontradas em locais distais ao rim, como bexiga e uretra, parecem influenciar a saúde urológica de múltiplas maneiras.[21]

É digno de nota que o trato urinário não foi incluído inicialmente no estudo global do microbioma humano,[11,12] por se considerar antiético proceder a biópsias de bexiga ou aspirados suprapúbicos de pessoas saudáveis a fim de caracterizar a composição da microbiota. Entretanto, *Lactobacillus* e *Streptococcus* são os gêneros relatados com mais frequência na microbiota urinária.[19]

Surpreendentemente, alguns gêneros de bactérias foram detectados apenas por culturas (*Trueperella*), enquanto outros apenas via sequenciamento genético (*Atopobium*). As limitações dos métodos devem explicar essas diferenças, já que diversas cepas bacterianas não crescem em urocultura quantitativa e o sequenciamento do 16S rRNA não distingue seres vivos de bactérias mortas.[20-22]

No entanto, os cientistas sustentam a importância do sequenciamento 16S rRNA, pois este combina a presença de bactérias vivas e mortas como uma característica dos micróbios que uma vez prevaleceram na microbiota.[11] Além disso, a coleta de urina de jato médio, que é considerada globalmente estéril, utilizando o sequenciamento 16S rRNA, mostra predominância de *Lactobacillus* em mulheres e *Corynebacterium* em homens.[23]

Certamente, os resultados descritos são pelo menos esperados, primeiro em razão da brevidade e da proximidade da uretra feminina da vagina, na qual habitam populações importantes de *Lactobacillus* e, depois, pela estrutura anatômica do sistema genital masculino, que é colonizado por *Corynebacterium* proveniente provavelmente da microflora da pele.[24]

O EIXO INTESTINO-RIM

Quando uma situação de disbiose se estabelece na microbiota intestinal ocorre ruptura do efeito barreira oferecido pelo intestino. Estudos relatam a passagem de representantes da colonização intestinal para outros locais extraintestinais, incluindo o rim. Essa translocação bacteriana pode estar associada a disbiose bacteriana, supercrescimento bacteriano e uma baixa resposta imunológica do hospedeiro.[25,26]

Entretanto, o que mais impacta nesse eixo intestino-rim é a produção, pela microbiota intestinal, de muitos solutos urêmicos ou toxinas urêmicas, como:

- O indoxil sulfato (IS), uma toxina urêmica ligada à proteína derivada do metabolismo do triptofano presente na dieta (o triptofano é metabolizado em indol por bactérias intestinais e, após a absorção intestinal, é convertido em IS no fígado, sendo excretado pelos rins por meio de secreção tubular proximal).[27]
- O p-cresil sulfato (PCS), uma toxina urêmica de baixo peso molecular, com elevada afinidade para proteínas, originada do catabolismo da tirosina e da fenilalanina por microrganismos intestinais. O acúmulo de PCS produz efeitos tóxicos *in vitro* e *in vivo* com possíveis impactos clínicos, por se tratar de um grande contribuinte para o desenvolvimento de complicações cardiovasculares urêmicas.[28]

- O N-óxido de trimetilamina (TMAO), que é produzido pela microbiota intestinal após metabolizar alimentos, principalmente de origem animal, nos quais são encontrados diversos nutrientes, como fosfatidilcolina, colina, carnitina, betaína, dimetilglicina e ergotioneína, que, quando não são totalmente absorvidos, acabam sendo utilizados como substrato pelas bactérias intestinais, gerando a produção de trimetilamina (TMA); posteriormente, esse produto é absorvido pelo cólon seguindo pela circulação portal, e no fígado sofre mais uma reação, levando à formação do TMAO. As concentrações séricas de TMAO e TMA estão aumentadas em pacientes com função renal reduzida, como pacientes em hemodiálise (HD), em comparação com indivíduos saudáveis. A Figura 1 mostra a formação de TMA e TMAO e suas ações em várias patologias.[29]

Em contrapartida, o rim também influencia a microbiota intestinal. Em situações de disfunções renais com o aumento na concentração da ureia plasmática, observa-se uma ação direta sobre a microbiota intestinal, que entra em disbiose.[26]

A doença renal crônica (DRC) caracteriza-se pela redução progressiva da filtração glomerular e/ou presença de proteinúria e subsequente retenção progressiva de compostos orgânicos, denominados toxinas urêmicas.[30]

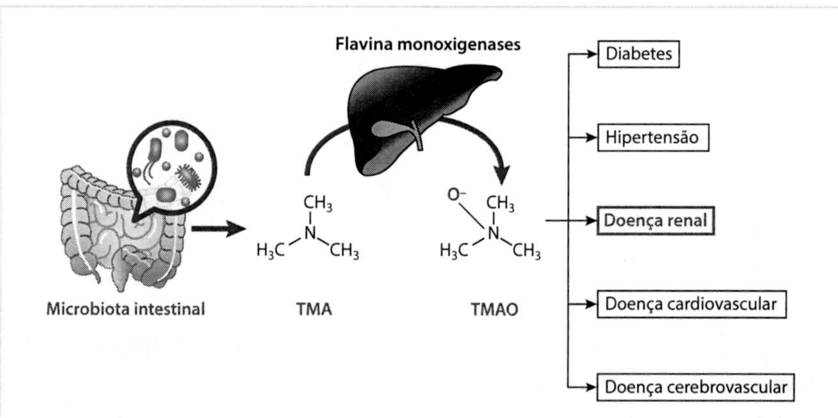

FIGURA 1 N-óxido de trimetilamina (TMAO) e suas associações com diversas doenças.

TMA: trimetilamina.

Fonte: adaptada de Gungor et al., 2023.[29]

Os solutos de retenção urêmica, além da ação sobre a microbiota intestinal, também podem causar baixo fluxo sanguíneo renal, prurido, fadiga, distúrbio mineral ósseo, dano neurológico e comprometimento cardiovascular em pacientes com DRC.[25,30]

Essa interligação patogênica entre a microbiota intestinal e doenças renais é chamada eixo intestino-rim,[27] representada esquematicamente na Figura 1,[29] e parece estar implicada em uma ampla gama de manifestações clínicas, como DRC, lesão renal aguda (LRA), hipertensão arterial, nefrolitíase, nefropatia por imunoglobulina A (IgA), complicações da hemodiálise e diálise peritoneal.[7,26,31]

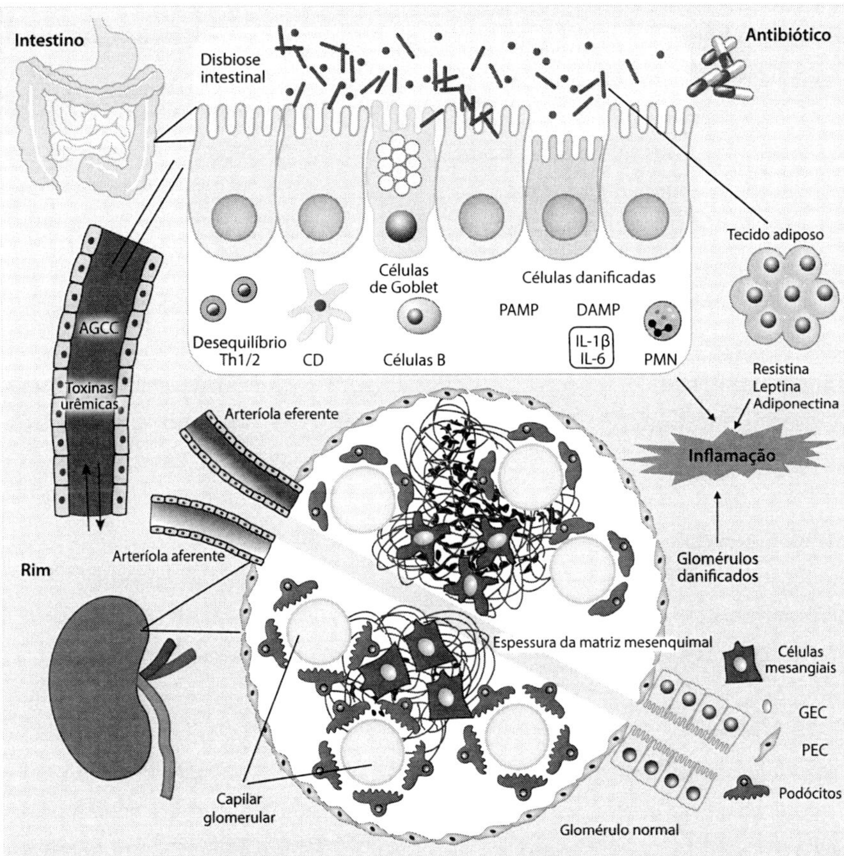

FIGURA 2 Eixo intestino-rim.

AGCC: ácidos graxos de cadeia curta; CD: células dendríticas; GEC: *glomerular endothelial cell*; PEC: *parietal epithelial cells*; PMN: *polymorphonuclear neutrophils*.

Fonte: adaptada de Stavropoulou et al., 2021.[32]

Como mostra a Figura 2,[32] na DRC há diminuição na função renal que leva ao acúmulo de vários compostos no sangue, conhecidos como toxinas urêmicas. O aumento das concentrações sanguíneas dessas toxinas promove a síndrome urêmica, que compreende inúmeros distúrbios de órgãos e disfunções celulares.[33,34] A disbiose intestinal ocasiona quadro inflamatório local e sistêmico com repercussões sobre o rim, principalmente em pacientes com DRC, que, por sua vez, cursam com produção elevada de toxina ou solutos urêmicos que amplificam a disbiose intestinal, prejudicando ainda mais a produção dos AGCC que atuam como fator de proteção.[32]

Em pacientes com DRC, relatou-se redução da motilidade intestinal, aumento da permeabilidade intestinal, supercrescimento bacteriano, translocação bacteriana e inflamação de origem intestinal, que são consistentes com o quadro de disbiose.[33-35]

Embora a principal causa da disbiose intestinal em pacientes com DRC permaneça desconhecida, há evidências de que uma dieta pobre em fibras e baixo teor proteico, associada à necessária restrição do consumo de vegetais e frutas para evitar hipercalemia e sobrecarga hídrica no paciente com DRC, amplifique os fatores que predispõem à disbiose, como lentidão do trânsito intestinal, edema da parede intestinal, diminuição da motilidade do cólon e aumento da acidose metabólica decorrente da escassez de fibras. Além disso, a doença renal impõe aumento da ingestão de medicamentos orais (suplementação de ferro e vitamina D, agentes quelantes de potássio e fosfato, diuréticos), que induz a sobrecarga gastrointestinal pró-inflamatória.

Outro fator de agravo é ter a função renal reduzida com alteração da bioquímica no ambiente intestinal e consequente modificação e desequilíbrio da microbiota. A DRC pode favorecer o crescimento de bactérias produtoras de toxinas urêmicas.[35-37]

Paralelamente, a redução de bactérias fermentadoras dos carboidratos leva à diminuição na produção de ácidos graxos de cadeia curta (AGCC) benéficos, que estão envolvidos em processos de regulação do metabolismo glicêmico e lipídico, resposta do sistema imune, pressão arterial e função barreira do intestino.[33-35]

Alterações no eixo intestino-rim (Figura 3) podem afetar adversamente o desenvolvimento da DRC e aumentar o risco de comorbidades, como doenças cardiovasculares, que são a principal causa de mortalidade em pacientes com DRC.[33]

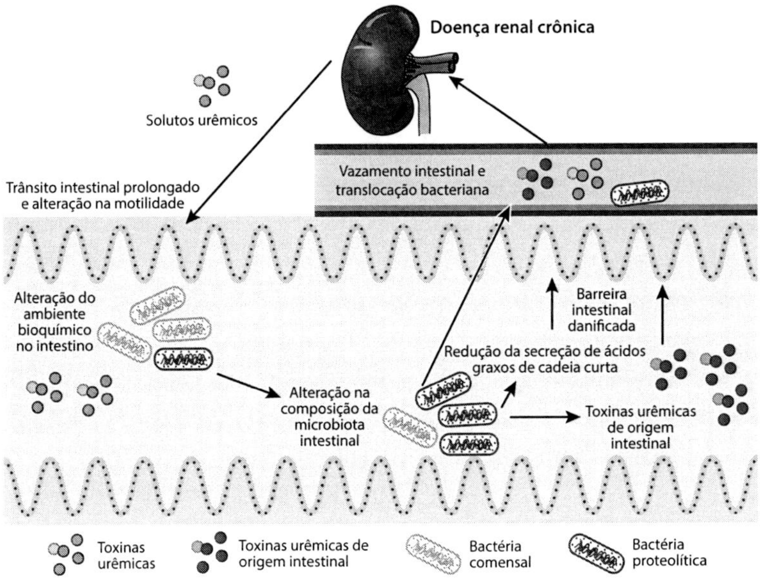

FIGURA 3 Ação dos solutos urêmicos sobre a microbiota intestinal e consequentes repercussões sobre a motilidade intestinal e efeito barreira.
Fonte: adaptada de Bartochowski et al., 2022.[33]

DOENÇA RENAL CRÔNICA E SUAS REPERCUSSÕES SOBRE A MICROBIOTA INTESTINAL

Em pacientes com DRC, o epitélio intestinal tem suas funções comprometidas, entre elas a capacidade de atuar como barreira e de contribuir para a homeostase intestinal. Além disso, dados da literatura demonstraram que alterações na barreira intestinal contribuem para a inflamação sistêmica em pacientes com DRC.[34]

A disfunção do epitélio intestinal pode ser explicada, ao menos em parte, pelos efeitos induzidos pela uremia resultante da DRC sobre as células epiteliais do intestino, como os enterócitos e os colonócitos.[34]

A DRC é uma doença incurável na qual a função renal diminui gradualmente, resultando em nenhum sintoma perceptível durante os estágios iniciais e em distúrbio com risco de vida nos estágios mais avançados. As alterações que acompanham a insuficiência renal influenciarão a microbiota intestinal, que levará às alterações metabólicas que ampliam o efeito prejudicial ao hospedeiro, criando um círculo vicioso.[32]

A perda progressiva ou insuficiência da função renal tem efeito na concentração sanguínea de diferentes substâncias nocivas que geralmente são metabolizadas e excretadas pelos rins. Essas substâncias, assim como altas concentrações de ureia, acumulam-se no sangue ocasionando a uremia. Nesse ambiente urêmico, várias bactérias intestinais produtoras de ureases são capazes de converter ureia em amônia, que, por sua vez, leva a mudanças no pH luminal, resultando em um quadro conhecido como enterocolite urêmica.[38,39]

A DRC viola o equilíbrio entre a microbiota normal e os patógenos intestinais, permitindo seu crescimento excessivo. Como resultado, temos a ruptura da barreira intestinal em razão da disfunção das *tight junctions* (TJ), estreitas junções formadas por complexos proteicos entre os enterócitos que desempenham importante função na regulação da permeabilidade paracelular. Elas evitam a passagem de solutos e água, formando canais seletivos, fato que permite que bactérias intestinais se transloquem para outros órgãos.[40]

Além disso, os lipopolissacarídeos (LPS) provenientes da parede celular de bactérias Gram-negativas amplificam a disfunção das TJ, e, diante desse processo inflamatório localizado, com um expressivo estresse oxidativo e comprometimento do sistema imune intestinal, ocorre a liberação de citocinas inflamatórias por causa da excessiva estimulação das células dendríticas e consequente ativação da resposta linfocitária por células T inflamatórias Th17/Th1.[41]

Nesse ambiente inflamatório, tem-se maior prevalência de bactérias anaeróbias, que passam a fermentar os alimentos ricos em tirosina e triptofano gerando, respectivamente, as toxinas urêmicas p-cresil sulfato (PCS), indoxil sulfato (IS) e N-óxido de trimetilamina (TMAO), conhecidos solutos urêmicos que são eliminados pelos rins pela via tubular.[42]

Níveis aumentados de PCS, IS e TMAO são indicativos de insuficiência renal e progressão da DRC. Além disso, essas toxinas têm efeitos deletérios em diferentes tecidos do corpo e também efeito tubular renal, como distúrbios de coagulação, ativação de leucócitos, disfunção endotelial, fibrose cardíaca, hipertrofia cardíaca, doenças cardiovasculares, mortalidade cardiovascular, aterosclerose, resistência à insulina e redução da massa gorda.[41,42]

É digno de nota também que, por causa do estresse oxidativo predominante nos osteoblastos, o IS impede a formação óssea, o que contribui para a doença do metabolismo ósseo.[43]

Portanto, por causa da disbiose intestinal, os benefícios da microbiota dominada por *Bifidobacterium* e *Lactobacillus* desaparecem gradualmente com consequente queda nos AGCC e nos níveis de ácidos biliares, elementos que são importantes fontes de energia para os colonócitos, além de desempenhar papel relevante na integridade epitelial.[34,44]

Está evidente a relação bidirecional entre a disbiose e a DRC. A microbiota intestinal interage com o funcionamento renal por diferentes mecanismos complexos, incluindo sua influência no sistema imune e na derivação de toxinas urêmicas. Entretanto, o intestino tem outras inter-relações; agora está sendo motivo de estudos o chamado eixo intestino-cérebro-rim, em que se associa a DRC com desregulação imunológica, distúrbio metabólico e ativação simpática, todos fatores ligados à disbiose intestinal.[34,44,45]

O *crosstalk* é alcançado pelos efeitos dos metabólitos disbióticos na imunidade intestinal e renal, pela ruptura da barreira intestinal induzida por inflamação e pelo influxo resultante de metabólitos disbióticos no rim pela circulação.[45,46]

Estudos apontam que a modulação intestinal, visando ao aumento da produção de ácidos graxos de cadeia curta e à redução da endotoxemia por lipopolissacarídeos, pode retardar a deterioração da função renal, prevenindo ou contribuindo para o tratamento da DRC e de suas complicações.[45,46]

Abordagens terapêuticas

Restaurar o equilíbrio da microbiota intestinal parece ser a pedra angular para melhorar a disbiose intestinal que leva a disfunção imunológica, inflamação e doença renal.[32]

A dieta é importante na formação da microbiota intestinal. Em pacientes com DRC grave, restrições dietéticas rigorosas são impostas para prevenir hipercalemia e sobretaxa de oxalato. Consequentemente, essas restrições alimentares poderiam influenciar as funções da microbiota. Some-se a isso o fato de esses pacientes estarem tomando, sistematicamente, agentes ligantes de fosfato para limitar a absorção de fosfato, além do uso de antibióticos para tratar as frequentes infecções urinárias, o que afeta de modo significativo a microbiota intestinal, ocasionando um grave quadro de disbiose.[39]

Em consonância com o exposto, são propostas várias abordagens visando reduzir as toxinas urêmicas e, consequentemente, melhorar a microbiota intestinal. Probióticos, prebióticos e simbióticos foram administrados como terapia adjuvante, visando restaurar a microbiota intestinal e, assim, reduzir os níveis de toxinas urêmicas no sangue, com bons resultados.[48]

O uso de probióticos pode favorecer o enriquecimento da microbiota intestinal, estimulando a melhora imunológica, recuperando a permeabilidade da barreira intestinal e promovendo efeitos anti-inflamatórios, corrigindo a disbiose, o que pode ter efeito benéfico na DRC.[49]

Estudos de revisão recentes que analisaram o uso de probióticos em pacientes com DRC evidenciaram efeitos favoráveis na redução de biomarcadores de estresse oxidativo (malonaldeído), inflamação (interleucina-6), ureia, p-cresol, amônia, entre outros benefícios.[50,51]

Estudo brasileiro avaliou a suplementação oral com probióticos em pacientes com DRC em hemodiálise. Foi um ensaio clínico, duplo-cego, randomizado com 70 pacientes em hemodiálise, dos quais 32 receberam suplemento de probióticos e 38, placebo.[49]

Inicialmente ocorreram a coleta de sangue e a suplementação oral com probióticos ou placebo durante três meses. O suplemento probiótico foi composto da combinação de quatro cepas de bactérias Gram-positivas encapsuladas: *Lactobacillus plantarum A87*, *Lactobacillus rhamnosus*, *Bifidobacterium bifidum A218* e *Bifidobacterium longum A101*, sendo uma cápsula do suplemento ao dia, durante três meses. Após esse período foram feitas novas coletas de sangue para dosagem dos biomarcadores inflamatórios.[49]

Os resultados evidenciaram que o uso de probióticos em pacientes com DRC em hemodiálise associou-se a uma redução dos níveis de marcadores de lesão endotelial (syndecan-1) e melhora de parâmetros laboratoriais, como glicemia, hematócrito e hemoglobina.[49]

Entretanto, não se pode atribuir esse fato somente à suplementação com probióticos, uma vez que os pacientes em diálise também recebem tratamento para anemia, uma complicação frequente da DRC.[49]

O syndecan-1 é um dos principais componentes do glicocálice endotelial, e a clivagem de seus domínios extracelulares libera sua forma solúvel no plasma. Sua expressão no sistema imune e a liberação em níveis séricos aumentam com estímulos inflamatórios ou quando ocorre lesão do glicocálice endotelial, condição presente no DRC em terapia hemodialítica. Corroborando com os resultados apresentados nesse estudo sobre a significativa redução dos escores histológicos do syndecan-1, Le e Yang[52] relataram em estudo que dois dos gêneros mais amplamente estudados que se mostraram eficazes no alívio da inflamação gastrointestinal foram *Lactobacillus* e *Bifidobacteria* e que estas exibiram efeitos terapêuticos na inflamação gastrointestinal por suas funções modulatórias contra citocinas inflamatórias.[49,52]

A redução observada nos níveis de syndecan-1 pode representar uma evidência do efeito da suplementação com probióticos na redução da inflamação endotelial, o que representa, indiretamente, uma redução do risco cardiovascular. Ainda existem poucos estudos sobre a relação da microbiota e o syndecan-1, mas há evidências de que este tem papel importante na lesão de isquemia-reperfusão intestinal.[46,49]

A conclusão do estudo citado mostrou que o uso de probióticos na DRC avançada esteve associado à redução dos níveis de syndecan-1 e glicemia, sinalizando possível melhora no metabolismo e redução do processo inflamatório sistêmico. Entretanto, os autores afirmam que mais estudos são necessários para a avaliação dos efeitos sistêmicos da suplementação com probióticos, sobretudo com relação aos possíveis efeitos benéficos cardiovasculares.[46]

Estudo recente mostrou que a correção da flora intestinal com *L. acidophilus*, *B. longum* e *S. Thermophilus* por um período de no mínimo 12 semanas melhorou a qualidade de vida de pacientes em hemodiálise.[53]

Entretanto, os riscos do uso de probióticos em pacientes em hemodiálise seguem pouco explorados até o momento. Para a população em geral, os probióticos podem, teoricamente, resultar nos seguintes efeitos colaterais: infecções sistêmicas, atividades metabólicas deletérias, estimulação imune excessiva em indivíduos suscetíveis e transferência de genes.[49]

A OMS/FAO recomenda que novas cepas sejam avaliadas quanto à segurança em estudos humanos para avaliar efeitos colaterais. Assim, é fundamental que a prescrição de probióticos seja sempre pautada em evidência científica e individualização para condição clínica de cada paciente.[54]

Outra abordagem para tentar melhorar a disbiose de pacientes com DRC é a terapia nutricional. Assim, como já mencionado, a presença de DRC é uma das causas da disbiose intestinal e vários mecanismos contribuem para esse evento. A uremia desempenha papel importante na disbiose, pois, por um lado, reduz a capacidade de assimilar proteínas, resultando em mais proteínas intactas atingindo o cólon. Portanto, é utilizado preferencialmente como fonte de energia para bactérias, favorecendo o crescimento de microrganismos proteolíticos e modulando os sacarolíticos.[55]

Por sua vez, por causa da diminuição da capacidade dos rins de excretar a ureia produzida durante o metabolismo das proteínas, os níveis plasmáticos aumentam, facilitando seu fluxo para o lúmen intestinal. Isso facilita o desenvolvimento e a proliferação dos microrganismos produtores de urease visando degradar a ureia em amônia.[55,56]

Diante desse quadro, é importante que pacientes com doenças renais crônicas tenham uma alimentação equilibrada e composta de alimentos que os auxiliem a ter uma vida de qualidade. Recomenda-se um plano alimentar que seja compartilhado em seis refeições, equilibradas entre três pratos principais e três lanches menores.[55]

A Sociedade Brasileira de Nefrologia recomenda que todo paciente que apresente taxa de filtração glomerular < 60 mL/min deva fazer um acompanhamento ambulatorial com nutricionista e/ou com um médico nutrólogo, a fim de receber orientações e acompanhar sua evolução clínica. Nessa fase, existem orientações específicas quanto à alimentação, especialmente no que tange à qualidade da ingestão proteica, com restrição parcial de alguns alimentos ricos em fósforo e potássio. Os valores de fósforo, potássio e paratormônio podem estar limítrofes ou pouco aumentados, de acordo com o caso específico. Os objetivos nessa fase são: minimizar sintomas urêmicos, como náuseas, fraqueza e perda do apetite; retardar a progressão da doença e manter o estado nutricional até a necessidade de iniciar o programa regular de diálise, se assim for necessário.[57]

A dieta para esse tratamento é baseada na restrição de proteínas da alimentação e existem dois tipos desse regime. O primeiro é uma dieta convencional restrita em proteínas, na qual se reduz pela metade o consumo principalmente de leite, seus derivados e carnes. O segundo regime é uma dieta muito restrita em proteínas, suplementada com aminoácidos essenciais e cetoácidos, praticamente eliminando os alimentos de origem animal, como carnes em geral (vermelha e branca), ovos e laticínios.[57]

Outros alimentos que não são de origem animal, mas que contêm proteínas, devem ter sua ingestão reduzida, com destaque para a soja e todas as outras leguminosas. Em troca da ingestão de proteínas de origem animal o paciente ingere os comprimidos dos aminoácidos e cetoácidos rigorosamente calculados. A cetodieta, como é chamada, reduz as toxinas do sangue que os rins não conseguem mais eliminar, retardando a progressão da doença renal e, consequentemente, o início de diálise.[57]

Por fim, com relação ao uso de probióticos na DRC, pode-se afirmar que a definição das doses, a escolha das cepas e o tempo de uso variam na literatura e seguem incertas, o que dificulta a análise de sua eficácia em pacientes em hemodiálise ou não. Indubitavelmente, a definição dessas variáveis poderá contribuir para a utilização dessa ferramenta no desafiador tratamento da DRC. Ainda, associar o uso de probióticos com intervenções dietéticas eficazes é fundamental, e estudos futuros devem considerar essa associação.

CONCLUSÃO

Neste capítulo pretende-se esclarecer o *crosstalk* entre o microbioma intestinal humano e a doença renal crônica. A disbiose intestinal leva a distúrbios metabólicos, inflamação, imunossupressão e acúmulo de toxinas urêmicas, que agravam os quadros de insuficiência renal.

Novas estratégias terapêuticas para restauração da microbiota desequilibrada envolvem probióticos, prebióticos, simbióticos e a questionável terapia de transplante de microbiota.

Abordagens de modulação microbiana parecem ser um padrão-ouro para profilaxia e terapia, especialmente após o uso de múltiplos ciclos de antibióticos. No entanto, a implementação dessas terapias deve ser aplicada com atenção, seguindo rigorosos critérios de seleção, eficácia e segurança.

Destaca-se aqui a necessidade de avançar nas abordagens clínicas, com investimentos em estudos clínicos constituídos por grandes amostras de pacientes renais, assim como pesquisas para enriquecer nosso conhecimento sobre o novo e intrigante eixo rim-intestino e, assim, empreender abordagens terapêuticas eficazes e seguras visando à qualidade/quantidade de vida de pacientes que vivenciam esses distúrbios.

REFERÊNCIAS

1. De Sordi L, Khanna V, Debarbieux L. The gut microbiota facilitates drifts in the genetic diversity and infectivity of bacterial viruses. Cell Host Microbe. 2017;22(801-808):e803.
2. Prescott S. History of Medicine: origin of the term microbiome and why it matters. Hum Microb J. 2017;4:24-5.
3. Rooks MG, Garrett WS. Gut microbiota, metabolites and host immunity. Nat Rev Immunol. 2016;16:341-52.
4. Li DY, Tang WHW. Contributory role of gut microbiota and their metabolites toward cardiovascular complications in chronic kidney disease. Semin Nephrol. 2018;38:193-205.

5. Chen YY, Chen D-Q, Chen L, Liu J-R, Vaziri ND, Guo Y, et al. Microbiome-metabolome reveals the contribution of gut-kidney axis on kidney disease. J Transl Med. 2019;17(1):1-11.
6. Afsar B, Vaziri ND, Aslan G, Tarim K, Kanbay M. Gut hormones and gut microbiota: implications for kidney function and hypertension. J Am Soc Hypertens. 2016;10:954-61.
7. Al Khodor S, Shatat IF. Gut microbiome and kidney disease: a bidirectional relationship. Pediatr Nephrol. 2017;32:921-31.
8. Martin-Gallausiaux C, Marinelli L, Blottière H, Larraufie P, Lapaque N. SCFA: mechanisms and functional importance in the gut. Proc Nutr Soc. 2021;80(1):37-49.
9. Louis P, Flint H. Formation of propionate and butyrate by the human colonic microbiota. Env Microbiol. 2017;19:29-41.
10. Tan J, Mckenzie C, Potamitis M, Thorburn AN, Mackay Cr, Macia L. The Role of short-chain fatty acids in health and disease. Adv Immunol. 2014;121:91-119.
11. Human Microbiome Project (HMP). NIH Common Fund. 2020. Disponível em: https://commonfund.nih.gov/hmp/. Acesso em: 13 abr. 2024.
12. Metagenomics of the Human Intestinal Tract (METAHIT). Final Report Summary METAHIT FP7 CORDIS European Commission 2020. Disponível em: https://cordis.europa.eu/project/id/201052/reporting. Acesso em: 13 abr. 2024.
13. Arumugam M, Raes J, Pelletier E, Le Paslier D, Yamada T, Mende DR, et al. Enterotypes of the human gut microbiome. Nature. 2011;473:174-80.
14. Wu GD, Chen J, Hoffmann C, Bittinger K, Chen YY, Keilbaugh S. Linking long-term dietary patterns with gut microbial enterotypes. Bone. 2012;23:1-7.
15. Walker WA. Initial intestinal colonization in the human infant and immune homeostasis. Ann Nutr Metab. 2013;63(S2):8-15.
16. Cani PD. Human gut microbiome: hopes, threats and promises. Gut. 2018;67:1716-25.
17. Méndez-Salazar EO, Ortiz-López MG, Granados-Silvestre MÁ, Palacios-González B, Menjivar M. Altered gut microbiota and compositional changes in Firmicutes and Proteobacteria in Mexican undernourished and obese children. Front Microbiol. 2018;9:2494.
18. Brown J, Robusto B, Morel L. Intestinal dysbiosis and tryptophan metabolism in autoimmunity. Front Immunol. 2020;11:1741.
19. Aragón IM, Herrera-Imbroda B, Queipo-Ortuño MI, Castillo E, Del Moral JS-G, Gómez-Millán J, et al. The urinary tract microbiome in health and disease. Eur Urol Foc. 2018;4:128-38.
20. Whiteside SA, Razvi H, Dave S, Reid G, Burton JP. The microbiome of the urinary tract – a role beyond infection. Nature Rev Urol. 2015;12:81-90.
21. Lewis DA, Brown R, Williams J, White P, Jacobson SK, Marchesi J, et al. The human urinary microbiome; bacterial DNA in voided urine of asymptomatic adults. Front Cell Infect Microbiol. 2013;3:41.
22. Pearce MM, Hilt EE, Rosenfeld AB, Zilliox MJ, Thomas-White K, Fok C, et al. The female urinary microbiome: a comparison of women with and without urgency urinary incontinence. mBio. 2014;5:e01283-14.
23. Govender Y, Gabriel I, Minassian V, Fichorova R. The current evidence on the association between the urinary microbiome and urinary incontinence in women. Front Cell Infect Microbiol. 2019;9:133.
24. Kramer H, Kuffel G, Thomas-White K, Wolfe AJ, Vellanki K, Leehey DJ, et al. Diversity of the midstream urine microbiome in adults with chronic kidney disease. Int Urol Nephrol. 2018;50:1123-30.
25. Gebbers J-O, Laissue J-A. Bacterial translocation in the normal human appendix parallels the development of the local immune system. Ann New York Acad Sci. 2004;1029:337-43.
26. Hobby GP, Karaduta O, Dusio GF, Singh M, Zybailov BL, Arthur JM. Chronic kidney disease and the gut microbiome. Am J Physiol Renal Physiol. 2019;316:F1211-7.
27. Barreto FC, Barreto DV, Canziani MEF, Tomiyama C, Higa A, Mozar A, et al. Associação entre indoxil sulfato e histomorfometria óssea em pacientes renais crônicos pré-diálise. Braz J Nephrol. 2014;36(3):289-96.

28. Fernandes ALF, Borges NA, Black AP, Anjos J, Silva GS, Nakao LS, et al. Ingestão dietética de tirosina e fenilalanina e níveis plasmáticos de p-cresil sulfato em pacientes com doença renal crônica não dialisados. Braz J Nephrol. 2020;42(3):307-14.
29. Gungor O, Hasbal NB, Alaygut D. N-óxido de trimetilamina e doenças renais: o que sabemos? Braz J Nephrol. 2023:S0101-28002023005046502.
30. Barreto FC, Stinghen AEM, Oliveira RB, Franco ATB, Moreno AN, Barreto DV, Pecoits-Filho R, et al. Em busca de uma melhor compreensão da doença renal crônica: uma atualização em toxinas urêmicas. Braz J Nephrol. 2014;36(2):221-35.
31. Maynard CL, Elson CO, Hatton RD, Weaver CT. Reciprocal interactions of the intestinal microbiota and immune system. Nature. 2012;489:231-41.
32. Stavropoulou E, Kantartzi K, Tsigalou C, Konstantinidis T, Romanidou G, Voidarou C, et al. Focus on the gut-kidney axis in health and disease. Front Med. 2021;7:620102.
33. Bartochowski P, Gayrard N, Bornes S, Druart C, Argilés A, Cordaillat-Simmons M, et al. Gut-kidney axis investigations in animal models of chronic kidney disease. Toxins. 2022;14(9):626.
34. Cunha RS, Stinghen AE. A intrincada relação entre o intestino e os rins. Braz J Nephrol. 2018;40:215-6.
35. Duranton, F, Cohen G, De Smet R, Rodriguez M, Jankowski J, Vanholder R, et al. European Uremic Toxin Work Group. Normal and pathologic concentrations of uremic toxins. J Am Soc Nephrol. 2012;23:1258-70.
36. Wong J, Piceno YM, DeSantis TZ, Pahl M, Andersen GL, Vaziri ND. Expansion of urease- and uricase-containing, indoleand p-cresol-forming and contraction of short chain fatty acid-producing intestinal microbiota in ESRD. Am J Nephrol. 2014;39:230-7.
37. He J, Zhang P, Shen L, Niu L, Tan Y, Chen L, et al. Short-chain fatty acids and their association with signalling pathways in inflammation, glucose and lipid metabolism. Int J Mol Sci. 2020;21:6356.
38. Huang Y, Xin W, Xiong J, Yao M, Zhang B, Zhao J. The intestinal microbiota and metabolites in the gut-kidney-heart axis of chronic kidney disease. Front Pharmacol. 2022;13:837500.
39. Vaziri ND, Wong J, Pahl M, Piceno YM, Yuan J, De Santi TZ, et al. Chronic kidney disease alters intestinal microbial flora. Kidney Int. 2013;83:308-15.
40. Anderson JM, van Itallie CM. Physiology and function of the tight junction. Cold Spring Harb Perspect Biol. 2009;1(2):a002584.
41. Guo S, Al-Sadi R, Said HM, Ma TY. Lipopolysaccharide causes an increase in intestinal tight junction permeability in vitro and in vivo by inducing enterocyte membrane expression and localization of TLR-4 and CD14. Am J Pathol. 2013;182:375-87.
42. Wu T-K, Wei C-W, Pan Y-R, Hsu R-J, Wu C-Y, Yu Y-L. The uremic toxin p-cresyl sulfate induces proliferation and migration of clear cell renal cell carcinoma via microRNA-21/HIF-1a axis signals. Sci Rep. 2019;9:3207.
43. Kim Y-H, Kwak K-A, Gil H-W, Song H-Y, Hong S-Y. Indoxyl sulfate promotes apoptosis in cultured osteoblast cells. BMC Pharmacol Toxicol. 2013;1:60-6.
44. Andrade LS, Dalboni MA, Carvalho JTG, Grabulosa CC, Pereira NBF, Aoike DT, et al. In vitro effect of uremic serum on barrier function and inflammation in human colonocytes. J Braz Nefrol. 2018;40:2016-23.
45. Araújo EMR, Meneses CG, Carioca AAF, Martins AMC, Daher EF, Silva Jr GB. Use of probiotics in patients with chronic kidney disease on hemodialysis: a randomized clinical trial. Braz J Nephrol. 2022;42:1-10.
46. Campos LF. Editorial – Probióticos na DRC: esperando pela evidência. Braz J Nephrol. 2023.
47. Stavropoulou E, Tsigalou C, Bezirtzoglou E. Functions of the human intestinal microbiota in relation to functional foods. Erciyes Med J. 2018;40:188-93.
48. Kiran DMD, Gharat P, Vakharia DM, Ranganathan DN. Specific probiotics for chronic kidney disease: a review. Indian Prac. 2019;72(2):22.

49. de Araújo ÉMR, Meneses GC, Carioca AAF, Martins AMC, Daher EDF, da Silva Junior, GB. Use of probiotics in patients with chronic kidney disease on hemodialysis: a randomized clinical trial. Braz J Nephrol. 2023;45(2):152-61.
50. Fagundes RAB, Soder TF, Grokoski KC, Benetti F, Mendes RH. Probiotics in the treatment of chronic kidney disease: a systematic review. J Bras Nefrol. 2018;40(3):278-86.
51. Liu J, Zhong JY, Yang HC, Wang DQ, Zhang Y, Yang YM, et al. Biotic supplements in patients with chronic kidney disease: meta-analysis of randomized controlled trials. J Ren Nutr. 2022;32(1):10-21.
52. Le B, Yang SH. Efficacy of Lactobacillus plantarum in prevention of inflammatory bowel disease. Toxicol Rep. 2018;5:314-7.
53. Shamanadze A, Tchokhonelidze I, Kandashvili T, Khutsishvili L. Impact of microbiome composition on quality of life in hemodialysis patients. Georgia Med News 2022;(324):101-6.
54. Doron S, Snydman DR. Risk and safety on probiotics. Clin Infect Dis. 2015;60(Suppl 2):S129-34.
55. Ramos ACDSM, Figueiredo RS, de Sales Ferreira JC. Componentes da dieta na microbiota intestinal e sua influência na redução de complicações em pacientes com doenças renais crônicas. Res Soc Develop. 2022;11:13.
56. Sabatino A, Regolisti G, Brusasco I, Cabassi A, Morabito S, Fiaccadori E. Alterations of intestinal barrier and microbiota in chronic kidney disease. Nephrology, dialysis, transplantation: official publication of the European Dialysis and Transplant Association – Eur Renal Assoc. 2015;30(6):924-33.
57. Sociedade Brasileira de Nefrologia. Orientações nutricionais para DRC. Disponível em: https://sbn.org.br/publico/tratamentos/orientacoes-nutricionais/. Acesso em: 13 abr. 2024.

17

O microbioma na doença inflamatória intestinal

Elisa de Carvalho

DESTAQUES

- A doença inflamatória intestinal (DII) tem destaque crescente na pediatria pelo aumento da sua incidência e pelo início precoce.
- Conhecimentos atuais demonstram que a composição do microbioma influencia no risco de desenvolvimento da DII, sua patogênese, sua evolução e sua resposta terapêutica.
- Dados emergentes têm se concentrado nos táxons de bactérias intestinais e, também, nos fungos, vírus, metabólitos microbianos e proteínas associadas aos microrganismos. Nossa possibilidades terapêuticas devem surgir nos próximos anos.

INTRODUÇÃO

As doenças inflamatórias intestinais (DII), classificadas como doença de Crohn (DC), colite ulcerativa (CU) e não classificada (indeterminada), cursam com inflamação crônica do trato digestório e um amplo espectro de manifestações clínicas, gastrointestinais e extraintestinais, que ocasionam elevada morbidade e diminuição da qualidade de vida.

A DII acomete 0,3 a 0,5% da população global,[1] e pesquisas epidemiológicas indicam que sua prevalência e incidência estão aumentando rapidamente, com o crescimento contínuo da economia, mesmo na faixa etária pediátrica.[2]

Benchimol et al.[3] observaram que a prevalência da DII pediátrica aumentou de 42,1/100 mil habitantes em 1994, para 56,3/100 mil habitantes em 2005; e a taxa de incidência aumentou de 9,5/100 mil habitantes em 1994, para 11,4/100 mil habitantes em 2005, em Ontário, Canadá.[3] Aproximadamente 20 a 25% dos pacientes apresentam DII antes dos 20 anos de idade, com cerca de 4% de DII pediátrica apresentando-se antes dos 5 anos e 10% antes dos 10 anos.[2] O aumento da incidência e o início precoce explicam o aumento exponencial da carga de DII nos sistemas de saúde, incluindo os de pediatria.

A etiologia da DII ainda não está completamente estabelecida, mas sabe-se que sua patogênese é multifatorial, com participação de genética, resposta imune, fatores ambientais e microbioma intestinal, tema de inúmeros estudos na atualidade.[4,5]

Este capítulo tem como objetivo revisar o microbioma intestinal na DII, assim como o seu papel:

- Na patogênese da doença.
- Nos potenciais biomarcadores microbianos diagnósticos.
- Na evolução da doença e no prognóstico.
- Nas oportunidades terapêuticas.

O MICROBIOMA

A microbiota humana compreende de 10 a 100 trilhões de microrganismos, incluindo bactérias, vírus, protozoários, arqueas e fungos, entre os quais as bactérias são as mais abundantes. Das bactérias, 99% pertencem aos filos Firmicutes, Bacteroidetes, Actinobacteria e Proteobacteria, com predomínio dos Firmicutes e Bacteroidetes no hospedeiro saudável. As mais de 1.000 espécies bacterianas do trato gastrointestinal desempenham papel fundamental em vários aspectos da homeostase do hospedeiro: nutrição, imunidade, metabolismo, permeabilidade intestinal e defesa contra patógenos. A microbiota intestinal pode decompor carboidratos e oligossacarídeos não digeríveis dos alimentos, sintetizar ácidos graxos de cadeia curta (AGCC), como o ácido butírico, o ácido propiônico e o acetato. Por causa dessas ações, bactérias benéficas da microbiota intestinal podem desempenhar papel anti-inflamatório ao regular as células imunes do hospedeiro e, de modo contrário, bactérias nocivas podem induzir citocinas inflamatórias, que promovem o dano intestinal.[5] Nesse contexto, estudos demonstram o papel de destaque da disbiose intestinal na patogênese da DII.

O MICROBIOMA INTESTINAL NA DOENÇA INFLAMATÓRIA INTESTINAL

O microbioma intestinal dos pacientes com DII difere do microbioma intestinal dos indivíduos saudáveis na composição e na diversidade de bactérias, fungos e vírus, por apresentar:[4]

- Diversidade reduzida.
- Diminuição da abundância de Firmicutes e Bacteroidetes.
- Aumento de Proteobacterias.

No nível de gênero, os pacientes com DII geralmente carecem de bactérias benéficas, como *Roseburia*, *Faecalibacterium*, *Dorea*, *Blautia*, *Christensenellaceae*, *Collinsella*, *Ruminococcus* e outras bactérias produtoras de butirato. No entanto, grupos bacterianos como *Enterobacteriaceae*, *Fusobacterium*, *Enterococcus*, *Megasphaera*, *Campylobacter* e *Gammaproteobacteria* redutora de sulfato e *Deltaproteobacteria* mostraram-se expandidos nas fezes e na mucosa de pacientes com DII. Dentro da classe Clostridia, vários estudos relataram uma diminuição nos grupos *Clostridium leptum*, particularmente *Faecalibacterium prausnitzii*. Quanto à *Roseburia*, do grupo Clostridia XIVa, produtora de butirato, observou-se que a *Roseburia hominis* se correlacionou com a falta de atividade da doença em pacientes com CU.[4]

A composição e a diversidade de fungos e vírus no microbioma intestinal também são diferentes nos pacientes com DII. Em geral, observa-se aumento da *Candida albicans* e depleção do *Saccharomyces cerevisiae* nos pacientes com DII, e um fungo comum na pele, a *Malassezia restricta*, está significativamente aumentado nas amostras de mucosa dos pacientes com DC. Quanto ao viroma, a análise de amostras fecais em pacientes com DII mostrou uma expansão de bacteriófagos *Caudovirales*, que pode reduzir a diversidade bacteriana e induzir inflamação intestinal.[4]

Estudos específicos da faixa etária pediátrica demonstraram que o microbioma de crianças e adolescentes com DII também difere dos controles saudáveis. Há diminuição na diversidade bacteriana observada nos intestinos de pacientes com

DII em comparação com os controles. O número de bactérias, particularmente das comensais, encontra-se reduzido nos pacientes pediátricos com DII, em comparação aos controles, como o gênero Bifidobacterium, o filo Firmicutes, os gêneros Eubacterium, Ruminococcaceae e Clostridium. A *Escherichia coli* e várias bactérias orais, como *Veillonellaceae*, *Fusobacterium* e *Haemophilus parainfluenzae*, parecem estar aumentadas na DII pediátrica.[2]

A Tabela 1 descreve a associação entre o microbioma e a DII, com os organismos que se encontram em maior ou menor concentração.[6]

TABELA 1 Associação entre o microbioma e a doença inflamatória intestinal (DII), com as vias moleculares de ação na patogênese da doença

Componente do microbioma	Presença na DII	Mecanismos de ação	Evidências
		Firmicutes	
Faecalibacterium prausnitzii	Diminuído	Produção de butirato Proteção contra invasão de patógenos, modulação do sistema imune e atividade anti-inflamatória	Biomarcador de saúde intestinal em adultos Baixos níveis: preditivo de DC e recorrência após o tratamento cirúrgico da DII
Eubacterium spp.	Diminuído	Produção de AGCC, especialmente do butirato Modulação inflamatória e promoção da integridade da barreira epitelial intestinal	Deficiente em pacientes com DC e CU
Ruminococcus albus	Diminuído	Possivelmente envolvido na produção de AGCC Atividade anti-inflamatória	Diminuído em pacientes com DC e CU

(continua)

TABELA 1 Associação entre o microbioma e a doença inflamatória intestinal (DII), com as vias moleculares de ação na patogênese da doença (*continuação*)

Componente do microbioma	Presença na DII	Mecanismos de ação	Evidências
Clostridioides difficile	Aumentado	Produção de toxinas A e B, que ativam a caspase-1 e secretam a IL-1β e a IL-18 (citocinas pró-inflamatórias), que ocasionam dano na barreira epitelial e em células intestinais	Alta prevalência em pacientes com DII
Listeria monocytogenes	Aumentado	Possivelmente associado à infecção invasiva de células epiteliais	Prevalência elevada em pacientes com DII
		Verrucomicrobia	
Akkermansia muciniphila	Diminuído	Possivelmente envolvido na produção de AGCC, que pode ativar o GPR43 e desse modo aumentar o número de células T reguladoras Foxp3+ no cólon Efeito anti-inflamatório	Diminuído nas fezes de pacientes com DC e CU
		Actinobacteria	
Bifidobacterium bifidum	Diminuído	Aumento da produção de mucina, que aumenta o muco e fortalece a barreira epitelial	Diminuído em pacientes com DII
Mycobacterium avium	Aumentado	Produção de citocinas pró-inflamatórias Mutação dos receptores do NOD2/CARD15 que pode contribuir para a sobrevida intracelular da bactéria e ocasionar infecção	Alta prevalência em pacientes com DII, especialmente da subespécie *paratuberculosis*

(continua)

TABELA 1 Associação entre o microbioma e a doença inflamatória intestinal (DII), com as vias moleculares de ação na patogênese da doença (*continuação*)

Componente do microbioma	Presença na DII	Mecanismos de ação	Evidências
		Proteobacteria	
Escherichia coli	Aumentado	Infecta e lesa células epiteliais intestinais e sintetiza alfa--hemolisina	Alta prevalência em pacientes com DII Aumentada em pacientes que têm recorrência da DII
Haemophilus parainfluenzae	Aumentado	Envolvido no metabolismo do lipopolissacarídeo e do glicerolfosfolipídeo; dessa forma, promove a inflamação	Aumentado em amostras fecais de pacientes com DC
Campylobacter spp.	Aumentado	Cepas invasivas dessa bactéria em pacientes com DII podem sobreviver em ambiente intracelular e em condições anaeróbicas	Aumento em pacientes com DII
Eikenella corrodens	Aumentado	Envolvido no metabolismo de lipídeo e polissacarídeo, o que resulta em respostas pró-inflamatórias	Aumento em pacientes com DII
		Fusobacteria	
Fusobacterium nucleatum	Aumentado	Possivelmente envolvido em respostas pró--inflamatórias e tumorogências	Aumento em pacientes com DII e associado com câncer colorretal
		Bacteroidetes	
Bacteroides spp.	Aumentado	Envolvido no metabolismo da mucina e possivelmente danifica a camada de muco	Aumento em pacientes com DC e com ressecção cirúrgica prévia

AGCC: ácido graxo de cadeia curta; CU: colite ulcerativa; DC: doença de Crohn; IL: interleucina.
Fonte: Santana et al., 2022.[6]

O MICROBIOMA INTESTINAL NA PATOGÊNESE DA DOENÇA INFLAMATÓRIA INTESTINAL

O papel do microbioma na saúde intestinal e global do hospedeiro envolve uma relação tridirecional entre a microbiota intestinal, o sistema imune e a mucosa intestinal (permeabilidade intestinal).[7] Exposições ambientais, como dieta, tabagismo, higiene, uso de antibióticos, tipo de parto, entre outros elementos, podem contribuir para a patogênese da doença de DII, em parte, por alterações na microbiota intestinal,[4] cuja composição nos pacientes com DII é significativamente diferente dos indivíduos saudáveis.[5] A Figura 1 ilustra a inter-relação entre o expossoma, o microbioma, a resposta imune e a permeabilidade intestinal, na saúde e no desenvolvimento da DII.

Um dos principais modos pelos quais a microbiota intestinal interage com o hospedeiro é por meio de metabólitos, pequenas moléculas que são derivadas: do metabolismo bacteriano de substratos dietéticos; da modificação de moléculas do hospedeiro, como ácidos biliares; ou diretamente das bactérias.[8] Eles influenciam na homeostase imunológica, no metabolismo energético do hospedeiro e na manutenção da integridade da barreira mucosa intestinal. Da mesma forma que as alterações na composição e função da microbiota, foram descritas em pacientes com DII, alterações nos perfis de metabólitos microbianos também foram observadas nesses pacientes.[7,8]

Classes específicas de metabólitos, principalmente dos ácidos biliares, AGCC e metabólitos de triptofano, foram implicadas na patogênese da DII e relacionadas à disbiose intestinal.[5,79]

Em indivíduos com saúde intestinal, a produção de AGCC, em especial o butirato, que tem papel importante na manutenção da integridade da barreira intestinal, o metabolismo normal do triptofano, níveis normais de ácidos biliares secundários (ABS) e do polissacarídeo A (PSA) contribuem para a homeostase imunológica. De modo contrário, a baixa produção de AGCC, a diminuição dos derivados do triptofano, dos ABS e do PSA, além do aumento da taurina, contribuem para um ambiente pró-inflamatório e, consequentemente, para o desenvolvimento da DII.[5,7-9]

Nesse contexto, as vias e as espécies microbianas potencialmente protetoras, que contribuem para a homeostase imunológica e para a saúde intestinal, são:[10]

- Produção de AGCC: *Faecalibacterium prausnitzii* e *Roseburia*.

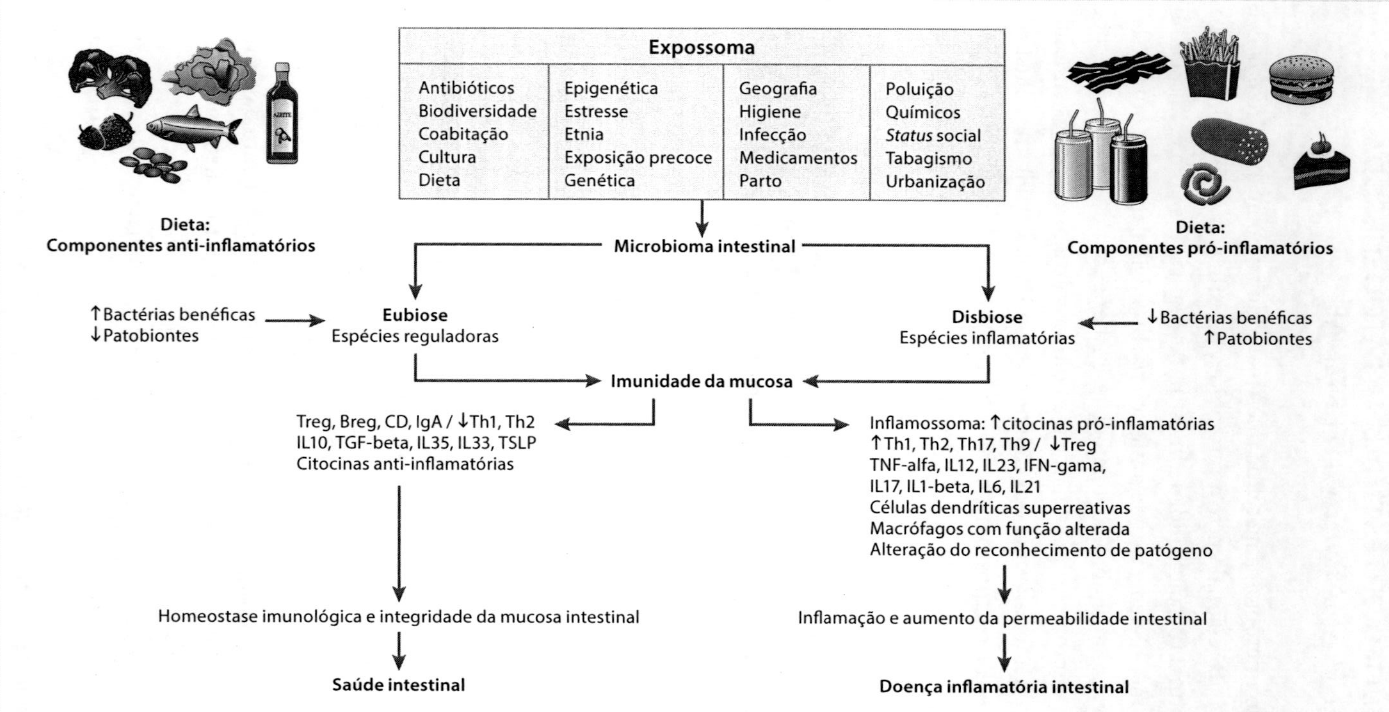

FIGURA 1 A inter-relação entre o expossoma, o microbioma, a resposta imune e sua influência na saúde e no desenvolvimento da doença inflamatória intestinal (DII).

AGCC: ácidos graxos de cadeia curta; IFN: interferon; IL: interleucina; TGF-beta: fator de crescimento transformador beta; TNF: fator de necrose tumoral; TSLP: linfopoietina estromal tímica.

- Metabolismo do triptofano: *Clostridium sporogenes* e outros.
- Metabolismo dos ABS: *Clostridium leptum* e outros.
- Produção de PSA: *Bacteroides fragilis* não toxigênico.
- Amuc_1100-TLR2: *Akkermansia muciniphila.*

A Tabela 1 e a Figura 2 demonstram as espécies microbianas e suas vias moleculares, pelas quais os componentes do microbioma podem atuar com ações potencialmente protetoras ou causadoras da DII.

Todos esses conceitos demonstram que o microbioma fecal e da mucosa, incluindo bactérias, fungos e vírus, influencia na patogênese da DII. Ademais, estudos atuais demonstram que o microbioma pode ir além, com papel no diagnóstico, na classificação, na atividade e no curso da doença, na resposta ao tratamento, na recorrência após a cirurgia, inclusive em oportunidades terapêuticas, dados que serão abordados a seguir.

O MICROBIOMA INTESTINAL NO DIAGNÓSTICO DA DOENÇA INFLAMATÓRIA INTESTINAL

Os sintomas de DC e CU são relativamente semelhantes, mas o tratamento e a necessidade de cirurgia são diferentes. Assim, é necessário, além de diagnosticar a DII, diferenciar com precisão os subtipos, se DC ou CU. Nesse contexto, o desenvolvimento de biomarcadores microbianos para diagnóstico da DII parece promissor e pode complementar as atuais modalidades de diagnóstico mais invasivas.

Assinaturas microbianas específicas podem ser usadas para diagnosticar a DII, em especial se estiverem consistentemente presentes em níveis mais altos nos casos que nos controles, e também podem ter papel na diferenciação de DC e CU. *Faecalibacterium prausnitzii* é comumente encontrado em depleção em pacientes com DII.[4] Clooney et al., em estudo irlandês e canadense, avaliaram espécies bacterianas em amostras de fezes de indivíduos para diferenciar os subtipos de DII e controles. Entre elas, a *Eubacteria rectale* e o *Clostridium cluster XIVa*, ambos diminuídos em pacientes com DC e CU, foram as unidades taxonômicas operacionais que mais contribuíram em modelos de diagnóstico de doenças.[11] Serrano-Gómez et al. observaram que a *Veillonella parvula*, a *E. coli*, a *R. gnavus* e o *Clostridium clostridioforme* foram espécies significativamente enriquecidas na DC em comparação à CU e controles saudáveis, enquanto o *F. prausnitzii* foi a espécie mais depletada na DC.[12]

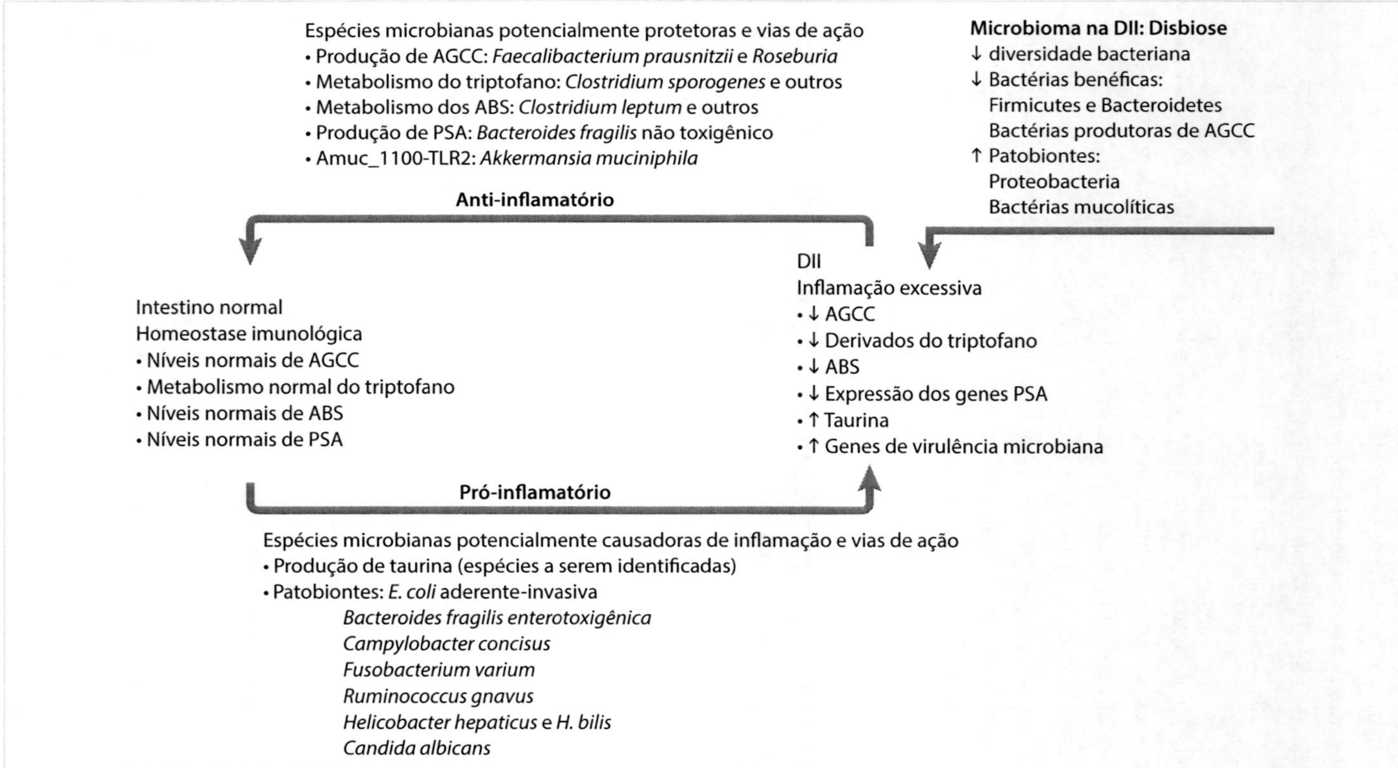

FIGURA 2 Espécies microbianas e vias de ação potencialmente protetoras e causadoras da DII.

ABS: ácidos biliares secundários; AGCC: ácidos graxos de cadeia curta; PSA: polissacarídeo A.

Fonte: adaptada de Liu et al., 2021.[10]

O papel potencial da disbiose fúngica e da viral no diagnóstico de DII não foi estudado extensivamente, devido à baixa abundância de DNA fúngico e viral em relação ao DNA bacteriano, bem como pelas limitadas referências genômicas disponíveis. Mas, com o desenvolvimento de métodos de detecção e a melhoria do banco de dados de fungos e vírus, espera-se que sejam mais estudados e explorados.[4]

Alguns metabólitos associados a bactérias, incluindo AGCC, ácidos graxos de cadeia média, triptofano, ácido biliar e esfingolipídeos, demonstraram grande potencial como novos biomarcadores no diagnóstico da DII. Marchesi et al. avaliaram os extratos fecais de pacientes com DC e CU e encontraram diminuição de butirato, acetato, metilamina e trimetilamina, bem como aumento de aminoácidos.[13] Com base na análise de componentes principais, eles mostraram agrupamento distinto que separava pacientes com DC de controles saudáveis e pacientes com CU de controles saudáveis, sugerindo que o perfil de metabólitos pode ajudar a discriminar pacientes com DII de indivíduos saudáveis.[13]

Em uma coorte que incluiu indivíduos dos Estados Unidos e da Holanda, a análise metabolômica mostrou que metabólitos fecais, como esfingolipídeos, ácidos carboximídicos e ácidos biliares, estavam significativamente aumentados em pacientes com DC em comparação com controles.[14] Esses são conhecimentos importantes, mas necessitam de validação em diferentes populações, com análise de variações interindividuais.

O MICROBIOMA INTESTINAL NA EVOLUÇÃO DA DOENÇA E RESPOSTA À TERAPÊUTICA

O curso da DII é, comumente, flutuante, com períodos de remissão e recaída, o que pode sofrer influência da microbiota intestinal.

A abundância de *Phascolarctobacteriaum faecium*, *Agathobaculum butyriciproducens* e *Clostridium citroneae*, bactérias previamente relatadas como tendo efeitos anti-inflamatórios, foi correlacionada com a remissão da doença,[15] enquanto uma revisão sistemática mostrou que *C. leptum*, *F. prausnitzii* e *Bifidobacterium* estavam em baixa concentração nos pacientes com DC e CU com *status* de doença ativa, quando comparados com os pacientes em remissão.[16] A menor abundância de *Clostridium coccoides* foi encontrada em pacientes com CU ativa, mas não em pacientes com DC.[16]

As características taxonômicas de bactérias específicas também podem influenciar na resposta ao tratamento. Um estudo prospectivo de amostras fecais seriadas de pacientes com DC que estavam iniciando inibidores anti-integrina observou que os pacientes que atingiram a remissão tinham maior diversidade α e maior abundância de espécies de *Roseburia inulinivorans* e *Burkholderiales*.[17] O aumento da diversidade α de bactérias intestinais também foi observado em indivíduos com DII que obtiveram resposta com nutrição enteral exclusiva, infliximabe, ustequinumabe ou vedolizumabe.[18]

Zhou et al. mostraram que a taxonomia microbiana, principalmente *Clostridiales*, tem grande capacidade preditiva em prever a resposta ao tratamento com infliximabe, com 86,5% de precisão isoladamente e com 93,8% de precisão, quando combinado com níveis de calprotectina e o CDAI (*Crohn's disease activity score*).[19]

O aumento na abundância de *F. prausnitzii* foi observado em indivíduos que responderam aos aminossalicilatos, medicamentos anti-TNF e ustequinumabe.[18]

Os níveis de estreptococos foram mais abundantes em amostras de pacientes com recorrência pós-operatória de DC.[20] A *Candida albicans* foi mais abundante em não respondedores do que nos respondedores ao infliximabe.[21] Sokol et al. relataram que a redução na diversidade α, o aumento no filo Proteobacteria e a diminuição concomitante de membros das famílias *Lachnospiraceae* e *Ruminococcaceae* (filo Firmicutes) foram associados à recorrência endoscópica da DC.[22] Pacientes com DC que tiveram recorrência após a cirurgia apresentaram aumento do gênero Proteus e redução de *Faecalibacterium* em sua mucosa.[23]

No geral, esses dados apoiam a importância da composição do microbioma intestinal na evolução da DII e resposta ao tratamento.

O MICROBIOMA INTESTINAL NO TRATAMENTO DA DOENÇA INFLAMATÓRIA INTESTINAL

As opções existentes para o tratamento da DII mais utilizadas atualmente baseiam-se na supressão imunológica. Entretanto, a disbiose desses pacientes, com capacidade reduzida de produzir metabólitos que modulam a homeostase intestinal, a falta de resposta terapêutica, o desenvolvimento de resistência às terapias convencionas e os efeitos colaterais dos medicamentos estimulam a busca de tratamentos que envolvem o microbioma. Como exemplos, estão incluídos:

- Transplante de microbiota fecal (TMF), que transplanta comunidades microbianas inteiras de doadores saudáveis para pacientes com DII, com resultados promissores, particularmente no tratamento da CU.
- Terapia fágica ou "descolonização", que visa remover de modo seletivo as bactérias associadas à doença, sem influenciar outros componentes da microbiota intestinal.
- Terapia nutricional, pois o aumento da incidência da DII, associado ao aumento do consumo de uma dieta ocidentalizada, sugere que a dieta pode influenciar no desencadeamento, progressão ou mesmo no tratamento da DII.

A dieta ocidental típica, com grandes quantidades de alimentos processados, carne vermelha, alto teor de açúcar e alimentos pré-embalados, pode induzir a disbiose intestinal. Por sua vez, a disbiose pode aumentar a permeabilidade intestinal e promover a translocação bacteriana (Figura 1), o que favorece um ambiente inflamatório, propício para a DII. Nesse cenário, a terapia nutricional é importante opção de tratamento, por causa de seu perfil de segurança, custo relativamente baixo e benefícios para o crescimento e desenvolvimento da criança e do adolescente. Seu mecanismo de ação é apenas parcialmente compreendido. Os estudos existentes sugerem que as mudanças induzidas pela dieta na composição, na função microbiana e na produção de metabólitos podem determinar a homeostase imune e influenciar na permeabilidade da mucosa intestinal. Como exemplo, os AGCC exercem papel de destaque na manutenção da barreira epitelial e na imunidade da mucosa.[24,25]

Várias terapias nutricionais são propostas para o tratamento de DC e CU, incluindo:

- Dietas com comprovação de eficácia clínica:
  - Nutrição enteral exclusiva (NEE).
  - Dieta de exclusão da doença de Crohn (CEDC).
  - Nutrição enteral parcial (NEP).
- Dietas sem comprovação de eficácia clínica:
  - Com carboidrato específico.
  - Do mediterrâneo.
  - Com baixo teor de oligossacarídeos, dissacarídeos, monossacarídeos e polióis fermentáveis (FODMAPS, do inglês *fermentable oligosaccharides, disaccharides, monosaccharides and polyols*).

Todas essas opções descrevem os principais grupos de alimentos que são permitidos e as restrições dietéticas. As opções mais restritivas trazem maior desafio para adesão ao tratamento. Vale dizer que os alimentos industrializados parecem ser prejudiciais em todas as fases da DII.[26]

A Tabela 2 descreve a eficácia das diferentes formas de terapia nutricional, associada às influências no microbioma e suas limitações; e a Figura 3 ilustra o ciclo da DII, com a inter-relação entre a disbiose, os metabólitos produzidos por ação da microbiota e a atividade inflamatória, com destaque para oportunidades terapêuticas nas diferentes vias moleculares de ação (imunomoduladora, direcionada ao microbioma e manipulação direta de metabólitos).

CONCLUSÃO

As DII cursam com inflamação crônica do trato digestório, que pode ocasionar impacto negativo importante na qualidade de vida. Sua incidência e prevalência estão aumentando, tanto para DC como para CU. A prevalência é particularmente alta em países industrializados. Nas últimas décadas, estudos em número crescente mostraram que alterações na composição do microbioma intestinal influenciam no risco de desenvolvimento da DII.

O mecanismo proposto para a patogênese da doença envolve polimorfismos genéticos e fatores ambientais que, juntos, no contexto das interações hospedeiro-micróbio, desencadeiam ambiente pró-inflamatório, aumento da permeabilidade da barreira intestinal, translocação de microrganismos e ativação de células imunológicas.

Dados emergentes têm se concentrado não apenas nos táxons de bactérias intestinais, mas também em outras comunidades microbianas, incluindo fungos, vírus, metabólitos microbianos e proteínas associadas aos microrganismos. Esses dados lançaram luz sobre o papel potencial dos biomarcadores do microbioma na predisposição, diagnóstico, evolução da doença e resposta à terapêutica. A evolução dos conhecimentos nessa área é essencial para uma compreensão mais profunda sobre a prevenção e o desenvolvimento dessas condições graves, além de ser crucial para os avanços em novas opções de tratamento para DC e CU. No futuro, seu manejo requer mudança de cuidados curativos para cuidados preventivos, com algoritmos clínicos reestruturados e biomarcadores preditivos, orientando manejos individualizados para os diferentes pacientes.

TABELA 2 Terapia nutricional e suas repercussões no microbioma e na evolução da doença

Tipo de terapia	Efeito no microbioma: aumento da taxa	Efeito no microbioma: diminuição da taxa	Eficácia clínica	Limitações da dietoterapia
Nutrição enteral exclusiva (NEE)	Firmicutes (f): Clostridiales (c), Erysipelotrichaceae (c), *Veillonellaceae* (fa)	Proteobacteria (f) Actinobacteria (f): *Bifidobacterium* (g), *Ruminococcus* (g), *Faecalibacterium* (g), *Faecalibacterium prausnitzii* (e) Bacteroidetes (f): *Bacteroides* (g), *Prevotella* (g)	Taxa de remissão de 80-85%. Equivalente à corticoterapia para induzir remissão clínica Alguns estudos mostraram que é superior à corticoterapia para a cicatrização da mucosa	Dieta muito restritiva Difícil de manter em longo prazo Pouca palatabilidade
Nutrição enteral parcial	Sem dados disponíveis com evidências	Sem dados disponíveis com evidências	Sem evidência de eficácia para indução de remissão Evidência de eficácia para manutenção de remissão	Dieta restritiva Difícil de manter em longo prazo
Dieta de exclusão da doença de Crohn (DEDC)	Firmicutes (f): Clostridiales (c), *Roseburia* (g), *Oscillibacter* (g), *Anaerotruncus* (g), *Ruminococcus* (g)	Actinobacteria (f) Proteobacteria (f): Gammaproteobacteria (c)	Semana seis: NEE e DEDC são eficazes em alcançar a remissão clínica Semana 12: remissão livre de corticoterapia significativamente maior no grupo CDED (76%) Taxa de remissão de 70-75% em crianças na sexta semana Taxa de remissão de 76% em crianças na 12ª semana	Mais eficaz para DC luminal leve a moderada A dieta na fase de indução do tratamento é relativamente restritiva

F: filo; c: classe; fa: família; g: gênero; e: espécie.
Fonte: Hart et al., 2021.[24]

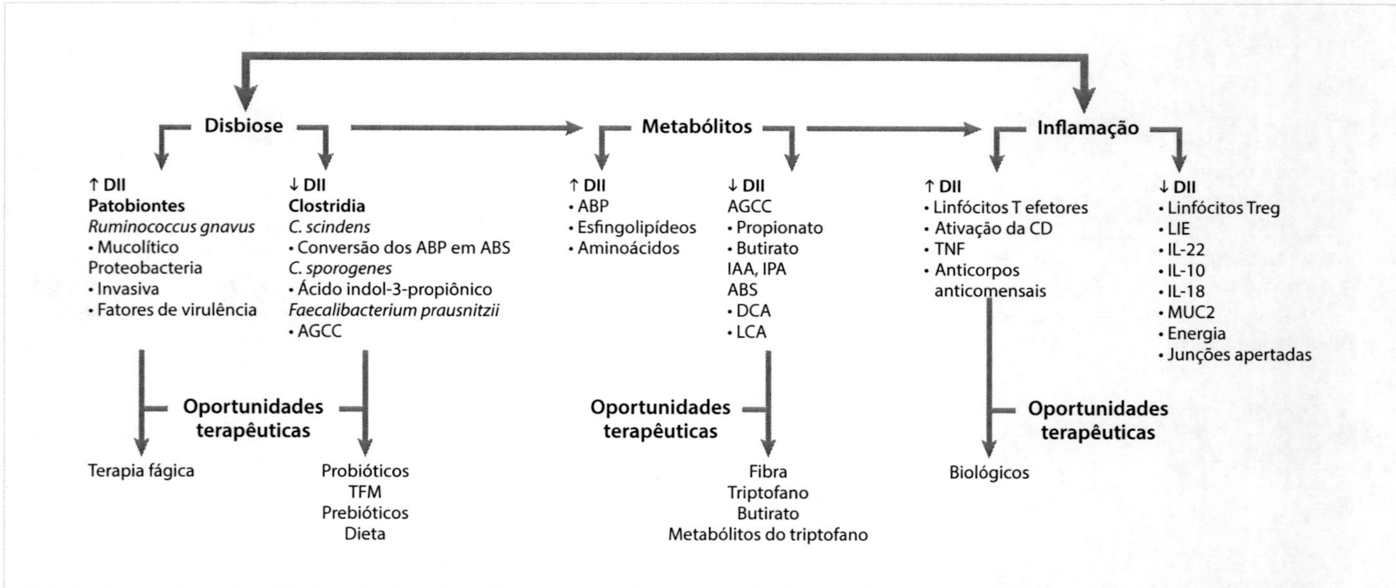

FIGURA 3 O ciclo da DII, com a inter-relação entre a disbiose, metabólitos produzidos por ação da microbiota e a atividade inflamatória, com destaque para oportunidades terapêuticas nas diferentes vias moleculares de ação (imunomoduladora, direcionada ao microbioma e manipulação direta de metabólitos).

ABS: ácidos biliares secundários; ABP: ácidos biliares primários; AGCC: ácidos graxo de cadeia curta; DCA: ácido desoxicólico; DII: doença inflamatória intestinal; IAA: ácido indol acético; IL: interleucina; IPA: ácido indol-3-propiônico; LCA: ácido litocólico; LIE: linfócito intraepitelial; MUC2: mucina 2; TNF: fator de necrose tumoral.

Fonte: modificada de Lavelle, Sokol, 2020.[8]

REFERÊNCIAS

1. Ng SC, Shi HY, Hamidi N, Underwood FE, Tang W, Benchimol EI, et al. Worldwide incidence and prevalence of inflammatory bowel disease in the 21st century: a systematic review of population-based studies. Lancet. 2017;390(10114):2769-78.
2. Fitzgerald RS, Sanderson IR, Claesson MJ. Paediatric inflammatory bowel disease and its relationship with the microbiome. Microb Ecol. 2021;82(4):833-44.
3. Benchimol EI, Guttmann A, Griffiths AM, Rabeneck L, Mack DR, Brill H, et al. Increasing incidence of paediatric inflammatory bowel disease in Ontario, Canada: evidence from health administrative data. Gut. 2009;58(11):1490-7.
4. Zheng J, Sun Q, Zhang J, Ng SC. The role of gut microbiome in inflammatory bowel disease diagnosis and prognosis. United European Gastroenterol J. 2022;10(10):1091-102.
5. Qiu P, Ishimoto T, Fu L, Zhang J, Zhang Z, Liu Y. The gut microbiota in inflammatory bowel disease. Front Cell Infect Microbiol. 2022;12:733992.
6. Santana PT, Rosas SLB, Ribeiro BE, Marinho Y, de Souza HSP. Dysbiosis in inflammatory bowel disease: pathogenic role and potential therapeutic targets. Int J Mol Sci. 2022;23(7):3464.
7. Ahlawat S, Kumar P, Mohan H, Goyal S, Sharma KK. Inflammatory bowel disease: tri-directional relationship between microbiota, immune system and intestinal epithelium. Crit Rev Microbiol. 2021;47(2):254-73.
8. Lavelle A, Sokol H. Gut microbiota-derived metabolites as key actors in inflammatory bowel disease. Nat Rev Gastroenterol Hepatol. 2020;17(4):223-37.
9. Schirmer M, Garner A, Vlamakis H, Xavier RJ. Microbial genes and pathways in inflammatory bowel disease. Nat Rev Microbiol. 2019;17(8):497-511.
10. Liu S, Zhao W, Lan P, Mou X. The microbiome in inflammatory bowel diseases: from pathogenesis to therapy. Protein Cell. 2021;12(5):331-45.
11. Clooney AG, Eckenberger J, Laserna-Mendieta E, Sexton KA, Bernstein MT, Vagianos K, et al. Ranking microbiome variance in inflammatory bowel disease: a large longitudinal intercontinental study. Gut. 2021;70(3):499-510.
12. Serrano-Gómez G, Mayorga L, Oyarzun I, Roca J, Borruel N, Casellas F, et al. Dysbiosis and relapse-related microbiome in inflammatory bowel disease: a shotgun metagenomic approach. Comput Struct Biotechnol J. 2021;19:6481-9.
13. Marchesi JR, Holmes E, Khan F, Kochhar S, Scanlan P, Shanahan F, et al. Rapid and noninvasive metabonomic characterization of inflammatory bowel disease. J Proteome Res. 2007;6(2):546-51.
14. Franzosa EA, Sirota-Madi A, Avila-Pacheco J, Fornelos N, Haiser HJ, Reinker S, et al. Gut microbiome structure and metabolic activity in inflammatory bowel disease. Nat Microbiol. 2019;4(2):293-305.
15. Watanabe Y, Nagai F, Morotomi M. Characterization of Phascolarctobacterium succinatutens sp. nov., an asaccharolytic, succinate-utilizing bacterium isolated from human feces. Appl Environ Microbiol. 2012;78(2):511-8.
16. Prosberg M, Bendtsen F, Vind I, Petersen AM, Gluud LL. The association between the gut microbiota and the inflammatory bowel disease activity: a systematic review and meta-analysis. Scand J Gastroenterol. 2016;51(12):1407-15.
17. Ananthakrishnan AN, Luo C, Yajnik V, Khalili H, Garber JJ, Stevens BW, et al. Gut microbiome function predicts response to anti-integrin biologic therapy in inflammatory bowel diseases. Cell Host Microbe. 2017;21(5):603-10.e3.
18. Radhakrishnan ST, Alexander JL, Mullish BH, Gallagher KI, Powell N, Hicks LC, et al. Systematic review: the association between the gut microbiota and medical therapies in inflammatory bowel disease. Aliment Pharmacol Ther. 2022;55(1):26-48.

19. Zhou Y, Xu ZZ, He Y, Yang Y, Liu L, Lin Q, et al. Gut microbiota offers universal biomarkers across ethnicity in inflammatory bowel disease diagnosis and infliximab response prediction. mSystems. 2018;3(1).
20. Goel RM, Prosdocimi EM, Amar A, Omar Y, Escudier MP, Sanderson JD, et al. Streptococcus salivarius: a potential salivary biomarker for orofacial granulomatosis and Crohn's disease? Inflamm Bowel Dis. 2019;25(8):1367-74.
21. Ventin-Holmberg R, Eberl A, Saqib S, Korpela K, Virtanen S, Sipponen T, et al. Bacterial and fungal profiles as markers of infliximab drug response in inflammatory bowel disease. J Crohns Colitis. 2021;15(6):1019-31.
22. Sokol H, Brot L, Stefanescu C, Auzolle C, Barnich N, Buisson A, et al. Prominence of ileal mucosa-associated microbiota to predict postoperative endoscopic recurrence in Crohn's disease. Gut. 2020;69(3):462-72.
23. Wright EK, Kamm MA, Wagner J, Teo SM, Cruz P, Hamilton AL, et al. Microbial factors associated with postoperative Crohn's disease recurrence. J Crohns Colitis. 2017;11(2):191-203.
24. Hart L, Verburgt CM, Wine E, Zachos M, Poppen A, Chavannes M, et al. Nutritional therapies and their influence on the intestinal microbiome in pediatric inflammatory bowel disease. Nutrients. 2021;14(1):4.
25. Sugihara K, Kamada N. Diet-microbiota interactions in inflammatory bowel disease. Nutrients. 2021;13(5):1533.
26. Fiorindi C, Russo E, Balocchini L, Amedei A, Giudici F. Inflammatory bowel disease and customized nutritional intervention focusing on gut microbiome balance. Nutrients. 2022;14(19):4117.

SEÇÃO 5

A microbiota e as principais doenças crônicas não transmissíveis na infância

18

O microbioma e as doenças alérgicas

Dirceu Solé
Bruno Acatauassu Paes Barreto

DESTAQUES

- O período dos primeiros 1.000 dias, da concepção ao segundo ano de vida, é crucial para o *imprinting* epigenético e a composição da microbiota intestinal, influenciado por fatores como tipo de parto, dieta e uso de antibióticos.
- O parto vaginal e o aleitamento materno exclusivo são fundamentais para a formação adequada da microbiota intestinal, com o leite materno fornecendo oligossacarídeos, fatores bioativos e probióticos que direcionam a maturação intestinal e a modulação imunológica.
- Diferenças na microbiota entre indivíduos saudáveis e aqueles com doenças alérgicas, como dermatite atópica e asma, sugerem a influência da microbiota na gênese dessas condições.
- A administração de probióticos em gestantes e lactentes interfere positivamente na microbiota e parece reduzir a incidência de eczema atópico e outras doenças alérgicas.

A PROGRAMAÇÃO IMUNOLÓGICA

A expressão "os primeiros 1.000 dias" abrange o período que vai da concepção até o segundo ano de vida de uma criança e é, reconhecidamente, o período de maior atividade de *imprinting* epigenético sobre o DNA. Em paralelo, nesse período de 1.000 dias, a microbiota intestinal vai sendo composta, em número e na diversidade de microrganismos, e pode sofrer influência de diversos fatores, como tipo de parto, idade gestacional, uso de antibióticos (pré ou pós-natal), convívio com irmãos e animais, condições socioculturais e geográficas, e, sobretudo, fatores nutricionais (dieta, aleitamento materno, uso de fórmulas infantis, vitaminas, prebióticos, probióticos e pós-bióticos).[1,2]

Evidências recentes sugerem que muitas dessas alterações epigenéticas sobre o microbioma, decorrentes dos mais diversos fatores, podem ser replicadas de maneira transgeracional, impactando na evolução da espécie.[2]

Embora estudos recentes sugiram a possibilidade de colonização incipiente no útero gravídico e, assim, algum tipo de colonização intestinal fetal, é certo que a colonização bacteriana primordial inicia nas primeiras horas após o nascimento. Por exemplo, apenas algumas células B com capacidade de produção de anticorpos estão presentes no intestino neonatal e no sangue, tanto em estudos com humanos como de experimentação (camundongos). Somente após 30 dias do parto é que a criança produz títulos de anticorpos suficientes para garantir a proteção.[2,3]

Antes do nascimento, intraútero, o feto encontra perfeitas condições para seu desenvolvimento, pois tem dieta adequada, temperatura perfeita, em ambiente livre de patógenos e um mecanismo de tolerância imunológica (Th2 dependente), que o impede de ser rejeitado pelo organismo materno. Conforme citado, estudos recentes confirmaram a suspeita de microrganismos e/ou seus subprodutos na placenta, no líquido amniótico, no cordão umbilical e no mecônio. Neste último, encontram-se dois momentos distintos: o primeiro, menos diversificado e com predomínio de bactérias da família *Enterobacteriaceae*; o segundo, mais tardio e diversificado, com predomínio de bactérias do filo *Firmicutes*, especialmente bactérias ácido-láticas. Essa população bacteriana difere do perfil encontrado na vagina, na pele ou nas fezes da mulher grávida, sugerindo que a população de bactérias do mecônio possa ter origem uterina, pois se assemelha ao perfil do líquido amniótico. Nesse sentido, tem-se postulado que a colonização do trato gastrointestinal fetal possa acontecer desde o período intraútero, pela deglutição do referido líquido.[4] Por isso, o mecônio, que parecia ser um substrato estéril, hoje demonstra uma assinatura microbiana, similar ao espectro placentário e amniótico, sugerindo um papel potencial da exposição microbiana pré-natal no crescimento fetal e na duração da gestação.

No entanto, ainda não está claro se essa presença microbiana pode ser causa ou efeito de nascimento prematuro e crescimento fetal prejudicado. A exposição microbiana pré-natal também pode ter influência de longo prazo no desenvolvimento imune da prole, o que pode impactar as trajetórias de crescimento pós-natal. Os resultados desses estudos sugerem que a translocação de produtos microbianos intestinais da mãe para o feto desempenha papel essencial na maturidade imunológica e, provavelmente, nos fenótipos de crescimento da prole após o nascimento.[5]

Ao nascimento, antes mesmo de realizar sua primeira respiração, essa criança está sendo contaminada. As nascidas por parto vaginal adquirem bactérias residentes na vagina e na região perineal materna, o que acelera o estabelecimento de sua microbiota intestinal. A quantidade de bactérias cresce de maneira acentuada, atingindo, ao final do primeiro dia, 10^7 bactérias/g de fezes e, aos seis meses, valores de adulto (10^{11} bactérias/g).[6] Nas primeiras horas, ainda pela presença do oxigênio, o predomínio é de bactérias aeróbias, como o Estreptococos e a *E. coli.* Mais tarde, à medida que o oxigênio vai sendo consumido, prevalecem as bactérias estritamente anaeróbias, como as bifidobactérias, e outras dos gêneros *Bacterioides* e *Clostridium*.[6]

Um estudo japonês pesquisou a microbiota intestinal de indivíduos de 0 a 104 anos de idade e documentou predomínio de *Actinobacteria*, incluindo bifidobactérias, no intestino de crianças no primeiro ano de vida. Esse predomínio foi reduzido com o desmame e aos 3 anos de vida assumiu padrão de adulto: predomínio de Firmicutes (*Lactobacillus* e *Clostridium*).[6]

Duas condições são fundamentais para a instalação da microbiota adequada nas primeiras horas de vida: o parto normal (por via vaginal) e o aleitamento materno exclusivo. Situações essas que, por mais naturais que possam parecer, hoje em dia estão cada vez menos frequentes. O leite materno contém vários fatores bioativos e imunoestimulantes, que, em parceria com a microbiota intestinal, direcionam a maturação morfofisiológica do intestino. Por exemplo, os oligossacarídeos livres, presentes em grandes concentrações no colostro, que servem de sítios de ligação para microrganismos benéficos à microbiota, como os da espécie *Bifidobacterium* spp., que reduzem a colonização por possíveis patógenos. Além disso, é fundamental a presença de bactérias probióticas no leite materno (10^2-10^4 por mL), principalmente no colostro, no qual a diversidade bacteriana é alta (*Lactobacillus, Staphylococcus, Enterococcus* e *Bifidobacterium*) e a quantidade varia entre cada lactante. No leite maduro, sobretudo após o primeiro mês de vida, a taxa do gênero *Staphylococcus* reduz consideravelmente, enquanto os demais gêneros (*Lactobacillus* e *Bifidobacterium*) continuam em níveis elevados. A origem desses microrganismos no leite materno se mantém como tema de debate, sendo a translocação pelo intestino materno a hipótese mais aceita. Microrganismos presentes na superfície cutânea materna ou oriundos da cavidade oral do lactente (fluxo retrógrado) também são hipóteses sustentadas. O tipo de parto também influencia na composição microbiana do leite materno e, assim, mães que realizaram parto cesariano eletivo parecem ter maior diversidade de microrganismos, porém com depleção dos principais gêneros funcionais, como as bifidobactérias, sugerindo que o trabalho de parto tem influência positiva sobre a diversidade na colonização do leite materno.[7]

Outro elemento fundamental na composição imunológica do leite materno é a presença de IgA secretora, que é produzida por plasmócitos presentes na glândula mamária e oriundos do sistema linfoide associado ao intestino (GALT) materno. Dessa maneira, o repertório de especificidade dessa classe de anticorpos é determinado pelo perfil de exposição aos microrganismos, comensais ou patogênicos, presentes no intestino materno. A presença da IgA secretora também é fundamental para regular a expansão de bactérias filamentosas com atividade pró-inflamatória. Nesse sentido, estudos em crianças sugerem que uma resposta aberrante e/ou reduzida da IgA secretora para microrganismos presentes na microbiota intestinal precede o aparecimento de asma e/ou doença alérgica nos primeiros sete anos de vida. O mecanismo por trás dessas evidências é respaldado por estudos recentes, que indicam a participação da IgA secretora tanto na prevenção (bactérias patogênicas) como na promoção (bactérias comensais probióticas) da colonização, além de influenciar na expressão gênica dessas bactérias, determinando o ajuste fino na composição da microbiota intestinal.[7,8]

Um distúrbio no padrão de colonização ideal da microbiota intestinal, por fatores pré, intra ou pós-gestacionais, pode estar relacionado com um potencial risco em longo prazo para a saúde desse indivíduo, já que muitas doenças atuais têm sua gênese associada a falhas no desenvolvimento ou na função do sistema imune, que podem estar relacionadas a esses quadros disbióticos, seja pela diminuição das bactérias simbióticas, seja pelo aumento das patogênicas.[6]

A associação entre o perfil da microbiota intestinal, com predomínio de *Clostridium*, e o risco de desenvolvimento de doenças alérgicas, como a dermatite atópica, aos 5 e 13 meses, tem sido relatada. Esses resultados do perfil microbiano também sofrem influência do número de contactantes no ambiente (número de filhos), o que pode sugerir participação da microbiota intestinal na gênese da hipótese da higiene.[9]

Tanto o intestino como o sistema respiratório e a pele são locais onde existe um constante diálogo entre o sistema imune e os microrganismos presentes nesses sítios. No entanto, os mecanismos moleculares que impedem uma resposta inflamatória deletéria e que permitem um processo de tolerância ainda são parcialmente conhecidos. É possível que os microrganismos intestinais se comuniquem com células imunológicas em órgãos extraintestinais por múltiplos mecanismos. Inicialmente, produzem metabólitos de pequenas moléculas, ligantes para receptores de reconhecimento padrão, como os "MAMP", vesículas extracelulares, neurotransmissores e hormônios que podem entrar na linfa e na circulação, migrando para órgãos distantes, nos quais afetam o desenvolvimento e a função das células imunes (Figura 1).[10]

Além dos sinais solúveis que atuam em locais distantes, a microbiota intestinal também educa localmente células imunológicas na mucosa, incluindo células dendríticas, ILC (células linfoides inatas), células T e outras, que então egressam do intestino e migram para locais sistêmicos para contribuir com a defesa do hospedeiro. Por fim, a comunicação de longa distância pela microbiota intestinal também pode ser mediada por comunicação neuronal entre o intestino e órgãos distantes, incluindo o cérebro. Os compostos derivados da microbiota são detectados pelo sistema nervoso entérico, e a sinalização aferente, pelo nervo vago, pode permitir respostas sistêmicas coordenadas pelo sistema nervoso central.[10]

Muito provavelmente, esses mecanismos supracitados seriam os responsáveis pelo processo de tolerância imunológica, que acontece a partir do incremento na resposta linfocitária Th1-dependente após o nascimento, decorrente do início da estimulação antigênica, sobretudo por microrganismos não patogênicos encontrados no meio ambiente intra ou extracorporal. Uma redução nessa resposta Th1-dependente, com consequente manutenção e incremento da resposta Th2, é encontrada nas crianças de risco para doenças atópicas, como a asma, além daquelas com diminuição na resposta a antígenos vacinais e maior susceptibilidade a infecções respiratórias.[11]

Postula-se que produtos microbianos, como aqueles encontrados na microbiota normal, com PAMP associados a receptores de reconhecimento padrão, como os *toll-like receptors*, são elementos fundamentais para o início da resposta imune inata tolerogênica, com maturação e ativação de células T reguladoras e/ou de perfil Th1, que, em conjunto, modulam a resposta imune, pela síntese

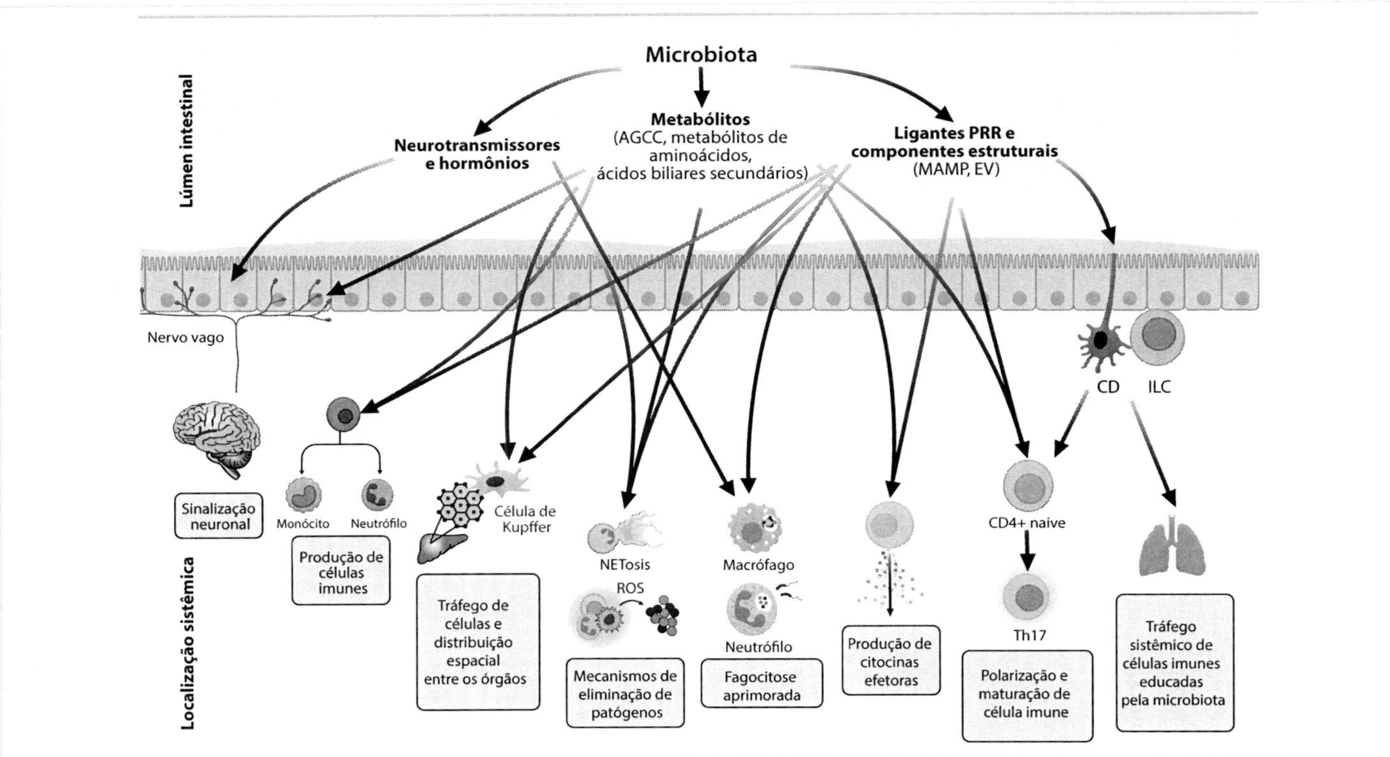

FIGURA 1 Papel da microbiota sobre o desenvolvimento e a função das células imunes.

AGCC: ácidos graxos de cadeia curta; CD: células dendríticas; EV: <checar significado>; ILC: célula linfoide inata; MAMP: padrões moleculares associados aos microrganismos, PRR: receptores de reconhecimento padrão; ROS: espécies reativas de oxigênio.

Fonte: adaptada de Schlechte et al., 2022.[10]

de citocinas, como interleucina-10 (IL-10) e o fator transformador de crescimento beta (TGF-β), que estão inversamente relacionados ao desenvolvimento de perfil atópico. Mais recentemente, no leite materno e outras secreções, tem se identificado um grupo de moléculas pequenas, não codificadas, de base RNA, chamadas de microRNA, que influenciam a regulação gênica em nível pós-transcripcional. Encontram-se em abundância no colostro e parecem influenciar o desenvolvimento gastrointestinal e imunológico de recém-nascidos, mas ainda não foram associados, de maneira específica e significante, à prevenção de dermatite atópica em recém-nascidos de mães que ingeriram probióticos no período perinatal.[11,12]

A MODULAÇÃO DO MICROBIOMA E AS DOENÇAS ALÉRGICAS

Estudos têm documentado diferenças na constituição de microbiotas entre indivíduos saudáveis e aqueles com doenças alérgicas. Entretanto, elementos como diferentes métodos, populações estudadas, idades, tipo de alimentação, uso de antibióticos, além de padrões socioculturais podem interferir nos resultados obtidos. Apesar disso, a diferença entre microbiota da população alérgica segue distinta do grupo-controle.

Atualmente, as doenças alérgicas são um grande problema de saúde pública, pois sua prevalência, sobretudo as respiratórias (como a asma e a rinite alérgica), pode atingir níveis de até 30 a 40% em determinada região/população. É possível que a origem desses processos imunomediados remonte às fases mais precoces da vida, pela complexa interação entre a susceptibilidade genética e o contato ambiental precoce, seja na vida intrauterina pela exposição e experiências maternas, seja no pós-natal imediato, produzindo diferenças fenotípicas entre aqueles que irão ou não desenvolver esses quadros atópicos.[11,13] Estudos têm documentado diferenças na constituição de microbiotas entre indivíduos saudáveis e aqueles com doenças alérgicas.[14]

Sabendo da relação entre o microbioma intestinal e o sistema imune, como detalhado anteriormente, vários estudos ao longo do tempo vêm tentando estabelecer relação de causa e efeito entre padrões microbianos específicos ou modulação da microbiota com prebióticos, probióticos e pós-bióticos, e a prevenção ou tratamento de doenças alérgicas.

Dermatite atópica

A dermatite atópica é uma das manifestações alérgicas de aparecimento precoce na infância. Além de guardar possível relação com alergias alimentares, tem se mostrado preferencial critério de eficácia para os ensaios clínicos com prebióticos, probióticos e pós-bióticos no tocante à redução de manifestações alérgicas na infância.[13]

Em revisão recente, documentou-se entre crianças com dermatite atópica, de até 6 meses de idade, predomínio dos gêneros *Gemella* e de *Rhodotorula* e redução de *Bacteroides, Lactobacillus, Akkermansia, Bifidobacterium* e *Faecalbacterium*.[1] Esses achados podem dar pistas de possível terapêutica preventiva para pacientes de risco.

A coorte finlandesa de Isolauri e Kalliomaki foi um dos estudos pioneiros sobre uso de probióticos e desenvolvimento de doenças alérgicas. Nela foram acompanhadas 132 gestantes, das quais metade delas recebeu *Lactobacillus rhamnosus GG* e a outra metade placebo, por 2 a 4 semanas antes do parto. Nesse estudo, após dois anos de seguimento, a prevalência de eczema atópico foi 50% menor no grupo que utilizou probióticos, quando comparado ao grupo-controle. Após mais quatro anos de acompanhamento dessa coorte, o grupo probiótico ainda mantinha menor expressão clínica de eczema atópico, quando comparado ao grupo-controle.[15,16]

Em 2015, uma metanálise que incluiu 17 estudos e 4.755 crianças (2.381 no grupo probiótico e 2.374 no controle) demonstrou que o grupo probiótico teve um risco relativo significantemente inferior para desenvolver doenças alérgicas, quando comparado ao controle, sobretudo para aquelas gestantes que receberam mistura de cepas probióticas, em relação às que receberam uma cepa isoladamente. Não houve diferença estatística para a prevenção de asma, sibilância ou rinoconjuntivite. Mesmo para a população em geral, sem risco genético determinado para atopia, a utilização de cepas probióticas determinou menor incidência de eczema atópico nos primeiros dois anos de vida, quando comparado ao controle.[17]

Esses estudos fizeram a Organização Mundial de Alergia (WAO), também em 2015, sugerir como primeira recomendação o uso de probióticos à gestante com risco para atopia, por considerar estratégia benéfica na prevenção do eczema atópico e, dessa maneira, diminuir a possibilidade de evolução da "marcha alérgica", já que o eczema associado ou não à alergia alimentar costuma ser o primeiro degrau desse processo.[18]

No controle do eczema atópico isolado, sem associação com alergia alimentar, a utilização de probióticos tem sido relativamente bem avaliada. Porém esses estudos apresentam heterogeneidade nos desenhos e nas cepas estudadas, o que dificulta uma análise em conjunto, e, por isso, duas revisões sistemáticas não mostraram evidência positiva para o uso de probióticos no tratamento do eczema atópico. No entanto, uma terceira metanálise mostrou significância estatística na diminuição do SCORAD (índice de gravidade dos sintomas da dermatite atópica) ao final do período de estudo, porém sem repercussão clínica satisfatória. Em 2016, uma nova metanálise avaliou a eficácia de simbióticos (prebióticos e probióticos) no tratamento da dermatite atópica. Os resultados mostram diminuição significante nos valores do SCORAD após oito semanas de tratamento com simbióticos, sobretudo no subgrupo de crianças maiores de 1 ano e naqueles que receberam um *mix* de probióticos, quando comparados aos que receberam cepas probióticas isoladas.[19]

Alergia alimentar

Em crianças com alergia alimentar, a disbiose observada em boa parte dos estudos é caracterizada por diminuição dos filos Clostridia, Firmicutes e Bacteroidetes e aumento das famílias *Bacteroidaceae, Clostridiaceae, Lachnospiraceae, Leuconostocaceae, Ruminococcaceae, Streptococcaceae*, assim como diminuição dos genêros *Citrobacter, Clostridium, Dialister, Dorea, Haemophilus, Lactococcus, Oscillospir.*[20-22]

A coorte *Gastrointestinal Microbiome and Allergic Proctocolitis Study* acompanhou 847 crianças do nascimento aos 3 anos de vida para determinar a incidência da síndrome da enterocolite induzida por proteína alimentar (FPIES, do inglês *food protein-induced enterocolitis syndrome*) e sua relação com a microbiota intestinal. A incidência cumulativa de FPIES foi de 0,92%, e os alimentos mais implicados foram aveia, arroz e leite de vaca. Em média o quadro clínico ocorreu aos 6 meses de idade, e nos acometidos a prevalência de alergia alimentar entre familiares foi significantemente maior. A análise de amostras de fezes colhidas nos seis primeiros meses revelou menor quantidade de *Bifidobaccterium adolescentis* e maior de *Bacteroides fragilis, Holdemania* spp., *Lachnobacterium* spp. e *Acinetobacter woffii*, além de menor produção de AGCC. Segundo os autores, o desenvolvimento de FPIES esteve associado à disbiose e à menor produção de AGCC nas fezes.[23]

Apesar das recomendações na prevenção para o tratamento das alergias respiratórias, cutâneas e gastrointestinais, as evidências para alergias alimentares são menos substanciais. Nesse contexto, alguns estudos com melhor desenho metodológico fornecem evidências de que as cepas probióticas específicas podem ser eficazes no tratamento de um subgrupo de pacientes com eczema atópico, sobretudo naqueles em que existe alergia alimentar associada, como a alergia às proteínas do leite de vaca (APLV). Como pioneiros nessa linha de crianças com APLV confirmada e eczema associado, Fiocchi et al.[24] mostraram que a utilização da fórmula extensamente hidrolisada acrescida de probiótico (*Lactobacillus rhamnosus GG*) durante um mês foi suficiente para reduzir o escore de sintomas de 26 para 15 no grupo que recebeu diretamente o probiótico, e de 26 para 11 nos que receberam indiretamente, via leite materno. Em nenhum dos grupos houve melhora dos sintomas gastrointestinais relativos à APLV. A sequência dessas pesquisas, com os mesmos autores, porém agora com associação *Lactobacillus rhamnosus GG* e *Bifidobacterium lactis Bb-12*, revelou novamente melhora do eczema associado à APLV, porém a manutenção dos sintomas específicos da APLV.

A patogênese da alergia alimentar, assim como a fisiologia dos mecanismos de tolerância oral, é complexa e ainda não totalmente esclarecida, mas a utilização de *Lactobacillus rhamnosus GG* favoreceu a aquisição da tolerância oral nas crianças alérgicas ao leite de vaca que realizaram dieta de exclusão associada à cepa probiótica. A aquisição de tolerância com a fórmula infantil, extensamente hidrolisada, acrescida de *Lactobacillus rhamnosus GG*, foi significativamente mais rápida que as fórmulas de aminoácidos, as fórmulas de soja e as fórmulas hidrolisadas de arroz. Esse resultado indica que o *Lactobacillus rhamnosus GG*, como parte da dieta, diminui o tempo necessário para controlar não apenas os sintomas da APLV, mas também para estimular a aquisição natural de tolerância.[25,26]

Alergias respiratórias

Estudo da microbiota intestinal de lactentes 0 a 12 meses e aparecimento de doenças respiratórias até os 18 anos evidenciou que a baixa diversidade e a relativa abundância dos gêneros *Bifidobacterium, Faecalibacterium, Ruminococcus* e *Roseburia* estavam associadas a doenças respiratórias na infância. Todavia a insuficiente caracterização da taxa de bactérias, das espécies, desfecho heterogêneo, fatores de confusão e número reduzido de pacientes avaliados foram apontados como fatores limitantes para maior detalhamento.[27]

Revisão sistemática mais recente, sobre associação entre microbioma e desenvolvimento de asma, avaliou 25 estudos e identificou *Proteobacteria* e *Firmicutes* como significativamente mais elevados entre indivíduos com asma comparados aos controles, e que a abundância relativa elevada de *Veillonella, Prevotella* e *Haemophilus* no microbioma das vias aéreas superiores na infância precoce foi associada a alto risco de desenvolver asma mais tarde na vida.[14]

Na direção das alergias respiratórias, estudos experimentais demonstram que o uso de antibióticos altera a microbiota intestinal e, como consequência, intensifica o processo de hiper-reatividade brônquica. Daí que a utilização de probióticos poderia modular a resposta alérgica nas vias respiratórias inferiores. No entanto, como mencionado, tanto os estudos *in vitro* como *in vivo* são inconclusivos e divergem nos resultados; algumas vezes mostrando piora da reatividade brônquica e aumento no número de eosinófilos, sugerindo estimulação Th2.[24]

Protocolos de tratamentos clínicos, com probióticos, para o controle da asma são poucos e com períodos de intervenção curtos (1 a 2 anos, em média). Em um desses estudos com 187 pré-escolares (de 2 a 5 anos) que receberam *Lactobacillus casei* ou placebo, por um período de um ano, não houve diferenças significativas na quantidade total de crises de asma.[24]

Em outro estudo de menor duração e com poucos participantes, escolares de 6 a 12 anos com asma e rinite alérgica utilizaram *Lactobacillus gasseri A5* por dois meses e foram avaliados de acordo com a função pulmonar e o pico de fluxo expiratório, que se encontravam mais elevados ao fim do estudo, mantendo correlação com a melhora clínica. Essa melhora nos padrões ventilatórios também foi reproduzida em estudo duplo-cego, com adultos que receberam simbióticos (*B. breve M-16V* + GOS/FOS) pelo período de um mês.[25]

Na prevenção e no tratamento da rinite alérgica especificamente, a ideia por trás da utilização dos probióticos parte do mesmo pressuposto das demais alergias respiratórias, em que a resposta imunológica intestinal poderia influenciar, por liberação de mediadores sistêmicos, órgãos a distância, como nariz e pulmão. Analisando os dados de vários estudos individualmente, muitos deles experimentais, é possível observar a influência dos probióticos sobre marcadores da inflamação alérgica, como diminuição da infiltração eosinofílica, pela diminuição da síntese de IL-5 e aumento da expressão dos marcadores de resposta

Th1 e/ou T-reguladora, como fator de necrose tumoral alfa (TNF-α), interferon gama (INF-γ), IL-10, IL-12 e IL-13. As principais cepas probióticas utilizadas nesses estudos foram *Bifidobacterium longum, Bacillus clausii, Lactobacillus casei, Lactobacillus paracasei, Lactobacillus acidophilus* e *Lactobacillus reuteri*. No entanto, recente metanálise analisou 11 estudos controlados e concluiu que houve melhora significativa nos parâmetros clínicos (índices de qualidade de vida e escore de sintomas), sem, no entanto, influenciar nos marcadores imunológicos ou nas taxas de incidência (ausência de efeito preventivo).[24,28]

A coorte de nascimento PASTURE (*Protection Against Allergy-Study in Rural Environments*) avaliou a dieta e o desenvolvimento de doenças alérgicas em crianças. Nela constatou-se que as crianças submetidas à maior diversidade dietética no primeiro ano de vida foram significativamente mais protegidas contra o aparecimento de doenças alérgicas.[29] Além disso, as que apresentavam níveis elevados de butirato no primeiro ano de vida (acima de percentil 95) tiveram menor índice de sensibilização atópica e menor probabilidade de desenvolver asma entre 3 e 6 anos de vida, bem como alergia alimentar e rinite alérgica.[30]

De maneira geral, para o tratamento da asma e da rinite alérgica, assim como de outras doenças imunomediadas, os resultados ainda são conflitantes e mais estudos clínicos são necessários para clarear adequadamente alguns questionamentos, como: Qual a melhor cepa probiótica? Qual o melhor momento para o início da intervenção? Em que quantidade? E por quanto tempo? Como ação preventiva ou terapêutica?[31]

REFERÊNCIAS

1. Akagawa S, Kazunari Kaneko K. Gut microbiota and allergic diseases in children. Allergol Int. 2022;71(3):301-9.
2. Indrio F, Martini S, Francavilla R, Corvaglia L, Cristofori F, Mastrolia AS, et al. Epigenetics matter: the link between early nutrition, microbiome, and long-term health development. Front Pediatr. 2017;5:178.
3. Laouar A. Maternal leukocytes and infant immune programming during breastfeeding. Trend Immunol. 2020;41(3):225-39.
4. Tanaka M, Nakayama J. Development of the gut microbiota in infancy and its impact on health in later life. Allergol Int. 2017;66:e515-22.
5. Robertson RC, Manges AR, Finlay BB, Prendergast AJ. The human microbiome and child growth - first 1000 days and beyond. Trend Microbiol. 2019;27(2):131-47.
6. Odamaki T, Kato K, Sugahara H, Hashikura N, Takahashi S, Xiao JZ, et al. Age-related changes in gut microbiota composition from newborn to centenarian: a cross-sectional study. BMC Microbiol. 2016;16:90.
7. van denElsen LWJ, Garssen J, Burcelin R, Verhasselt V. Shaping the gut microbiota by breastfeeding: the gateway to allergy prevention? Front Pediatr. 2019;7:47.

8. Huus KE, Petersen C, Finlay B. Diversity and dynamism of IgA-microbiota interactions. Nat Rev Immunol. 2021;21:515.
9. Penders J, Gerhold K, Stobberingh EE, Thijs C, Zimmermann K, Lau S, et al. Establishment of the intestinal microbiota and its role for atopic dermatitis in early childhood. J Allergy Clin Immunol. 2013;132:601-7.
10. Schlechte J, Skalosky I, Geuking MB, McDonald B. Long-distance relationships – regulation of systemic host defense against infections by the gut microbiota. Mucosal Immunol. 2022;15:809-18.
11. Holloway JW, Prescott SL. The origins of allergic disease. In: O'Hehir RE, Holgate ST, Sheikh A (Ed.). Middleton's Allergy Essentials. 1st ed. New York: Elsevier; 2017. p.29-50.
12. Simpson MR, Brede G, Johansen J, Johnsen R, Storrø O, Sætrom P, et al. Human breast milk miRNA, maternal probiotic supplementation and atopic dermatitis in offspring. PLoS One. 2015;10(12):e0143496.
13. Depoorter L, Vandenplas Y. Uso de probióticos em pediatria. In: Barbuti RC, Campaner AB, Barreto BAP (ed.). Desvendando a microbiota: o papel dos probióticos. São Paulo: Omnifarma; 2021. p.89-106.
14. Aldriwesh MG, Al-Mutairi AM, Alharbi AS, Aljohani HY, Alzahrani NA, Ajina R, Alanazi AM. Pediatric asthma and microbiome: a systematic review. Microorganisms. 2023;11:939.
15. Kalliomaki M, Salminen S, Arvilommi H, Kero P, Koskinen P, Isolauri E. Probiotics in primary prevention of atopic disease: a randomized placebo-controlled trial. Lancet. 2001;357:1076-9.
16. Kalliomaki M, Salminen S, Poussa T, Isolauri E. Probiotics during the first 7 years of life: a cumulative risk reduction of eczema in a randomized, placebo-controlled trial. J Allergy Clin Immunol. 2007;119(4):1019-21.
17. Zuccotti G, Meneghin F, Aceti A, Barone G, Callegari ML, Di Mauro A, et al. Probiotics for prevention of atopic diseases in infants: systematic review and meta-analysis. Allergy. 2015;70(11):1356-71.
18. Fiocchi A, Pawankar R, Cuello-Garcia C, Ahn K, Al-Hammadi S, Agarwal A, et al. World Allergy Organization-McMaster University Guidelines for Allergic Disease Prevention (GLAD-P): Probiotics. World Allergy Org J. 2015;8:4.
19. Chang YS, Trivedi MK, Jha A, Lin YF, Dimaano L, García-Romero MT. Synbiotics for prevention and treatment of atopicdermatitis: a meta-analysis of randomized clinical trials. JAMA Pediatr. 2016;170(3):236-42.
20. Fazlollahi M, Chun Y, Grishin A, Wood RA, Burks AW, Dawson P, et al. Early-life gut microbiome and egg allergy. Allergy. 2018;73(7):1515-24.
21. Savage JH, Lee-Sarwar KA, Sordillo J, Bunyavanich S, Zhou Y, O'Connor G. A prospective microbiome-wide association study of food sensitization and food allergy in early childhood. Allergy. 2018;73(1):145-52.
22. Chen CC, Chen KJ, Kong MS, Chang HJ, Huang JL. Alterations in the gut microbiotas of children with food sensitization in early life. Pediatr Allergy Immunol. 2016;27(3):254-62.
23. Su K-W, Cetinbas M, Martin VM, Virkud YV, Seay H, Ndahayo R, et al. Early dysbiosis in food-induced enterocolitis syndrome: a prospective cohort study. Allergy. 2023.
24. Fiocchi A, Burks W, Bahna S, Bielory L, Boyle RJ, Cocco R, et al. Clinical use of probiotics in pediatric allergy (CUPPA): a world allergy organization position paper. World Allergy Org J. 2012;5:148-67.
25. Canani RB, Di Costanzo M, Pezzella V, Cosenza L, Granata V, Terrin G, et al. The potential therapeutic efficacy of lactobacillus gg in children with food allergies. Pharmaceuticals. 2012;5:655-64.
26. Canani RB, Nocerino R, Terrin G, Frediani T, Lucarelli S, Cosenza L, et al. Formula selection for management of children with cow's milk allergy influences the rate of acquisition of tolerance: a prospective multicenter study. J Pediatr. 2013;163:771-7.
27. Alcazar CG-M, Paes VM, Shao Y, Oesser C, Miltz A, Lawley TD, Brockleurst P, Rodger A, Field N. The association between early-life gut microbiota and childhood respiratory diseases: a systematic review. Lancet Microbe. 2022;3(11):e867-80.

28. Peng Y, Li A, Yu L, Qin G. The role of probiotics in prevention and treatment for patients with allergic rhinitis: a systematic review. Am J Rhinol Allergy. 2015;29(4):292-8.
29. Roduit C, Frei R, Depner M, Schaub B, Loss G, Genuneit J, et al. Increased food diversity in the first year of life is inversely associated with allergic diseases. J Allergy Clin Immunol. 2014;133(4):1056-64.
30. Roduit C, Frei R, Ferstl R, Loeliger S, Westermann P, Rhyner C, et al. High levels of butyrate and propionate in early life are associated with protection against atopy. Allergy. 2019;74(4):799-809.
31. Barreto BAP. Probióticos e o sistema imunológico. In: Barbuti RC, Campaner AB, Barreto BAP (ed.). Desvendando a microbiota: o papel dos probióticos. São Paulo: Omnifarma; 2021. p.107-18.

19

O microbioma e os distúrbios da interação intestino-cérebro no lactente

Mário César Vieira
Sabine Krüger Truppel
Gabriela Guimarães Vieira

DESTAQUES

- Distúrbios gastrointestinais funcionais, atualmente denominados "distúrbios da interação intestino-cérebro", são condições aparentemente benignas, mas com impacto significativo na qualidade de vida das crianças e de suas famílias.
- A disbiose pode predispor a essas manifestações.
- A abordagem dessas condições deve incluir uma boa relação médico-paciente e uma comunicação eficaz.
- O uso de probióticos tem apresentado resultados favoráveis em comparação com nenhuma intervenção, em diversos estudos.
- Apenas as espécies e cepas que foram estudadas podem ser recomendadas, e deve-se evitar o uso indiscriminado de outros agentes que não tenham sido adequadamente testados em pesquisas bem desenhadas.

Distúrbios gastrointestinais funcionais, atualmente denominados "distúrbios da interação intestino-cérebro", são condições aparentemente benignas, mas com impacto significativo na qualidade de vida das crianças e de suas famílias.

INTRODUÇÃO

Os distúrbios gastrointestinais funcionais (DGIF), atualmente também conhecidos como distúrbios da interação intestino-cérebro (DIIC), são alterações no trato gastrointestinal que não podem ser explicadas por anormalidades estruturais ou bioquímicas.[1]

Os DIIC que se apresentam no primeiro ano de vida incluem a cólica do lactente, a constipação funcional, a disquezia, a diarreia funcional e a regurgitação. Aproximadamente 50% dos lactentes apresentam ao menos um DIIC nos primeiros meses de vida. Os DIIC na população pediátrica incluem dor abdominal funcional e constipação funcional.[1,2]

Os critérios de Roma IV publicados em 2018, que definem os DIIC, tentaram trazer uma abordagem em que o diagnóstico seja feito pela presença de sintomas, e não apenas pela ausência de outras doenças. Os sintomas podem estar relacionados a alterações de motilidade, a hipersensibilidade visceral, a alterações na mucosa e na função imunológica e, também, a alterações na microbiota.[1,2]

A cólica do lactente se apresenta como períodos prolongados e recorrentes de choro, irritabilidade ou inquietação relatados pelos cuidadores, que ocorrem sem causa aparente e na ausência de baixo ganho ponderal, febre ou doença orgânica. Em geral, a resolução dos sintomas ocorre antes dos 6 meses de vida, conforme o crescimento e o amadurecimento do lactente.[1,2]

A constipação funcional em lactentes é definida como a presença de ao menos dois critérios apresentados a seguir, com duração de ao menos 1 mês em crianças até 4 anos de idade. Os critérios incluem: duas ou menos evacuações por semana, comportamento de retenção fecal, dor ou dificuldade para evacuar, fezes calibrosas ou fezes retidas no reto. Em crianças que não usam fraldas, os critérios adicionais incluem: fezes calibrosas que podem obstruir o vaso sanitário e ao menos um episódio por semana de incontinência fecal.[1,2]

Disquezia é caracterizada por pelo menos 10 minutos de esforço e choro antes da tentativa de evacuação ou da eliminação de fezes pastosas.[1,2]

A diarreia funcional é definida quando ocorrem quatro ou mais evacuações diárias de fezes volumosas e não formadas, com início entre 6 e 60 meses de idade, com duração de mais de 4 semanas, em crianças sem déficit ponderoestatural se a ingestão calórica for adequada.[1,2]

A regurgitação do lactente é definida como dois ou mais episódios de regurgitação ao dia por pelo menos 3 semanas, na ausência de hematêmese, broncoaspiração, apneia, baixo ganho de peso, dificuldade de deglutição ou postura anormal.[1,2]

Em lactentes, com exceção da constipação funcional, a maioria dos DIIC é transitória e desaparece espontaneamente ao longo do tempo, em geral dentro do primeiro ano de vida. Entretanto, pode haver efeitos deletérios de curto e longo prazos à saúde e à qualidade de vida das crianças e de seus cuidadores, como dificuldades alimentares, interrupção do aleitamento materno e estresse familiar.[1,2]

Os DIIC em crianças maiores e adolescentes incluem a dor abdominal funcional e a constipação funcional. Os distúrbios que causam dor abdominal incluem a dispepsia funcional, a síndrome do intestino irritável (SII) e a enxaqueca abdominal. Além desses, existe a dor abdominal funcional não especificada, que é definida quando há dor abdominal episódica ou contínua que não ocorre apenas durante eventos fisiológicos (p. ex., alimentação, menstruação), sem critérios suficientes para SII, dispepsia funcional ou enxaqueca abdominal, e quando, após avaliação adequada, não se pode explicar por outra condição.[1,2]

A constipação funcional na infância é definida quando, pelo menos uma vez na semana por ao menos 1 mês, ocorrem dois ou mais dos seguintes sintomas:

- Duas ou menos evacuações no vaso sanitário por semana.
- Um ou mais episódios de incontinência fecal por semana, comportamento de retenção de fezes.
- Evacuações dolorosas.
- Massa fecal palpável no reto.
- Fezes de grosso calibre que podem obstruir o vaso.[1,2]

A fisiopatologia dos DIIC é multifatorial e ainda não está bem estabelecida. Além da forma de alimentação, do neurodesenvolvimento e de fatores psicossociais, processos relacionados ao trato gastrointestinal como produção de gases, motilidade e disbiose têm papel importante no mecanismo desses distúrbios.[1-3]

ALTERAÇÕES DA MICROBIOTA NOS DISTÚRBIOS INFLAMATÓRIOS INTESTINAIS CRÔNICOS

Alterações na composição e na diversidade da microbiota intestinal têm sido amplamente associadas ao desenvolvimento de DIIC. Pesquisas em camundongos livres de germes e colonizados demonstram que os sintomas de DIIC parecem estar associados ao desequilíbrio da microbiota com ativação imune da mucosa e disfunção da barreira intestinal, resultando em hipersensibilidade visceral e anormalidades da motilidade intestinal.[2,3]

Os mecanismos associados à disbiose e ao desenvolvimento de DIIC incluem:

- Alteração da motilidade intestinal.
- Modulação na produção de gases intestinais.
- Distribuição de ácidos biliares.
- Hipersensibilidade visceral.
- Inflamação da mucosa intestinal.
- Alterações de ácidos graxos de cadeia curta (AGCC) como butirato, acetato e propionato, que são metabólitos primários produzidos a partir da fermentação dietética da microbiota intestinal.[2,3]

Tem-se demonstrado que moléculas derivadas da microbiota intestinal regulam diretamente a motilidade intestinal. Alterações na microbiota podem alterar a motilidade intestinal e o trânsito intestinal irregular; além de modificar também a organização espacial e a proporção da microbiota.[2,3]

As bactérias presentes no intestino produzem os gases hidrogênio (H_2) e dióxido de carbono (CO_2) pela fermentação de carboidratos. Variações no perfil dos gases intestinais têm sido associadas a sintomas nos DIIC, especialmente na cólica do lactente. A associação de proteobactérias e cólica é explicada pelo aumento da produção de gás por causa da fermentação de lactose ou outros carboidratos. Algumas bactérias, como *Escherichia coli, Salmonella enterica, Clostridioides* e *Enterobacter aerogenes,* produzem ácido sulfúrico no cólon, o que resulta em alteração na motilidade e na secreção intestinal, hipersensibilidade visceral e disfunção imune intestinal.[2-5]

Os ácidos biliares têm efeito bacteriostático, influenciando a proliferação de bactérias e contribuindo com a função de barreira da mucosa. A redução de ácidos biliares pode ter papel pró-inflamatório. Estudos em camundongos evidenciaram que a síntese hepática de ácidos biliares tem desenvolvimento gradual até atingir o nível de maturação completa com 4 semanas de idade. Essa imaturidade na síntese de sais biliares em recém-nascidos (RN) pode resultar em má absorção de gordura, com potencial efeito na cólica do lactente.

A relação entre os ácidos biliares e o microbioma é bidirecional: a disbiose pode influenciar na produção de ácidos biliares, assim como os ácidos biliares podem influenciar na composição do microbioma.[4,5]

CÓLICA DO LACTENTE

A cólica é um DIIC relativamente frequente em lactentes, entretanto sua fisiopatologia não é completamente estabelecida. A literatura descreve que lactentes com cólica apresentam alterações na composição da microbiota, excesso de produção de gases, alteração na motilidade gastrointestinal e inflamação intestinal, com possibilidade de níveis elevados de calprotectina fecal.[2-5]

Diversos estudos publicados recentemente descrevem a associação entre alterações no microbioma e a cólica do lactente. Revisão sistemática publicada por Hofman et al. incluiu 13 estudos com descrição da composição da microbiota fecal, em crianças de ambos os sexos, entre 0 e 5 anos de idade, que apresentavam um ou mais DIIC. A maioria desses estudos comparou lactentes saudáveis com lactentes com cólica e demonstrou que níveis significativamente mais baixos de Firmicutes (*Lactobacilli*), Bacteroidetes e Actinobacteria (Bifidobacteria) foram observados nos grupos que apresentavam cólica. Por outro lado, nesses lactentes, bactérias do filo Proteobacteria, incluindo *Klebsiella* e *Escherichia,* foram mais prevalentes.[3]

Outros estudos também descreveram diminuição na diversidade da microbiota e maior quantidade de espécies de *Escherichia coli, Klebsiella pneumoniae, Lactobacillus iners* e gênero Actinobacter em lactentes com cólica comparados a lactentes saudáveis. Bactérias coliformes como *Escherichia coli, Klebsiella pneumoniae, Klebsiella oxytoca, Enterobacter aerogenes, Enterobacter cloacae* e *Enterococcus faecalis* foram encontradas em maior contagem em lactentes com cólica comparados a lactentes saudáveis.[5,6]

Estudo publicado por Pham et al. com 40 lactentes, 8 (20%) deles com cólica, descreveu os achados em amostras de fezes coletadas com 2 semanas, 1 mês, 3 meses e 6 meses de idade. Foi identificada maior quantidade de bactérias do filo Firmicutes, como *Veillonella* e *Eubacterium halli,* em lactentes com cólica quando comparado ao grupo-controle. Ambas as bactérias produzem hidrogênio quando utilizam lactato, e o excesso desse gás pode ter sido responsável pela maior incidência de cólica no início de vida.[6]

OUTROS DISTÚRBIOS INFLAMATÓRIOS INTESTINAIS CRÔNICOS

Estudo nacional de Moraes et al. descreveu que crianças entre 0 e 36 meses com diagnóstico de constipação apresentavam menor concentração de *Lactobacillus* por miligrama de fezes em comparação ao grupo sem constipação, mas não houve diferença nos níveis de bifidobactérias.[7]

Korpela et al., em estudo com a coleta de primeira amostra de mecônio de 212 RN e de amostras seriadas até 1 ano de idade, revelaram que não houve diferença de filo, gênero ou diversidade de bactérias em lactentes com refluxo e com constipação quando comparados a lactentes saudáveis nas amostras de mecônio e com 12 meses de vida.[8]

Não foram encontrados estudos relevantes de associação entre microbiota fecal e regurgitação, disquezia, vômitos cíclicos e síndrome de ruminação.

PERSPECTIVAS DE TRATAMENTO

A relação médico-paciente, a comunicação eficaz e o apoio à família são fundamentais na abordagem terapêutica nos DIIC. Deve-se explicar detalhadamente o diagnóstico a pais e cuidadores, levando em conta o modelo biopsicossocial individual, e planejar o manejo orientando sobre expectativas realistas de prognóstico e de resultados.

Conforme discutido em outras seções deste livro, tem-se identificado que existe uma comunicação ativa, dinâmica e bidirecional entre os trilhões de microrganismos que colonizam o intestino, com células epiteliais e o sistema imune da mucosa subjacente e os sistemas entérico periférico e nervoso central.

A potencial associação entre alterações da microbiota intestinal e DGIF em crianças apresentadas neste capítulo abre a perspectiva de intervenções preventivas e terapêuticas.

Os probióticos são uma das modalidades de tratamento mais comumente usadas.

Deve-se ter em mente que os efeitos clínicos de determinados probióticos observados em diferentes estudos não podem ser extrapolados para outros agentes, mesmo que intimamente relacionados. Isso também deve ser levado em consideração ao elaborar ou interpretar estudos clínicos com probióticos.

PROBIÓTICOS NA CONSTIPAÇÃO INTESTINAL FUNCIONAL

Banaszkiewicz e Szajewska investigaram o efeito da lactulose associada ao *Lacticaseibacillus rhamnosus* (anteriormente *Lactobacillus rhamnosus*) GG *versus* placebo em 84 crianças com constipação. A resposta ao tratamento (pelo menos três evacuações por semana) foi comparável entre os grupos tanto no final da intervenção de 12 semanas como no acompanhamento subsequente após 12 semanas.[9]

Coccorullo et al. estudaram o efeito de *Limosilactobacillus reuteri* (anteriormente *Lactobacillus reuteri*) DSM 17938 ou placebo em 44 lactentes com constipação durante 8 semanas. Mais pacientes apresentaram ao menos cinco evacuações por semana no grupo probiótico que no grupo placebo nas semanas 2, 4 e 8. No entanto, a consistência das fezes não diferiu entre os grupos.[10]

Duas revisões sistemáticas, desenvolvidas por Wegh et al. e por Wojtyniak e Szajewska, avaliaram a qualidade metodológica dos estudos sobre o uso de probióticos na constipação funcional e identificaram que as intervenções e o acompanhamento foram de curto prazo, e as populações investigadas foram pequenas e heterogêneas quanto à cepa probiótica e à dose, à duração da intervenção e ao acompanhamento de desfechos clínicos.[11,12]

Portanto, até o momento, nenhuma cepa isolada ou combinação de cepas pode ser recomendada na abordagem da constipação funcional em crianças.

PROBIÓTICOS NA REGURGITAÇÃO DO LACTENTE

Revisão sistemática seguida por metanálise recente conduzida por Foster et al. avaliou a eficácia da suplementação probiótica para a prevenção e o tratamento da regurgitação infantil em estudos clínicos randomizados. Seis estudos examinaram o papel dos probióticos na prevenção ou no tratamento da regurgitação infantil. Uma metanálise de três estudos mostrou redução estatisticamente significativa nos episódios de regurgitação para o grupo probiótico em comparação com o grupo placebo (diferença média: –1,79 episódio/dia: intervalo de confiança [IC] de 95%: –3,30 a –0,27, N = 560), mas houve alta heterogeneidade (96%).[13]

A terapia probiótica parece promissora para a regurgitação infantil com alguma evidência de benefício, mas a maioria dos estudos é pequena e houve heterogeneidade relativamente alta nas populações estudadas. O uso de probióticos pode ser uma estratégia potencial de abordagem não invasiva, segura, econômica e preventiva, mas ainda há necessidade de estudos mais robustos e bem controlados que examinem o efeito dos probióticos na regurgitação infantil.

PROBIÓTICOS NA CÓLICA DO LACTENTE

Uma vez que a disbiose tem sido proposta como fator importante na fisiopatologia da cólica, o uso de probióticos tem demonstrado papel promissor na abordagem dessa condição.[14]

Há estudos avaliando diferentes espécies de lactobacilos, uma mistura de diferentes probióticos ou simbióticos.

Um estudo duplo-cego randomizado com 30 bebês conduzido por Pärtty et al. examinou o papel do *L. rhamnosus GG* no tratamento de cólica durante 4 semanas. Foram incluídos bebês com cólica alimentados com leite materno (com dieta de exclusão materna de proteína do leite de vaca) e fórmula extensamente hidrolisada associado a suporte comportamental. O tempo diário de choro foi comparável entre o grupo que recebeu o probiótico (173 minutos) e o grupo placebo (174 minutos; p = 0,99) no final da intervenção, de acordo com o diário dos pais. No entanto, os pais relataram diminuição de 68% (IC 95%: 58-78) no choro diário no grupo que recebeu o probiótico e 49% (IC 95%: 32-66) no grupo placebo (p = 0,05). Esses achados enfatizam a importância do uso de métodos validados uniformes para medir o choro infantil quando se estudam diferentes intervenções.[15]

Chen et al., em estudo duplo-cego randomizado em 192 bebês nascidos a termo após até 7 semanas, amamentados, com cólica de acordo com os critérios de Roma III, descobriram que, em comparação com placebo, a administração de *Bifidobacterium animalis* spp. *lactis*, BB-12® (1 × 10^9 UFC/dia) por 3 semanas aumentou significativamente o sucesso do tratamento (definido como anteriormente) (RR 2,8, IC 95%: 1,9 a 4,2). Houve também diferença significativa entre os grupos *B. lactis* BB-12® e placebo no tempo médio diário de choro no final da intervenção (60,8 ± 23,4 *vs.* 95,8 ± 26, MD –35 minutos, IC 95%: 42 a –28).[16]

Nocerino et al., em outro estudo duplo-cego randomizado em 80 lactentes em aleitamento materno exclusivo com *Bifidobacterium animalis* spp. *lactis* BB-12® (BB-12), demonstraram que a redução de ≥ 50% da duração média diária do choro foi maior em bebês tratados com *B. lactis* BB-12, começando a partir do final da segunda semana. O número médio de episódios de choro diminuiu em ambos os grupos, mas com efeito maior no grupo BB-12 (−4,7 ± 3,4 *vs.* −2,3 ± 2,2, p < 0,05).[17]

Em estudo duplo-cego randomizado controlado com placebo usando uma mistura de 8 cepas bacterianas probióticas (4 cepas de lactobacilos [*L. paracasei* DSM 24733, *L. plantarum* DSM 24730, *L. acidophilus* DSM 24735 e *L. delbrueckii* spp. *bulgaricus* DSM 24734], 3 cepas de bifidobactérias [*B. longum* DSM 24736, *B. breve* DSM 24732 e *B. infantis* DSM 24737] e 1 cepa de *Streptococcus thermophilus* DSM 24731) em 53 bebês alimentados com leite materno exclusivo com cólica, Baldassarre et al. demonstraram que o grupo que recebeu a intervenção apresentou melhora no tempo de choro ao final do período de 3 semanas de tratamento.[18]

Outro estudo, conduzido por Dupont et al., investigou o efeito de uma fórmula infantil enriquecida com probióticos (*L. rhamnosus* e *B. infantis*) *versus* fórmula padrão no choro diário em 66 bebês com cólica durante um período de intervenção de 1 mês e não encontrou diferenças na duração do choro entre os grupos.[19]

O uso de simbióticos (combinação de probióticos e prebióticos) no tratamento de cólica infantil foi avaliado em dois estudos.

O estudo conduzido por Kianifar et al. comparou fórmula com simbióticos (contendo fruto-oligossacarídeos, *L. casei, L. rhamnosus, S. termophilus, B. breve, L. acidophilus, B. infantis, L. bulgaricus*) ou placebo por 30 dias em 50 bebês com cólica e demonstrou sucesso do tratamento significativamente maior no grupo simbiótico (82,6%) em comparação com o placebo (35,7%) no dia 7 (p < 0,005). No dia 30, o sucesso do tratamento foi de 87 e 46% no grupo simbiótico e placebo, respectivamente (p < 0,01). A resolução dos sintomas também foi maior no grupo simbiótico (39%) em comparação com o placebo (7%) no dia 7 (p < 0,03), mas não no dia 30 (56% *vs.* 36%, p = 0,24).[20]

Em outro estudo, Xinias et al. investigaram o efeito na redução de tempo de choro de uma fórmula de intervenção (contendo *B. lactis* BB12, galacto-oligossacarídeos combinado com lactose reduzida e hidrolisado parcial de soro de leite) em 40 bebês com cólica em comparação a um grupo-controle de 20 bebês que receberam fórmula infantil padrão. Durante o período de intervenção de 1 mês, a duração diária do choro diminuiu significativamente mais em lactentes recebendo simbióticos que fórmula padrão. A duração do choro diminuiu em

2,7 horas (de 3,2 para 0,5 h) no grupo de intervenção, enquanto a duração do choro diminuiu apenas em 1,2 hora no grupo-controle ($p < 0{,}001$).[21]

Em conjunto, o papel das misturas de probióticos e simbióticos no tratamento do choro em cólica é promissor, mas ainda indefinido, em razão da variação nas cepas probióticas utilizadas, e mais dados são necessários antes que qualquer conclusão possa ser tirada.

A maioria dos estudos de intervenção na cólica infantil avaliou o papel de um agente específico, o *L. reuteri* DSM 17938.

Revisão sistemática publicada por Dryl e Szajewska incluiu 7 ensaios clínicos randomizados (471 participantes), e 5 deles envolveram 349 lactentes e avaliou o efeito de *L. reuteri* DSM 17938 na dose diária de 10^8 unidades formadoras de colônia (CFU) administrado por 21 ou 28 dias. Comparado com placebo, a administração de *L. reuteri* DSM 17938 foi associada ao sucesso do tratamento (risco relativo 1,67, IC 95%: 1,10-2,81) e tempos de choro reduzidos no final de intervenção (diferença média -49 minutos, IC 95%: 66-33); no entanto, o efeito foi observado principalmente em lactentes em aleitamento materno exclusivo.[22]

O uso profilático de probióticos foi avaliado por Indrio et al. em estudo randomizado com 589 bebês nascidos a termo e que estudou o efeito de *L. reuteri* 17938 ou placebo durante os primeiros 90 dias de vida na prevenção do aparecimento de cólicas, refluxo gastroesofágico e constipação. O estudo concluiu que a administração diária de *L. reuteri* reduziu significativamente a duração do choro na idade de 1 mês em comparação com o placebo, e o efeito foi mantido por 3 meses. Além disso, o número de regurgitações por dia foi significativamente menor, e o número de evacuações por dia, maior em lactentes recebendo probiótico em comparação com placebo.[23]

CONCLUSÃO

Os distúrbios gastrointestinais funcionais, mais denominados há pouco tempo "distúrbios da interação intestino-cérebro", são considerados condições aparentemente benignas, mas têm impacto significativo na qualidade de vida das crianças e de suas famílias.

A palavra "funcional" é utilizada para alinhar com a terminologia usada na classificação desses distúrbios, bem como para refletir que há o comprometimento de uma função (sensorial ou motora) envolvido nessas condições.

A associação entre alterações na composição da microbiota intestinal e DIIC sugere que a disbiose pode predispor ou causar essas manifestações, apesar de seu papel exato na patogênese não ser muito claro.

O uso de probióticos na abordagem dessas condições tem sido demonstrado por diversos estudos prospectivos, randomizados e controlados, com resultados favoráveis em comparação a nenhuma intervenção.

No entanto, ainda são necessários estudos comparativos diretos entre diferentes agentes e/ou combinação de agentes para avaliar se sua utilização interfere na composição da microbiota intestinal, na motilidade, na percepção sensorial visceral e na imunidade da mucosa.

Até o momento, apenas as espécies e as cepas que foram estudadas podem ser recomendadas, e deve-se evitar o uso indiscriminado de outros agentes que não tenham sido adequadamente testados em pesquisas bem desenhadas.

REFERÊNCIAS

1. Drossman DA. Functional gastrointestinal disorders: history, pathophysiology, clinical features and Rome IV. Gastroenterology. 2016;150(6):1262-79.e2.
2. Abrahamsson TR, Wu RY, Sherman PM. Microbiota in functional gastrointestinal disorders in infancy: implications for management. Nestle Nutr Inst Workshop Ser. 2017;88:107-15.
3. Hofman D, Kudla U, Miqdady M, Nguyen TVH, Morán-Ramos S, Vandenplas Y. Faecal microbiota in infants and young children with functional gastrointestinal disorders: a systematic review. Nutrients. 2022;14(5):974.
4. Ouald Chaib A, Levy IE, Ouald Chaib M, Vandenplas Y. The influence of the gastrointestinal microbiome on infant colic. Expert Rev Gastroenterol Hepatol. 2020;14(10):919-32.
5. de Weerth C, Fuentes S, de Vos WM. Crying in infants: on the possible role of intestinal microbiota in the development of colic. Gut Microbes. 2013;4(5):416-21.
6. Pham VT, Lacroix C, Braegger CP, Chassard C. Lactate-utilizing community is associated with gut microbiota dysbiosis in colicky infants. Sci Rep. 2017;7(1):1-13.
7. Moraes JG de, Motta MEF de A, Beltrão MF de S, Salviano TL, Silva GAP da. Fecal microbiota and diet of children with chronic constipation. Int J Pediatr. 2016;2016:1-8.
8. Korpela K, Renko M, Paalanne N, Vänni P, Salo J, Tejesvi M, et al. Microbiome of the first stool after birth and infantile colic. Pediatr Res. 2020;88(5):776-83.
9. Banaszkiewicz A, Szajewska H. Ineffectiveness of lactobacillus GG as an adjunct to lactulose for the treatment of constipation in children: a double-blind placebo-controlled randomized trial. J Pediatr. 2005;146:364-96.
10. Coccorullo P, Strisciuglio C, Martinelli M, Miele E, Greco, L, Staiano A. Lactobacillus reuteri (17938) in infants with functional chronic constipation: a double-blind, randomized, placebo-controlled study. J Pediatr. 2010;157:598-602.
11. Wegh CAM, Benninga MA, Tabbers MM. Effectiveness of probiotics in children with functional abdominal pain disorders and functional constipation: a systematic review. J Clin Gastroenterol. 2018;52(1).
12. Wojtyniak K, Szajewska H. Systematic review: probiotics for functional constipation. Eur J Pediatr. 2017;176:1155-62.

13. Foster JP, Dahlen HG, Fijan S, Badawi N, Schmied V, Thornton C, et al. Probiotics for preventing and treating infant regurgitation: a systematic review and meta-analysis. Matern Child Nutr. 2022;18(1):e13290.
14. Savino F, Quartieri A, De Marco A, Garro M, Amaretti A, Raimondi S, et al. Comparison of formula-fed infants with and without colic revealed significant differences in total bacteria, Enterobacteriaceae and faecal ammonia. Acta Paediatr Int J Paediatr. 2017;106(4):573-8.
15. Pärtty A, Lehtonen L, Kalliomäki M, Salminen S, Isolauri E. Probiotic Lactobacillus rhamnosus GG therapy and microbiological programming in infantile colic: a randomized, controlled trial. Pediatr Res. 2015;78:470-5.
16. Chen K, Zhang G, Xie H, You L, Li H, Zhang Y, et al. Efficacy of Bifidobacterium animalis subsp. lactis, BB-12(®) on infant colic: a randomised, double-blinded, placebo-controlled study. Benef Microbes. 2021;12(6):531-40.
17. Nocerino R, De Filippis F, Cecere G, Marino A, Micillo M, Di Scala C, et al. The therapeutic efficacy of Bifidobacterium animalis subsp. lactis BB-12® in infant colic: a randomised, double blind, placebo-controlled trial. Aliment Pharmacol Ther. 2020;51(1):110-20.
18. Baldassarre ME, Di Mauro A, Tafuri S, Rizzo V, Gallone MS, Mastromarino P, et al. Effectiveness and safety of a probiotic-mixture for the treatment of infantile colic: a double-blind, randomized, placebo-controlled clinical trial with fecal real-time PCR and NMR-based metabolomics analysis. Nutrients. 2018:195.
19. Dupont C, Rivero M, Grillon C, Belaroussi N, Kalindjian A, Marin V. Alpha-lactalbumin-enriched and probiotic-supplemented infant formula in infants with colic: growth and gastrointestinal tolerance. Eur J Clin Nutr. 2010;64:765-7.
20. Kianifar H, Ahanchian H, Grover Z, Jafari S, Noorbakhsh Z, Khakshour A, et al. Synbiotic in the management of infantile colic: a randomised controlled trial. J Paediatr Child Health. 2014;50:801-5.
21. Xinias I, Analitis A, Mavroudi A, Roilides I, Lykogeorgou M, Delivoria V, et al. Innovative dietary intervention answers to baby colic. pediatr. Gastroenterol Hepatol Nutr. 2017;20:100-6.
22. Dryl R, Szajewska H. Probiotics for management of infantile colic: a systematic review of randomized controlled trials. Arch Med Sci. 2018;14:1137-43.
23. Indrio F, DiMauro A, Riezzo G, Civardi E, Intini C, Corvaglia L, et al. Prophylactic use of a probiotic in the prevention of colic, regurgitation, and functional constipation: a randomized clinical trial. JAMA Pediatr. 2014;168:228-33.

20

Microbioma e doenças metabólicas

José Vicente Noronha Spolidoro
Juliana Cristina Eloi

DESTAQUES

- O microbioma intestinal está diretamente ligado ao desenvolvimento da obesidade e de outras doenças metabólicas por causa de suas influências na extração de energia dos alimentos e no metabolismo lipídico e de carboidratos.
- A obesidade, considerada uma pandemia, afeta entre 20 e 25% das crianças e dos adolescentes globalmente, estando associada a diversas comorbidades, como doenças cardíacas, diabetes tipo II e certos tipos de câncer.
- A implantação inicial da microbiota intestinal ocorre no nascimento e é influenciada por fatores como tipo de parto, aleitamento materno e uso de medicamentos, desempenhando papel crucial no desenvolvimento metabólico e na saúde futura.
- Embora probióticos e prebióticos possam modular a microbiota intestinal, os estudos ainda são inconclusivos quanto à sua eficácia na prevenção ou no tratamento da obesidade em crianças e adolescentes.

INTRODUÇÃO

A obesidade é considerada uma pandemia, com taxas crescentes no mundo todo. Esse problema de saúde pública tem sido observado inclusive na faixa etária pediátrica. Revisão sistemática com base em publicações latino-americanas observou prevalência estimada de excesso de peso em crianças menores de 5 anos de idade da ordem de 7,1% com o método de classificação peso-para-altura da Organização Mundial da Saúde (OMS) de 2006.[1] Em crianças maiores, as prevalências de sobrepeso e obesidade com o método de classificação OMS 2007[2] variaram de 18,9 a 36,9% em crianças em idade escolar (5 a 11 anos) e de 16,6 a 35,8% em adolescentes (12 a 19 anos). Os autores estimam que 3,8 milhões de crianças menores de 5 anos, 22,2 a 25,9 milhões de crianças em idade escolar e 16,5 a 21,1 milhões de adolescentes apresentam sobrepeso ou obesidade.[3]

No geral, entre 42,5 e 51,8 milhões de crianças de 0 a 19 anos estão afetadas, ou seja, cerca de 20 a 25% da população. Isso reflete um sério problema de saúde pública, visto que a obesidade está associada e contribui para o desenvolvimento de doenças cardíacas, distúrbios do sistema esquelético, distúrbios metabólicos como diabetes e certos tipos de câncer. Segundo a OMS, cerca de 2,8 milhões de pessoas morrem anualmente por causa do sobrepeso ou da obesidade.[3,4]

Estudos têm documentado associação entre a obesidade e a microbiota intestinal. A microbiota de pessoas obesas é diferente da de pessoas eutróficas. E essas mudanças afetam o grau de energia obtida dos alimentos, a composição e as funções secretoras do tecido adiposo, o metabolismo de tecidos, carboidratos e lipídeos no fígado e a atividade de cerebral.[5]

Neste capítulo serão discutidos o impacto da microbiota na obesidade e o impacto do uso de probióticos na saúde de pacientes com sobrepeso e obesidade.

A OBESIDADE E SEU IMPACTO NA SAÚDE

A obesidade é uma doença crônica multifatorial, caracterizada por acúmulo excessivo de tecido adiposo, comumente como resultado da ingestão excessiva de alimentos e/ou baixo gasto energético. A obesidade pode ser desencadeada por fatores genéticos, psicológicos, estilo de vida, alterações nutricionais, fatores ambientais e hormonais.

Essa doença ocorre em indivíduos suscetíveis geneticamente e envolve massa de gordura corporal elevada, cujo mecanismo poderia ser explicado em parte pelas interações entre recompensa cerebral e circuitos homeostáticos, sinalização inflamatória, acúmulo de metabólitos lipídicos ou outros mecanismos que envolvem os neurônios hipotalâmicos.[6]

Há dois tipos de obesidade: a primária e a secundária. A obesidade primária é principalmente associada a fatores ambientais, como sedentarismo e alimentação inadequada. A secundária é causada por comorbidades: síndrome dos ovários policísticos, hipotireoidismo e doenças genéticas.[4]

A obesidade e o sobrepeso podem causar muitas doenças, como doenças cardiovasculares (aterosclerose e hipertensão), diabetes tipo II, osteoartrite e alguns tipos de câncer. A Figura 1 demonstra as principais consequências sobre a saúde decorrentes dessa situação clínica.[6]

As células de gordura aumentadas produzem muitas substâncias biologicamente ativas, chamadas adipocinas, que atuam localmente (autócrina/parácrina) e em órgãos distantes (atividade hormonal). A microbiota intestinal está no centro dos estudos científicos mais recentes e desempenha papel fundamental no desenvolvimento da obesidade, porque está intimamente ligada a variações energético-humorais no hospedeiro: suas alterações podem promover um estado de armazenamento excessivo de energia, e podem ser manipuladas para manter a homeostase energética.[5]

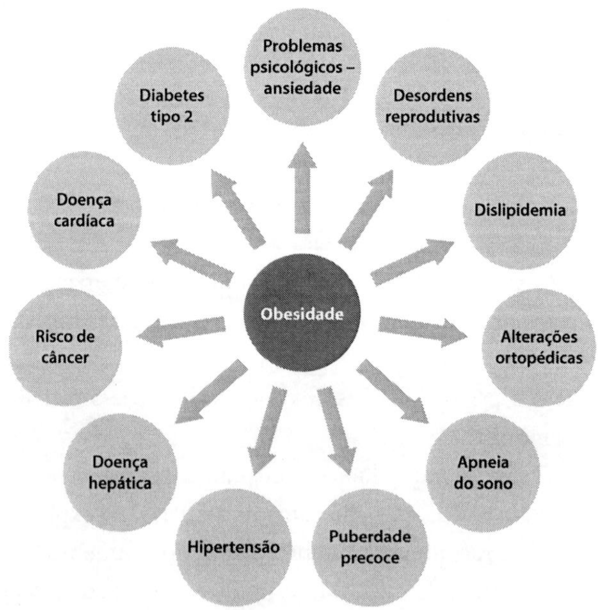

FIGURA 1 Comorbidades associadas à obesidade.
Fonte: Sanyaolu et al., 2019.[6]

A FORMAÇÃO DA MICROBIOTA INTESTINAL

A microbiota intestinal do recém-nascido (RN) já recebe as primeiras bactérias durante a gestação via transplacentária, mas a efetiva implantação da microbiota ocorre ao nascimento.[7] Vários atores vão determinar esse primeiro implante da microbiota, a saber: tipo de parto, alimentação nos primeiros meses de vida, saúde materna, meio ambiente da criança, internação hospitalar, tempo de gestação, uso de medicamentos.[7]

As crianças nascidas de parto vaginal têm um implante oriundo da microbiota da mãe, enquanto aquelas que nascem de parto cesáreo têm um implante da pele e do ambiente hospitalar.[7] As crianças que têm aleitamento materno exclusivo estimulam uma microbiota bifidobactéria, diferentemente das que recebem fórmulas, apesar de os avanços nas fórmulas infantis permitirem uma microbiota mais similar à do leite humano, com o acréscimo de oligossacarídeos do leite materno (HMO) e fruto-oligossacarídeos e galacto-oligossacarídeos (FOS/GOS).[8]

Há estudos que evidenciam que a saúde bucal da mãe influencia na microbiota do bebê, assim como a obesidade materna.[9] Obviamente a permanência no ambiente hospitalar, como no caso de prematuros, tem papel fundamental na microbiota do recém-nascido (RN). Uso de medicamentos como antibióticos e inibidores de bomba de prótons alteram significativamente a microbiota dos bebês. Esta microbiota inicial é extremamente importante, pois ela determinará as mudanças metabólicas no RN que promoverão alterações no DNA destas crianças (epigenética).

Há estudos de coorte que mostram aumento de incidência de obesidade em crianças nascidas de parto cesáreo,[10,11] assim como naquelas que recebem nos primeiros meses antibióticos e inibidores de bomba de prótons.[12] Ratos machos nascidos prematuramente e superalimentados desenvolveram obesidade e síndrome metabólica aos 6 meses de idade (adultos).[13] Esses animais, ao cruzarem com ratas normais, transmitiram o padrão de síndrome metabólica para duas gerações, demonstrando os efeitos epigenéticos de distúrbios metabólicos promovidos em idade inicial.

O padrão de microbiota do lactente se modifica com a introdução de alimentação complementar e com o crescimento e outras relações que vai desenvolvendo. No entanto, as alterações desenvolvidas incialmente favorecem a disbiose, que é fator de estímulo pró-inflamatório, com uma microbiota mais Gram-negativa, que favorece a liberação de lipopolissacarídeos (LPS). Estes desempenham papel importante no desenvolvimento de inflamação.[14] Essa inflamação, por sua vez, é fator associado a vários distúrbios metabólicos, como obesidade, resistência à insulina e desenvolvimento de diabetes tipo 2.[14]

Belkova et al. demonstraram que crianças que receberam leite materno por menos de 3 meses, quando chegavam à adolescência, apresentavam disbiose e menor diversidade da microbiota, e houve associação com obesidade nessa fase da vida.[15] Eles demonstraram que o aleitamento materno foi fator determinante para ter na adolescência uma microbiota simbiótica.

Goldani et al., ao analisarem uma coorte em Ribeirão Preto (SP) e em São Luís do Maranhão, no Brasil, documentaram um risco relativo de 1,7 para desenvolver obesidade aos 18 anos entre as crianças nascidas de parto cesáreo.[10]

Stark et al. analisaram uma coorte norte-americana composta de mais de 300 mil crianças que usaram antibióticos, inibidores de bomba de prótons e/ou bloqueadores H2 nos primeiros 2 anos de vida, e a prevalência de obesidade aos 8 anos foi maior conforme as crianças tivessem usado 1, 2 ou 3 desses medicamentos.[12]

O PAPEL DOS ÁCIDOS GRAXOS DE CADEIA CURTA

A microbiota colônica utiliza carboidratos não digeridos no intestino delgado, fermentando-os e produzindo metabólitos que podem ser absorvidos no colón e capazes de produzir energia para o hospedeiro. Essa digestão é possível devido às enzimas produzidas pelas bactérias. A fermentação produz muitos compostos, sendo os mais importantes os ácidos graxos de cadeia curta (AGCC), que incluem o ácido acético, o propiônico e o butírico (Tabela 1).[4]

A resposta inflamatória e o risco de obesidade e síndrome metabólica estão associados tanto a metabólitos bacterianos como à redução de AGCC, que promovem alteração no metabolismo lipídico e lipogênese; o TMAO promove aumento de risco de doenças cardiovasculares, e os hipuratos aumentam o risco de diabetes e hipertensão arterial.[16] Além disso, as bactérias de uma microbiota disbiótica promovem a formação de LPS, de flagelo TLR5, de estruturas lipídicas TLR2 e peptídeo glicano NOD1,2, que aumentam a resposta inflamatória e aumentam a resistência à insulina, levando à síndrome metabólica, com diabetes *mellitus* tipo 2 e doença cardiovascular.[16]

Numerosos estudos com utilização de modelos animais têm demonstrado consistentemente que a microbiota intestinal pode modular a homeostase energética do hospedeiro e a adiposidade por diferentes mecanismos (Tabela 2), como captação de energia da dieta e modulação da composição dos ácidos

TABELA 1 Propriedade dos ácidos graxos de cadeia curta (AGCC)

AGCC	Receptores	Propriedades
Ácido acético	GPR 41, GPR43	• Estímulo da secreção de hormônios intestinais PYY e GLP-1 – redução do apetite • Aumento da produção de leptina • Precursores para a síntese de colesterol e ácidos graxos
Ácido propiônico	GPR 41, GPR43	• Estímulo da secreção de hormônios intestinais PYY e GLP-1 – redução do apetite • Inibição do acúmulo de gordura nos adipócitos • Aumento da produção de leptina • Substrato da gliconeogênese
Ácido butírico	GPR41, GPR43, GPR109A	• Diferenciação de células Treg • Diminuição da produção de IL-12 • Aumento da produção de IL-10 • Estimulação do armazenamento de gordura no tecido adiposo • Promoção da integridade epitelial intestinal • Aumento da oxidação de ácidos graxos • Estímulo da produção de mucina

IL: interleucina; Treg: T reguladoras.
Fonte: Wiciński et al., 2020.[4]

graxos teciduais, secreção de peptídeos derivados do intestino e hormônios com efeitos no sistema nervoso central (SNC) e indução de inflamação crônica de baixo grau pela liberação de LPS.[5]

O PAPEL DA DIETA NA FORMAÇÃO DA MICROBIOTA INTESTINAL

A dieta com excesso de lipídeos também promove disbiose, estimulando o aumento de bactérias Gram-negativas na microbiota, o que aumenta os LPS, promovendo endotoxemia e inflamação.[17] A microbiota disbiótica reduz os AGCC, os ácidos biliares e o aumento de aminoácidos de cadeia ramificada, o que favorece a lipogênese, o fígado gorduroso e o aumento de peso. Liu et al. demonstraram que o uso de polifenóis pode modificar a microbiota colônica, reduzindo os efeitos desfavoráveis da dieta hiperlipídica.[17]

O sequenciamento metagenômico de 1.203 microbiomas intestinais de 1.098 indivíduos de uma coorte (*Predict1*) documentou a associação entre as

TABELA 2 Funcionamento da microbiota intestinal e consequência da disbiose levando à obesidade

Mecanismo intestinal	Função normal	Disbiose	Consequências
Produção metabólica	Síntese de vitamina B12 e K Promotor de ácidos biliares, circulação êntero-hepática Fermentação de carboidratos complexos em AGCC: ↑ sensibilidade à insulina ↓ deposição em tecido adiposo ↑ gasto energético em outros tecidos	↓ produção e/ou absorção ↓ biodisponibilidade de substratos para VLDL ↑ padrão de AGCC alterado ↓ fator adipócito induzido pelo jejum e AMPK	Anemia perniciosa, risco hemorrágico Transporte reverso do colesterol ↑ absorção de energia ↑ lipogênese, armazenamento de gordura, lipase lipoproteica e adipogênese
Integridade epitelial e imunomodulação	Influência no *turnover* celular Modulação do biofilme intestinal Modulador da permeabilidade do epitélio intestinal Competição com patógenos para locais de fixação e nutrientes	↑ sistema endocanabinoide → ↑ permeabilidade intestinal ↓ defesa contra patógenos	↑ absorção de LPS, → endotoxemia ↑ citocinas pró-inflamatórias → ↑ lipogênese, resistência à insulina e alteração na tolerância à glicose
Fome/saciedade	↑ produção de GLP-1 e PYY por célula L enteroendócrina positivo ↓ nervoso parassimpático sistema → ↑ leptina e ↓ secreção de grelina	Alteração do equilíbrio dos hormônios da saciedade	↓ saciedade ↑ ingestão e armazenamento de energia ↑ ganho de peso

AGCC: ácidos graxos de cadeia curta; AMPK: proteína quinase ativada por monofosfato de adenosina; LPS: lipopolissacarídeos; VLDL: lipoproteína de muito baixa densidade.
Fonte: Petraroli et al., 2021.[5]

modificações da microbiota intestinal e a dieta.[18] Os indivíduos que apresentavam maior diversidade da microbiota tinham menor índice de massa corporal (IMC), menos gordura visceral, maior colesterol HDL e melhora de biomarcadores de função cardiovascular. Dieta mais saudável, rica em vegetais, ovos e nozes, com maior conteúdo de ferro, magnésio, ácidos graxos poli-insaturados e vitamina E, promovia uma microbiota simbiótica, enquanto o consumo em excesso de carne e carboidratos simples (sacarose, lactose, maltose) favorecia a disbiose.[18]

O EIXO CÉREBRO-INTESTINO

O eixo cérebro-intestino é muito conhecido por estar associado a distúrbios funcionais do trato gastrointestinal, tanto que nos critérios de Roma IV já foi trocado o nome dos distúrbios funcionais para distúrbios do eixo cérebro-intestino.[19] Esse eixo se expressa pelo SNC, através de vias GABA, promovendo alterações psicológicas, de função epitelial, produção de mucina, alteração da função das células endoteliais e alteração na motilidade intestinal. Por sua vez, a microbiota intestinal promove ativação dos circuitos aferentes neurais, ativação de resposta imune da mucosa e produção de metabólitos que diretamente influenciam o SNC.[20,21]

Os adipócitos compõem o tecido adiposo. Os adipócitos se multiplicam nas crianças pequenas e na adolescência. No adulto ocorre hipertrofia dos adipócitos, o que significa que os adipócitos formados na infância permanecerão; na vida adulta estes podem hipertrofiar ou hipotrofiar, mas o número permanecerá aquele formado na infância e na adolescência.[22] Os adipócitos secretam hormônios e proteínas que aumentam o apetite e facilitam a lipogênese, tornando o emagrecimento muito mais difícil e reforçando a importância de evitar a obesidade durante o início da vida.[22]

O estômago vazio aumenta a grelina, que dá ao cérebro a sensação de fome. A grelina é produzida pelas células do trato gastrointestinal. Após comer, a produção de grelina fica reduzida. Por outro lado, a leptina, produzida pelos adipócitos, é responsável pela sensação de saciedade. Quando os níveis de gordura sérica baixam, diminuem também os níveis de leptina, que é estímulo para a produção de neuropeptídeo Y, que aumenta o apetite. Quando o indivíduo come, aumenta a leptina, que inibe a produção de neuropep tídeo Y e promove saciedade.[23] Além disso, ao comer, as células L intestinais produzem aumento de peptídeo YY e GLP-1, que diminuem a motilidade intestinal e promovem saciedade. No indivíduo obeso, ocorre redução na sensibilidade de neurônios no encéfalo à leptina, diminuindo assim a expressão de receptores para a leptina em neurônios do hipotálamo e promovendo resistência à leptina e consequentemente menor saciedade.[23]

Estudos de microbiota identificam que, em relação ao filo, os indivíduos com IMC mais baixo têm um predomínio de microbiota com Bacteroidetes, enquanto o predomínio de bactérias do filo Firmicutes está associado ao IMC mais elevado.[24,25] As bactérias Firmicutes conseguem converter mais intensamente os carboidratos complexos não digeridos em açúcares simples, favorecendo o aumento de absorção energética. Ahmad et al. compararam a microbiota de indivíduos de diabetes tipo 2 e indivíduos sadios e encontraram associação de actinobactérias e Firmicutes com intolerância à glicose e síndrome metabólica, enquanto proteobactérias e bacteroidetes apresentaram correlação negativa com resistência à insulina.[26] Os pacientes com diabetes tipo 2 também apresentavam menor diversidade da microbiota. Chavez-Carbajal et al. estudaram mulheres mexicanas com obesidade e obesidade com síndrome metabólica e observaram menor diversidade e predomínio de Firmicutes naquelas com obesidade e com obesidade e síndrome metabólica.[27] Stanislawski et al. analisaram a microbiota intestinal de crianças norueguesas aos 2 anos de idade e correlacionaram com o IMC aos 12 anos. Observaram que a microbiota intestinal durante os primeiros 2 anos de vida, particularmente aos 2 anos de idade, estava fortemente associada ao IMC aos 12 anos.[28] Curiosamente, os escores Z do IMC aos 2 anos de idade não foram significativamente maiores nas crianças que mais tarde tiveram sobrepeso ou se tornaram obesas. Portanto, o desenvolvimento da composição da microbiota intestinal que predisse o IMC posterior precedeu qualquer excesso de peso mensurável nas crianças, e o padrão de microbiota aos 2 anos de idade apresentava predomínio de bactérias do filo Firmicutes.[28]

Estudos experimentais em que se usou transplante fecal demonstram claramente a importância da microbiota no desenvolvimento de obesidade.[29] Turnbaugh et al. observaram que ratos obesos apresentavam microbiota predominante com bactérias Firmicutes. Quando realizaram transplante fecal desses animais para ratos *germ-free*, observaram o desenvolvimento de obesidade nesses ratos, comparados aos que receberam fezes de ratos normais.[30] Vrieze et al. fizeram transplante fecal de ratos normais para ratos com síndrome metabólica e resistência à insulina e observaram aumento da sensibilidade à insulina nesses animais.[31] Ainda mais interessante o estudo de Ridaura et al., que coletaram fezes de irmãs gêmeas, uma magra e a outra obesa, e transplantaram para ratos *germ-free*. Os que receberam fezes da obesa se tornaram obesos, diferentemente do que ocorreu com aqueles que receberam da gêmea magra.[32] Esses estudos com transplante de fezes deixam muito clara a associação de obesidade, acúmulo de gordura corporal e síndrome metabólica com um padrão de microbiota.

O USO DE PREBIÓTICOS E PROBIÓTICOS

Há poucos estudos conduzidos na faixa etária pediátrica que avaliaram o efeito em longo prazo da suplementação de probióticos na prevenção do sobrepeso e da obesidade. Wiciński et al. estudaram o uso de *Lactobacillus paracasei* ssp. em estudo randomizado com crianças de 8 a 9 anos, acompanhando-as por 3 anos. Concluíram que a utilização desse probiótico durante a infância não mudou a composição corporal tardia, o crescimento ou qualquer um dos marcadores metabólicos na idade escolar.[4] Karlsson et al. avaliaram o efeito da suplementação com mingau contendo *L. paracasei* (10^8 UFC por dia durante 6 meses) em lactentes de 4 meses de idade. Os marcadores inflamatórios e metabólicos e o IMC não diferiram entre o grupo-controle e o grupo probiótico em crianças com 8 anos.[33]

Estudo recente conduzido por Marcelo et al., com o objetivo de avaliar o impacto da suplementação de probiótico (*Lactobacillus rhamnosus*) sobre valores antropométricos e composição corporal de crianças e adolescentes com obesidade, comparou um grupo de pacientes obesos com suplementação e um grupo-controle. O grupo probiótico não parece ter se beneficiado com a suplementação. Observaram redução do IMC baseado no escore Z em ambos os grupos, o que pode ter ocorrido em função das orientações nutricionais dadas ao longo de todo o período da terapia. Concluíram que a suplementação com essa cepa de probiótico não foi eficaz em promover a perda de peso ou melhorar a composição corporal dessa população. A exceção foi em meninos púberes, o grupo que recebeu o probiótico apresentou maior redução do IMC.[34]

Em metanálise de Mazloom et al., os autores concluíram que:

- *Lactobacillus rhamnosus GG* favorece a modulação de ganho de peso.
- *Lactobacillus gasseri SBT2055* (LG2055) reduziu a adiposidade abdominal e peso corporal e talvez melhore a síndrome metabólica.
- *Lactobacillus reuteri NCIMB 30242* não mostrou diferença no IMC e peso corporal.
- *Lactobacillus reuteri JBD3-I* reduziu a absorção de gordura da dieta.

- *Lactobacillus plantarum A7* não mostrou diferença no IMC.
- *L. plantarum LP28* mortos reduziram o IMC, a gordura corporal e a circunferência abdominal.
- *L. plantarum* Tensia diminuiu o peso corporal, o IMC e a massa de gordura.
- *Lactobacillus casei* cepa *Shirota* reduziu a concentração fecal de *Bifidobacterium, Bacteroides fragilis, Atopobium cluster* e *Lactobacillus gasseri* e promoveu significante queda no peso corporal e aumento no colesterol HDL.
- Outras cepas revisadas não evidenciaram resposta positiva para a abordagem da obesidade.[35]

Solito et al. observaram, em estudo *cross-over*, randomizado, duplo-cego, controlado com placebo com crianças e adolescentes com síndrome metabólica, melhora na sensibilidade à insulina naqueles que receberam *Bifidobacterium breve BR03* e *B632* por 8 semanas.[36] Depommier et al. estudaram a suplementação com *Akkermansia muciniphila* em indivíduos com sobrepeso e obesidade e observaram redução na resistência à insulina, redução nos triglicerídeos, no colesterol total e na insulinemia.[37]

Os prebióticos, carboidratos que, ingeridos por via oral, não são digeridos no intestino delgado e chegam ao cólon para nutrir a microbiota e trazer benefício ao hospedeiro, podem também ter efeito sobre a obesidade e a síndrome metabólica. Estudo que avaliou quais alimentos poderiam interferir na prevenção de obesidade encontrou que a dieta pobre em fibras é que mais está associada à obesidade. As fibras aumentam o trânsito intestinal e podem favorecer a eliminação de gorduras.[38]

Um prebiótico composto de 8 g de inulina e oligofrutose evidenciou em adolescentes aumento da saciedade, com aumento do GLP-1 e do peptídeo PYY. Houve redução de massa gordurosa, de gordura corporal total, principalmente no tronco, com redução de peso e IMC.[39,40]

Em metanálise realizada pelo nosso grupo de estudos em humanos, a intervenção com prebióticos, probióticos e/ou simbióticos promoveu mudanças na microbiota, mas não conseguiu evidenciar efetiva perda de peso.[41]

A CIRURGIA BARIÁTRICA E A MICROBIOTA

A cirurgia bariátrica é prática indicada para adultos e mais recentemente para adolescentes, promovendo redução da absorção por redução de área de intestino delgado, e cujo resultado propicia, além da perda de peso, controle de diabetes tipo 2 e da síndrome metabólica. Parte desses efeitos está associada à mudança que a cirurgia promove na microbiota intestinal. Zhang et al. demonstraram que as bactérias *Archaea* e *Methanobacteriales* estão em muito maior quantidade em indivíduos obesos e quase ausentes em indivíduos de peso normal.[42] Após a cirurgia bariátrica, há a redução dessas bactérias em níveis semelhantes aos de indivíduos de peso normal. Shao et al., em estudo experimental, observaram aumento de *Gammaproteobacteria* naqueles animais que realizaram *bypass* gástrico com Y de Roux (RYGB), em comparação aos animais não operados e aos que realizaram gastrectomia *Sleeve* (SG).[43] Guo et al. observaram que os ratos que foram submetidos ao RYGB e à SG apresentaram aumento da diversidade da microbiota, com aumento significativo de *Gammaproteobacteria* e *Proteobacterias* naqueles que realizaram RYGB.[44]

CONCLUSÃO

Há evidências científicas que demonstram o efeito potencial da microbiota intestinal no peso corporal, no IMC e na síndrome metabólica. No entanto, ainda não há produtos prebióticos ou probióticos que garantam eficácia terapêutica para essa condição. Existe segurança no uso de vários produtos prebióticos e probióticos em pediatria, mas há limitação dos estudos que garantam sua eficácia, seja por amostras pequenas, seja pela duração dos estudos.[4]

Não há dúvida de que a microbiota tem relação com respostas metabólicas e que a obesidade e a síndrome metabólica sofrem influência da disbiose. Os estudos experimentais com transplante de microbiota deixam clara a relação de causa e efeito.

Ainda não existe tratamento efetivo para modificar a microbiota e corrigir essas alterações metabólicas, mas o futuro certamente nos trará formas de tratar essas doenças com intervenções sobre a microbiota intestinal.

REFERÊNCIAS

1. World Health Organization releases new Child Growth Standards. Disponível em: https://www.who.int/news/item/27-04-2006-world-health-organization-releases-new-child-growth-standards. Acesso em: 20 abr. 2024.
2. World Health Organization (WHO). Growth reference data for 5-19 years. Disponível em: https://www.who.int/tools/growth-reference-data-for-5to19-years Acesso em: 20 abr. 2024.
3. Rivera JA, De Cossío TG, Pedraza LS, Aburto TC, Sánchez TG, Martorell R. Childhood and adolescent overweight and obesity in Latin America: a systematic review. Lancet Diab Endocrinol. 2014;2(4):321-32.

4. Wiciński M, Gębalski J, Gołębiewski J, Malinowski B. Probiotics for the treatment of overweight and obesity in humans: a review of clinical trials. Microorganisms. 2020;8(8):1148.
5. Petraroli M, Castellone E, Patianna V, Esposito S. Gut microbiota and obesity in adults and children: the state of the art. Front Pediatr. 2021;9:657020.
6. Sanyaolu A, Okorie C, Qi X, Locke J, Rehman S. Childhood and adolescent obesity in the United States: a public health concern. Globl Pediatr Health. 2019;6:2333794X19891305.
7. Borre YE, O'Keeffe GW, Clarke G, Stanton C, Dinan TG, Cryan JF. Microbiota and neurodevelopmental windows: implications for brain disorders. Trends Mol Med. 2014;20(9):509-18.
8. Fabiano V, Indrio F, Verduci E, Calcaterra V, Pop TL, Mari A, et al. Term infant formulas influencing gut microbiota: an overview. Nutrients. 2021;13(12):4200.
9. Nardi GM, Grassi R, Ndokaj A, Antonioni M, Jedlinski M, Rumi G, et al. Maternal and neonatal oral microbiome developmental patterns and correlated factors: a systematic review – does the apple fall close to the tree? Int J Environ Res Pub Health. 2021;5569:1-14.
10. Goldani MZ, Barbieri MA, Silva AAM, Gutierrez MR, Bettiol H, Goldani HA. Cesarean section and increased body mass index in school children: two cohort studies from distinct socioeconomic background areas in Brazil. Nutr J. 2013;12:104.
11. Belkova NL, Nemchenki UM, Pogodina AV, Feranchuk SI, Romanitsa AI, Novikova EA, et al. Composition and structure of gut microbiome in adolescents with obesity and different breastfeeding duration. Bull Exp Biol Med. 2019;167(6):759-62.
12. Stark CM, Susi A, Emerick J, Nylund CM. Antibiotic and acid-suppression medications during early childhood are associated with obesity. Gut. 2019;68:62-9.
13. Pentinat T, Ramon-Krauer M, Cebria J, Diaz R, Jimenez-Chillaron J. Transgerational inheritance of glucose intolerance in a mouse model of Neonatal over nutrition. Endocrinology. 2010;151:5617-32.
14. Bellenger J, Bellenger S, Escoula Q, Bidu C, Narce M. N-3 polyunsaturated fatty acids: an innovative strategy against obesity and related metabolic disorders, intestinal alteration and gut microbiota dysbiosis. Biochimie. 2019;159:66-71.
15. Belkova NL, Nemchenko UM, Pogodina AV, Feranchuk SI, Romanitsa AI, Novikova EA, et al. Composition and structure of gut microbiome in adolescents with obesity and different breastfeeding duration. Bull Exp Biol Med. 2019;167(6):759-62.
16. Rodriguez J, Olivares M, Delzenne MN. Implication of the gut microbiota in metabolic inflammation associated with nutritional disorders and obesity. Mol Nutr Food Res. 2021;65(1900481):1-11.
17. Liu J, He Z, Ma N, Chen Z. Beneficial effects of dietary polyphenois on high-fat diet-induced obesity linking with modulation of gut microbiota. J Agric Food Chem. 2020;68(1):33-47.
18. Asnicar F, Berry SE, Valdes AM, Nguyen LH, Piccinno G, Drew DA, et al. Microbiome connections with host metabolism and habitual diet from 1,098 deeply phenotyped individuals. Nat Med. 2021;27(2):321-32.
19. Drossman DA, Hasler WL. Rome IV – functional GI disorders: disorders of gut-brain interaction. Gastroenterology. 2016;150:1257-61.
20. Smith PA. Brain, meet gut. Nature. 2015;526:312.
21. Niccolai E, Boem F, Russo E, Amedei A. The gut-brain axis in the neuropsychological disease model of obesity: a classical movie revised by the emerging diretor "microbiome". Nutrients. 2019;11:156.
22. Ali AT, Al-ani F, Al-ani O. Childhood obesity causes, consequences, and prevention. Čes slov Farm. 2023;72:21-36.
23. Mills JG, Larkin TA, Deng C, Thomas SJ. Weight gain in major depressive disorder: linking appetite and disordered eating to leptin and ghrelin. Psychiatry Res. 2019;279:244-51.
24. Udayappan SD, Hartstra AV, Dallinga-Thie GM, Nieuwdorp M. Intestinal microbiota and fecal transplantation as treatment modality for insulin resistance and type 2 diabetes mellitus. Clin Exp Immunol. 2014;177:24-9.
25. Indiani CMSP, Rizzardi KF, Castelo PM, Ferraz LFC, Darrieux M, Parisotto TM. Childhood obesity and Firmicutes/Bacterioidetes ratio in the gut microbiota: a systematic Review. Child Obes. 2018;14(8):501-9.

26. Ahmad A, Yang W, Chen G, Shafiq M, Javed S, Zaidi SSA, et al. Analysis of gut microbiota of obese individuals with type 2 diabetes and healthy individuals. PLoS One. 2019;14(12):e0226372.
27. Chávez-Carbajal A, Nirmalkar K, Pérez-Lizaur A, Hernández-Quiroz F, Ramírez-Del-Alto S, García-Mena J, et al. Gut microbiota and predicted metabolic pathways in a sample of Mexican women affected by obesity and obesity plus metabolic syndrome. Int J Med Sci. 2019;20:438.
28. Stanislawski MA, Dabelea D, Wagner BD, Iszatt N, Dahl C, Sontag MK, et al. Gut microbiota in the first years of life and association with body mass index at age 12 in a Norwegian birth cohort. Clin Sci Epidemiol. 2018;9:e01751-18.
29. Ratner M. Fecal transplantation poses dilema for FDA. Nat Biotechnol. 2014;32:401-2.
30. Turnbaugh PJ, Ley RE, Mahowald MA, Magrini V, Mardis ER, Gordon JI. An obesity-associated gut microbiome with increased capacity for energy hatvest. Nature. 2006;444:21.
31. Vrieze A, Nood EV, Hollemann F, Salojärvi J, Kootte RS, Bartelsman JFWM, et al. Transfer of intestinal microbiota from lean donors increases insulin sensitivity in individuals with metabolic syndrome. Gastroenterology. 2012;143:913-6.
32. Ridaura VK, Falth JJ, Rey FE, Cheng J, Duncan AE, Kau AL, et al. Cultured gut microbiota from twins discordant for obesity modulate adiposity and metabolic phenotypes in mice. Science. 2013;341:6150.
33. Karlsson Videhult F, Öhlund I, Stenlund H, Hernell O, West CE. Probiotics during weaning: a follow-up study on effects on body composition and metabolic markers at school age. Eur J Nutr. 2015;54(3):355-63.
34. Marcelo TLP, Pellicciari CR, Artioli TO, Leiderman DBD, Gradinar ALT, Mimica M, et al. Probiotic therapy outcomes in body composition of children and adolescent with obesity, a nonrandomized controlled trial. Arch Endocrinol Metab. 2022;66(6):815-22.
35. Mazloom K, Siddiqi I, Covasa M. Probiotics: how effective are they in the fight against obesity? Nutrients. 2019;11:258.
36. Solito A, Cionci NB, Calgaro M, Caputo M, Vannini L, Hasballa I, et al. supplementation with Bifidobacterium breve BR03 and B632 strains improved insulin sensitivity in children and adolescents with obesity in a cross-over, randomized double-blind placebo-controlled trial. Clin Nutr. 2021;40:4585-94.
37. Depommier C, Everard A, Druart C, Plovier H, Van Hul M, Vieira-Silva S, et al. Supplementation with Akkermansua muciniphila in overweight and obese human volunteers: a proof-of-concept exploratory study. Nat Med. 2019;25(7):1096-103.
38. Balthazar EA, Oliveira MRM. Differences in dietary pattern between obese and eutrophic children. BMC Res Notes. 2011;4:567.
39. Cani PD, Lecourt E, Dewulf EM, Sohet FM, Pachikian BD, Naslain D, et al. Gut microbiota fermentation of prebiotics increases satietogenic and incretin gut peptide production with consequences for appetite sensation and glucose response after a meal. Am J Clin Nutr. 2009;90:1236-43.
40. Nicolucci AC, Hume MP, Martinez I, Mayengbam S, Walter J, Reimer RA. Prebiotics reduce body fat and alter intestinal microbiota inchildren who are overweight or with obesity. Gastroenterology. 2017;153:711-22.
41. Segafredo FB, Blume CA, Moehlecke M, Giongo A, Casagrande DS, Spolidoro JVN, et al. Weight--loss interventions and gut microbiota changes in overweight and obese patients: a systematic review. Obesity Rev. 2017;18:832-51.
42. Zhang H, DiBaise JK, Zuccolo A, Kudrna D, Braidotti M, Yu Y, et al. Human gut microbiota in obesity and after gastric by-pass. Proc Natl Acad Sci U S A. 2009;106(7):2365-70.
43. Shao Y, Ding R, Xu B, Hua R, Shen Q, He K, et al. Alterations of Gut microbiota after Roux-em-Y gastric bypass and sleeve gastrectomy in Sprague-Dawley rats. Obes Surg. 2017;27(2):295-302.
44. Guo Y, Liu C, Shan C, Chen Y, Li H-H, Huang Z-P, et al. Gut microbiota after Roux-en-Y gastric bypass and sleeve gastrectomy in a diabetic rat model: increased diversity and associations of discriminant genera with metabolic changes. Diabetes Metab Res Rev. 2017;33:e2857.

21

O microbioma e as doenças do comportamento humano

Liubiana Arantes de Araújo
Bruno Acatauassu Paes Barreto

DESTAQUES

- A composição da microbiota intestinal materna e infantil, influenciadas por mecanismos epigenéticos, desempenham papel fundamental na modulação de processos neurobiológicos que impactam funções cognitivas na infância.
- O eixo intestino-cérebro envolve uma complexa rede de comunicação bidirecional na qual a microbiota intestinal, por meio de metabólitos neuroativos, como ácidos graxos de cadeia curta, peptídeos, hormônios e citocinas, pode influenciar diretamente aspectos do comportamento humano.
- Estudos em animais e humanos sugerem que probióticos podem reduzir citocinas e hormônios pró-inflamatórios, modulando o eixo intestino-cérebro e beneficiando, potencialmente, o desenvolvimento neurocognitivo, o comportamento social e a saúde mental.

O MICROBIOMA E O DESENVOLVIMENTO CEREBRAL

O que faz uma criança se desenvolver adequadamente do ponto de vista cognitivo-comportamental? Obviamente que uma parte dessas influências sobre o desenvolvimento humano tem origem na hereditariedade, enquanto a outra parte, talvez até mais significante, venha do ambiente, do mundo que a cerca, aquele que está fora do "eu". Qual desses dois fatores é o mais importante? Se é que existe algum mais importante que outro, ou se o que importa é como interagem entre si? E, ainda, em que momento esses fatores ambientais começariam a agir? Somente no pós-natal ou no pré-natal, a partir da concepção?[1]

O desenvolvimento cerebral intrauterino e durante os primeiros anos de vida é altamente vulnerável às influências ambientais. Tais experiências, que ocorrem durante essa janela temporal, modificam permanentemente a estrutura cerebral por meio de modificações epigenéticas (alterações na estrutura do DNA e na função da cromatina) e, consequentemente, afetam a suscetibilidade a transtornos mentais (Figura 1).[2]

Qual seria, então, o principal elo entre esses fatores ambientais e o neurodesenvolvimento? A vida humana nunca existiu sem microrganismos, e o corpo humano hospeda uma imensa variedade deles, com ênfase para bactérias, vírus e fungos, presentes no trato gastrointestinal. Especialmente as bactérias desempenham papel importante em uma série de funções fisiológicas no corpo, incluindo o metabolismo do hospedeiro, o desenvolvimento cerebral e a imunidade. Afirmações estas que foram ratificadas nas últimas décadas, sobretudo com os resultados do Projeto Microbioma Humano (PMH), que, à semelhança do Projeto Genoma Humano, mapeou os microrganismos que nos habitam e constatou que a maior parte deles, de maneira mutual, cria um ecossistema benéfico fundamental à saúde humana. Pelo PMH pudemos constatar que cada indivíduo, com sua respectiva história de vida (genética e ambiente), possui comunidades microbianas tão singulares quanto suas impressões digitais, estabelecendo um grau de personalização única, ratificada pelos estudos em gêmeos univitelinos.[3]

Como referido anteriormente, a microbiota intestinal tem emergido como um componente crucial para a saúde humana, desempenhando papéis importantes na regulação do sistema imune, no metabolismo e no desenvolvimento cerebral. Este capítulo revisa a literatura atual, analisando a influência da microbiota intestinal durante os estágios pré e pós-natal sobre o desenvolvimento cognitivo e o comportamento da criança. As evidências sugerem que a composição microbiana no intestino materno e infantil desempenha papel fundamental na modulação de processos neurobiológicos que impactam as funções cognitivas. Situações de disbiose materna durante a gestação ou disbiose no recém-nascido (RN) influenciam o desenvolvimento cerebral, ratificadas por alterações no padrão de sono e no comportamento.[4]

Esse contexto da relação intestino-cérebro passa por um racional histórico e teórico que começa no início do século XX, com as descobertas de Metchnikov

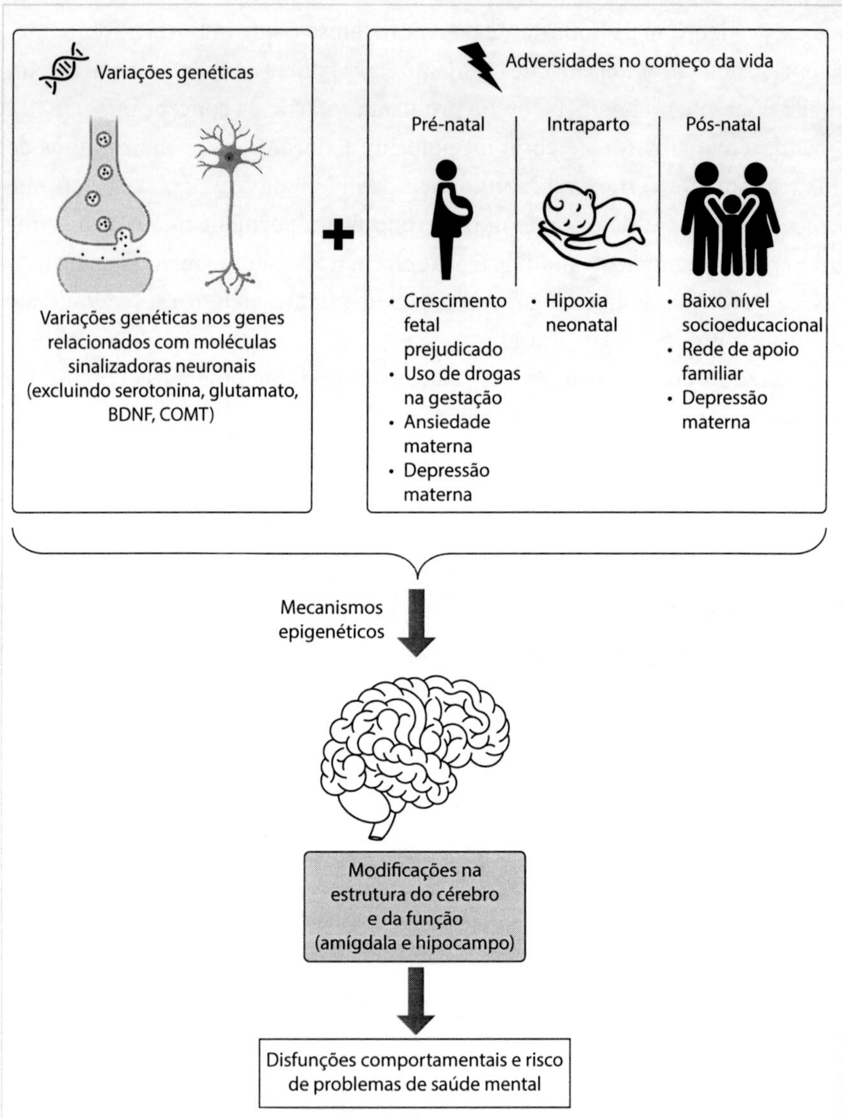

FIGURA 1 Interação entre as variantes genéticas e fatores ambientais adversos afetando o neurodesenvolvimento.
Fonte: adaptada de Miguel et al., 2019.[2]

sobre a relação do microbioma intestinal no processo de saúde/doença, passando pelo isolamento da *E. coli* cepa *Nissle*, que se mostrava como a primeira cepa probiótica, antagonizando com patógenos intestinais. No entanto, tal relação direta do eixo intestino-cérebro só se tornou evidente quase um século depois, com o entendimento das vias neuroimunoendócrinas que alimentam esse eixo, e, mais recentemente, com os estudos de metabolômica que ratificaram a relação de determinadas espécies microbianas e seus subprodutos (pós-bióticos) na gênese de doenças gastrointestinais funcionais e neurocomportamentais propriamente ditas.[5]

Bactérias comensais têm se mostrado fundamentais para o desenvolvimento morfológico cerebral, sobretudo no amadurecimento tecidual (substâncias branca e cinzenta), visto que a ausência dessa microbiota adequada, como em animais do tipo *germ-free* (GF), prejudica a mielinização de toda a estrutura cerebral. Funcionalmente, esses animais GF apresentaram características nos comportamentos relacionados à ansiedade, na memória espacial, na memória contextual e sinalizada e em novos processos interativos sociais, em comparação a animais com microbiota diferenciada. Por isso, escores cognitivos positivos em bebês têm sido associados à presença de agrupamentos bacterianos específicos. Em longo prazo, os efeitos disbióticos do microbioma intestinal no desenvolvimento do cérebro foram observados por meio de estudos de avaliação morfológica e comportamental (Figura 2).[4,6]

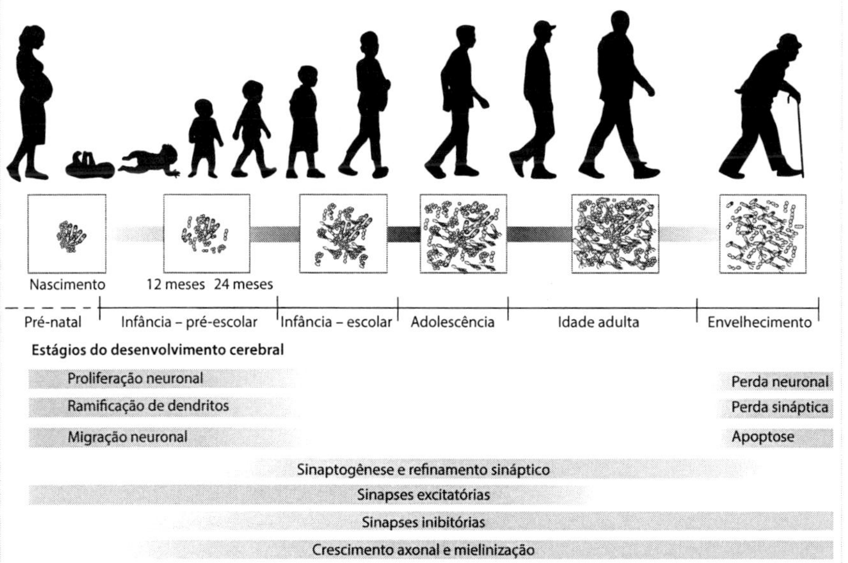

FIGURA 2 Linha do tempo indicando as mudanças na diversidade microbiana e a relação com o desenvolvimento morfofuncional cerebral.

Fonte: adaptada de Cryan et al., 2019.[6]

Durante os primeiros anos de vida de uma criança, a microbiota intestinal sofre diferentes alterações na diversidade, funcionalidade e composição. A composição e maturação pós-natal da microbiota humana é um processo lento, dinâmico e longo que ocorre, pelo menos, dentro da primeira década de vida, sobretudo até os primeiros 5 anos, e pode ser influenciada, positiva ou negativamente, por diversos fatores externos, como tratamento com antibióticos, presença de animais de estimação, número de irmãos e introdução de alimentos sólidos (Figura 3).

Clinicamente, alguns estudos demonstraram relação com o desenvolvimento de esquizofrenia em crianças disbióticas, assim como a melhora comportamental, em curto prazo, de crianças autistas que receberam tratamento com vancomicina, pela possível seletividade na composição microbiana, tornando-a favorável à melhora dos sintomas. Embora tais melhorias não tenham sido duradouras,

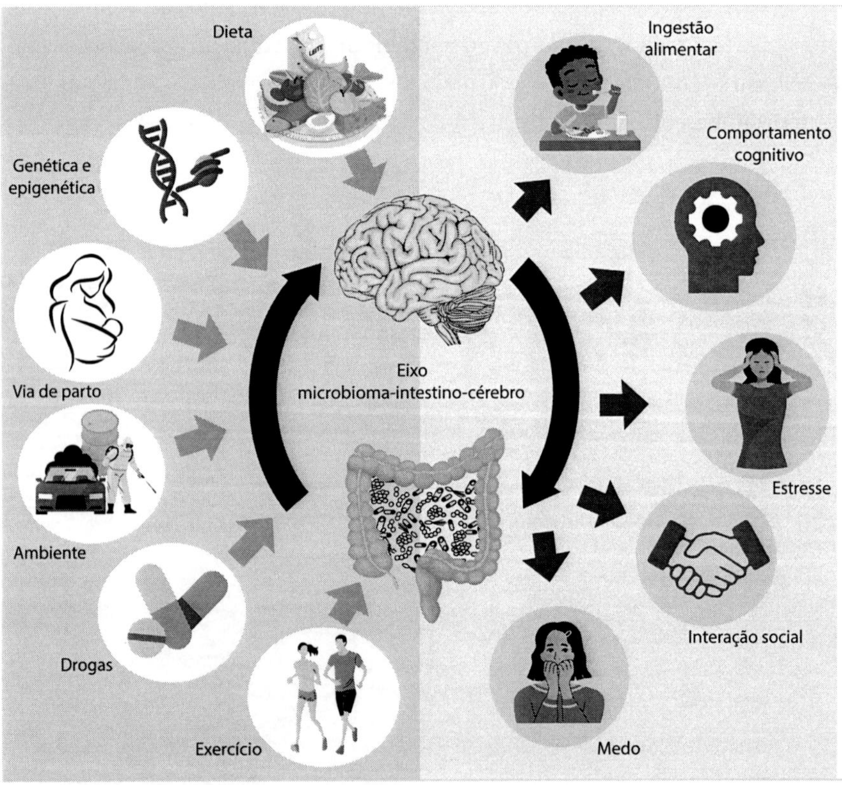

FIGURA 3 Fatores influenciadores da microbiota que interferem na atividade do eixo intestino-cérebro.
Fonte: adaptada de Cryan et al., 2019.[6]

e os autores do estudo não sugiram esse protocolo como terapia, esses resultados podem indicar que alterações pós-natais na microbiota intestinal podem influenciar a progressão de determinadas doenças comportamentais.[4]

Nesse sentido, o eixo microbiota-intestino-cérebro está preparado para afetar e ser afetado reciprocamente por muitos fatores, incluindo fatores sociais e cognitivos/comportamentais, como o medo, o estresse e os comportamentos alimentares, entre outros. Estamos lentamente começando a compreender a contribuição relativa desse eixo dentro de um cenário fisiológico e patofisiológico tão complexo.[6]

PRINCIPAIS ALTERAÇÕES DO COMPORTAMENTO HUMANO

Papel da genética e epigenética

Na pediatria, compreender os fundamentos da genética e da epigenética é essencial para uma abordagem abrangente do desenvolvimento neurológico e psicológico das crianças. A genética estabelece o palco inicial, determinando os padrões hereditários que moldarão o potencial cognitivo e comportamental de cada indivíduo. No entanto, é a epigenética que exerce papel dinâmico ao potencializar ou inativar a expressão desses genes relacionados ao comportamento humano, em resposta aos estímulos ambientais e experiências de vida.[7]

Durante o desenvolvimento saudável da criança, o comportamento emerge e se adapta em consonância com a interação complexa entre os códigos genéticos preexistentes, que influenciam o temperamento, a cognição e a predisposição a transtornos neuropsiquiátricos. Os fatores ambientais podem intervir de forma positiva ou negativa no resultado do comportamento de cada ser humano. Compreender como esses fatores interagem com os sistemas genéticos e epigenéticos é fundamental para promover um desenvolvimento saudável e prevenir a manifestação de transtornos mentais e comportamentais na infância e além.[8]

Há uma crescente compreensão de como os processos genéticos e epigenéticos interagem para influenciar o comportamento humano. Por exemplo, estudos têm mostrado que certas variantes genéticas podem influenciar a suscetibilidade a modificações epigenéticas, e vice-versa.[7]

Essa interação complexa entre genética e epigenética tem implicações importantes para o entendimento da etiologia de doenças neuropsiquiátricas e para o desenvolvimento de intervenções terapêuticas mais eficazes.[9]

Genética do comportamento humano

Estudos com famílias com gêmeos e com crianças adotivas têm demonstrado consistentemente que muitos traços comportamentais, como personalidade, habilidades cognitivas e predisposições para certas condições psiquiátricas, têm uma base genética significativa. Usando técnicas genômicas avançadas, os pesquisadores identificaram muitos genes associados a traços comportamentais específicos. Por exemplo, estudos identificaram genes relacionados à depressão, à esquizofrenia, ao transtorno do espectro autista (TEA), entre outros. Além disso, a genética desempenha papel na suscetibilidade a fatores ambientais e na maneira como os indivíduos respondem a eles. Isso é conhecido como interação gene-ambiente.[9]

Epigenética e comportamento humano

A epigenética refere-se a mudanças na expressão gênica que não envolvem alterações estruturais na sequência de DNA. Em vez disso, a epigenética investiga as modificações químicas e estruturais que ocorrem no DNA e nas proteínas associadas a ele, influenciando a forma como os genes são ativados ou desativados. Essas modificações incluem a metilação do DNA, modificações de histonas e regulação por meio de RNA não codificadores.[8]

A epigenética desempenha papel crucial no desenvolvimento embrionário, na diferenciação celular, na regulação do ciclo celular e na resposta a estímulos ambientais, contribuindo assim para a diversidade fenotípica e a adaptação dos organismos ao ambiente. Essas mudanças podem ser influenciadas por fatores ambientais, como dieta, estresse, toxinas ambientais e experiências emocionais. Estudos têm mostrado que a epigenética desempenha papel crucial na regulação de processos neurobiológicos relacionados ao comportamento, incluindo o desenvolvimento neural, a plasticidade sináptica e a resposta ao estresse.[8]

Os fatores ambientais que interagem com a genética são diversos e podem ter impacto significativo na expressão dos genes e no funcionamento do organismo. Alguns exemplos desses fatores incluem:

- **Nutrição:** a dieta e a ingestão de nutrientes podem influenciar a expressão gênica por modificações epigenéticas, como metilação do DNA e modificações de histonas. Certos nutrientes podem ativar ou desativar genes específicos, afetando diversos processos biológicos.[10]

- **Exposição a toxinas ambientais:** substâncias químicas presentes no ambiente, como poluentes atmosféricos, pesticidas, metais pesados e produtos químicos industriais, podem interagir com o DNA e causar alterações epigenéticas, contribuindo para o desenvolvimento de doenças e distúrbios.[10]
- **Experiências durante a infância:** experiências vivenciadas durante a infância, como traumas, abusos, negligência ou ambiente familiar instável, podem deixar marcas epigenéticas duradouras que afetam o funcionamento do sistema nervoso e a saúde mental ao longo da vida. Isso pode ocorrer por sistemas de sinalização hormonal, como o eixo hipotálamo-hipófise-adrenal (HPA), que podem afetar a regulação do estresse e a resposta imunológica. O estresse tóxico é um conceito importante a ser considerado no contexto das modificações epigenéticas relacionadas ao ambiente. Refere-se a exposições prolongadas e intensas a eventos estressantes, especialmente durante a infância, que podem ter efeitos adversos duradouros no desenvolvimento físico, cognitivo e emocional das crianças. Estudos têm demonstrado que o estresse tóxico pode influenciar diretamente as modificações epigenéticas, como a metilação do DNA e as modificações de histonas, resultando em alterações na expressão gênica que podem predispor os indivíduos a problemas de saúde mental e física ao longo da vida. Os pesquisadores descobriram que crianças expostas a altos níveis de estresse tóxico apresentavam padrões de metilação alterados em genes associados ao sistema de resposta ao estresse e à regulação emocional. Essas mudanças epigenéticas foram sugeridas como um mecanismo pelo qual o estresse tóxico pode levar a resultados adversos de saúde mental nessas crianças. Em contrapartida, intervenções precoces e eficazes para reduzir o estresse tóxico, como terapias familiares e apoio social, podem ajudar a mitigar esses efeitos negativos, potencialmente revertendo ou prevenindo alterações epigenéticas prejudiciais e promovendo um desenvolvimento saudável e resiliente.[11]
- **Estilo de vida:** hábitos de vida, como atividade física, sono adequado, exposição à luz solar e padrões de sono, podem influenciar a expressão gênica e a saúde geral do organismo. Por exemplo, a prática regular de exercícios pode ativar genes relacionados ao metabolismo e à saúde cardiovascular.[11]
- **Estímulos positivos e relacionamento social:** o afeto, o apoio emocional e as interações sociais positivas têm o potencial de influenciar a expressão gênica e o desenvolvimento do cérebro. Relacionamentos seguros e afetuosos durante

a infância podem promover um ambiente propício para o desenvolvimento saudável, contribuindo para a regulação emocional e a resiliência ao estresse.[11]

- **Brincadeiras e atividade física:** a participação em brincadeiras e atividades físicas estimulantes durante a infância pode ter efeitos positivos na expressão gênica e no desenvolvimento cerebral. O exercício físico regular tem sido associado a mudanças epigenéticas que promovem a saúde do cérebro, incluindo o aumento da neuroplasticidade e a redução do risco de doenças neurodegenerativas.[11]

Essas modificações epigenéticas ocorrem devido à metilação do DNA e à modificação de histonas, alterando a expressão de genes associados a transtornos psiquiátricos, bem como à plasticidade cerebral e à aprendizagem.

A metilação do DNA envolve a adição de grupos metil à cadeia de DNA, geralmente no contexto de citosinas dentro de ilhas CpG (regiões ricas em citosina-guanina). Essas modificações epigenéticas podem silenciar a expressão gênica quando ocorrem em regiões promotoras. Estudos têm demonstrado que fatores ambientais, como dieta, exposição a toxinas e experiências emocionais, podem influenciar padrões de metilação do DNA. Por exemplo, estudos demonstraram que ratos criados com cuidados maternos inadequados apresentavam alterações na metilação do gene que regula o receptor de glicocorticoide, aumentando sua sensibilidade ao estresse. Outro estudo investigou os efeitos do ambiente socioeconômico na metilação do DNA em crianças. Os pesquisadores descobriram que crianças criadas em ambientes socioeconômicos desfavoráveis apresentavam padrões de metilação associados a maior vulnerabilidade ao estresse e a problemas de saúde mental.[8,12-14]

Outro padrão epigenético é o de modificações das histonas, que envolve alterações na estrutura dessas proteínas (histonas) ao redor das quais o DNA se enrola. Essas modificações podem influenciar a acessibilidade do DNA e a expressão gênica. Estímulos ambientais, como dieta, exercício físico, estresse e exposição a substâncias químicas, podem afetar as modificações de histonas.[8]

Com os avanços dos estudos científicos, várias estratégias estão sendo desenvolvidas para proteger e assegurar a saúde mental das crianças. Aqui estão três exemplos de políticas de saúde pública de diferentes países que visam melhorar os estímulos ambientais para crianças pequenas, resultando em melhorias nos escores cognitivos, de comportamento e de saúde mental:

1. Programa *Sure Start* no Reino Unido: esse programa foi lançado no Reino Unido em 1998 com o objetivo de fornecer apoio abrangente a famílias carentes e crianças pequenas, incluindo serviços de saúde, educação, cuidados infantis e apoio parental. O programa enfatiza a importância do ambiente familiar e comunitário na promoção do desenvolvimento saudável das crianças, oferecendo intervenções precoces e preventivas. Estudos de avaliação do programa *Sure Start* demonstraram melhorias significativas nos resultados cognitivos e comportamentais das crianças participantes, bem como uma redução na incidência de problemas de saúde mental e de comportamento.[15]
2. Programa *Early Head Start* nos EUA: este é um programa federal que oferece serviços de educação, saúde e apoio a famílias de baixa renda e crianças desde o nascimento até os 3 anos de idade. O programa visa melhorar o desenvolvimento infantil e promover a igualdade de oportunidades, fornecendo serviços de qualidade que abordam as necessidades físicas, cognitivas, emocionais e sociais das crianças e suas famílias. Pesquisas sobre o *Early Head Start* têm mostrado resultados positivos, incluindo melhorias nos escores cognitivos, comportamentais e de saúde mental das crianças participantes, bem como benefícios duradouros em termos de desempenho acadêmico e sucesso na vida adulta.[16]
3. Programa Nacional de Desenvolvimento Integral da Primeira Infância (PNDI) no Brasil: o PNDI foi lançado pelo governo brasileiro em 2011 com o objetivo de promover o desenvolvimento integral de crianças de 0 a 6 anos de idade, mediante ações integradas nas áreas de saúde, educação, assistência social e cultura. O programa prioriza o acesso universal a serviços de qualidade para crianças pequenas e suas famílias, incluindo atenção pré-natal, cuidados infantis, estímulo ao desenvolvimento, apoio à parentalidade e proteção contra a violência e abuso. Avaliações preliminares do PNDI mostraram melhorias nos indicadores de desenvolvimento infantil, incluindo escores cognitivos mais altos, comportamento mais adaptativo e melhores condições de saúde mental entre crianças beneficiadas pelo programa. Esses exemplos ilustram como políticas de saúde pública direcionadas ao ambiente das crianças pequenas podem ter impacto positivo significativo em seu desenvolvimento cognitivo, comportamental e de saúde mental.[17]

A nutrição de RN e crianças desempenha papel crucial na modulação da expressão gênica e no desenvolvimento do sistema nervoso, o que pode influenciar diretamente os resultados de saúde mental ao longo da vida. Estudos têm demonstrado que a nutrição adequada durante os primeiros estágios do desenvolvimento pode afetar a metilação do DNA, as modificações de histonas e a expressão gênica, com repercussões significativas na saúde mental.

Quando se fala em nutrição, o padrão-ouro no início da vida é o leite materno. A composição do leite humano e a prática da amamentação podem influenciar diretamente a genética dos lactentes, afetando seus escores de cognição, transtornos de comportamento e saúde mental. A literatura também descreve a relação entre nutrição e saúde mental e destacou a importância dos nutrientes na regulação da expressão gênica e na modulação de vias neurobiológicas relacionadas ao humor e ao comportamento. Por exemplo, ácidos graxos ômega 3, encontrados em peixes oleosos e em algumas sementes e nozes, têm sido associados a efeitos antidepressivos e de melhoria do humor, possivelmente por meio de sua influência na expressão gênica e na função cerebral.[18,19]

Além disso, estudos têm demonstrado que a desnutrição durante períodos críticos do desenvolvimento cerebral pode levar a alterações epigenéticas persistentes que aumentam o risco de transtornos psiquiátricos. Por exemplo, a desnutrição durante a gravidez pode resultar em alterações epigenéticas no cérebro fetal que persistiram na vida adulta associadas a comportamentos relacionados à ansiedade e à depressão. Esses estudos destacam a importância da nutrição adequada durante os estágios iniciais do desenvolvimento na modulação da expressão gênica e na prevenção de problemas de saúde mental ao longo da vida. Garantir uma nutrição ótima desde a concepção até a infância precoce é essencial para promover um desenvolvimento cerebral saudável e resiliente, reduzindo assim o risco de transtornos psiquiátricos na idade adulta.[20]

Além da nutrição, recentemente, a pesquisa tem se voltado cada vez mais para a interação complexa entre a dieta, a microbiota intestinal, a metabolômica e o eixo cérebro-intestino. Estudos têm sugerido que a composição da microbiota intestinal, influenciada pela dieta, pode desempenhar papel crucial na regulação da expressão gênica, na modulação das vias neurobiológicas e no desenvolvimento de transtornos mentais.

Já são conhecidas as associações entre a composição microbiana intestinal e marcadores de saúde mental, como depressão e ansiedade. Além disso, pesquisas em metabolômica têm revelado como os produtos metabólicos produzidos pela microbiota podem afetar diretamente o funcionamento do sistema nervoso central (SNC), influenciando o humor, o comportamento e a cognição. Além disso, o eixo cérebro-intestino, uma complexa rede de comunicação entre o SNC e o sistema gastrointestinal, desempenha papel fundamental na regulação do humor, do estresse e do comportamento. Estudos têm demonstrado que a comunicação bidirecional entre o cérebro e o intestino pode ser influenciada pela microbiota intestinal, pelas modificações epigenéticas e pela resposta do sistema imune, destacando a importância de uma abordagem integrada para entender e tratar os transtornos mentais.[21]

Portanto, ao considerar a relação entre nutrição e saúde mental, é essencial também investigar o papel da microbiota intestinal, da metabolômica e do eixo cérebro-intestino, abrindo novas perspectivas para o desenvolvimento de intervenções terapêuticas e preventivas mais eficazes. Essa abordagem holística pode oferecer *insights* valiosos sobre os mecanismos subjacentes aos transtornos mentais e abrir novas possibilidades para a promoção da saúde mental por meio da dieta, da modulação da microbiota e do suporte ao funcionamento adequado do eixo cérebro-intestino.

Essas são apenas algumas das descobertas importantes que destacam o papel da genética e da epigenética no comportamento humano. A pesquisa continua avançando nesse campo, proporcionando *insights* cada vez mais detalhados sobre como nossos genes e nosso ambiente interagem para moldar quem somos.

EIXO INTESTINO-CÉREBRO E AS ALTERAÇÕES COGNITIVO-COMPORTAMENTAIS

Consumo/comportamento alimentar

Cada dia faz mais sentido a ideia, já bastante antiga, de que "somos o que comemos", já que o que comemos interfere diretamente na composição e na diversidade microbiana. No entanto, o raciocínio reverso, de mais difícil confirmação, é o que mostra um novo contexto, no qual talvez pelo fato de "já sermos assim" (assinatura microbiana) é que comemos ou não desta ou daquela maneira, ou, em outras palavras, indivíduos com microbiomas diferentes que ingerem os mesmos alimentos apresentam diferentes processos metabólicos, gerando diferentes fenótipos, por exemplo, o caso da obesidade ou eutrofia.

Isso pode ser ratificado pela associação de microrganismos específicos em um cenário de hormônios orexígenos (tipo grelina e NPY) e anorexígenos (como GLP-1, PYY e CRF). Estudos experimentais para a confirmação dessas teorias não são simples, assim como estudos clínicos apresentam muitos vieses. No entanto, um estudo intrigante com *Drosophila* aponta para um papel fundamental da microbiota no comportamento de escolha alimentar, visto que moscas GF, ao receberem *Acetobacter pomorum* e *Lactobacillus* spp., alteraram seu comportamento geral de preferência alimentar. Os mecanismos bioquímicos que explicariam essa relação passam pela produção de moléculas proteicas, por determinadas espécies microbianas, que apresentam similaridade estrutural com peptídeos reguladores do apetite, como acontece, por exemplo, com determinadas cepas de *E. coli* que produzem um tipo de protease (ClpB), encontradas em níveis elevados na anorexia nervosa, na bulimia nervosa e no transtorno da compulsão alimentar periódica.[6]

Outro provável mecanismo pelo qual a microbiota pode influenciar o comportamento alimentar seria na capacidade de sentir e saborear os nutrientes. Por exemplo, na obesidade, na qual existe uma resposta diminuída aos sabores doces e gordurosos, o que resulta na necessidade de maior intensidade de tais estímulos para atingir o mesmo nível de percepção do paladar. A anorexia nervosa também está associada a uma percepção prejudicada do paladar, e foi demonstrado que o ganho de peso melhora essas deficiências. Sinais que transmitem sabor são mediados por receptores gustativos na língua, que podem ser transmitidos diretamente do trato solitário para o tálamo, ou pela secreção local de hormônios anorexígenos como GLP-1, PYY e CCK. Nesse contexto, animais de experimentação transgênicos (PYY negativos) apresentam resposta comportamental diminuída para sabores gordurosos e amargos, a qual aumenta após a reconstituição do PYY salivar.[6]

Comportamento social

A sociabilização pode ser classificada como qualquer forma de interação entre mais de um animal. É um comportamento fundamental para todas as espécies, pois traz muitos resultados benéficos no desenvolvimento, como a aprendizagem, a cooperação e os mecanismos de proteção. Particularmente, o comportamento social em todo o reino animal parece ser fortemente influenciado pela microbiota. Estudos em ratos GF mostraram que estes passam menos tempo interagindo com um novo membro da mesma espécie, em comparação com um rato colonizado convencionalmente. Esses achados relacionados à baixa interação social em animais GF são ratificados pelos estudos, também experimentais, com administração de antibióticos, que resultam em baixa interação social nesses animais também. Muitos mecanismos e vias biológicas envolvidos nessa relação entre a interação social e a regulação microbiana ainda não estão totalmente esclarecidos.[6]

Evidências crescentes de um possível papel para o eixo intestino-cérebro em doenças gastrointestinais e distúrbios neuropsiquiátricos aumentaram o interesse pela associação, em potencial, entre o microbioma intestinal e o transtorno do espectro autista (TEA). Já que, nesse contexto, além dos sintomas neurológicos, as crianças autistas são frequentemente diagnosticadas com alterações gastrointestinais, transtornos alimentares e disbiose (alteração na composição e/ou diversidade microbiana).[22]

Nesse cenário, uma metanálise mostrou perfil bacteriano disbiótico em crianças com TEA. Resumidamente, quando comparadas às crianças neurotípicas, aquelas com TEA apresentaram maior abundância de Bacteroidetes (*Bacteroides* e *Parabacteroides*) e alguns gêneros de Firmicutes (especificamente *Clostridium, Faecalibacterium* e *Phascolarctobacterium*), com menor abundância de *Coprococcus* e *Bifidobacteria*. De acordo com os resultados clínicos, a inflamação e a disfunção do sistema imunitário mediadas pela composição peculiar da microbiota, em crianças com TEA, seriam elementos-chave no desenvolvimento de doenças gastrointestinais e outras comorbidades. No entanto, a direção da causalidade, ou seja, se as alterações na microbiota levam à inflamação e aos desequilíbrios no sistema imunitário ou vice-versa, ainda não foi plenamente elucidada.[23]

Estudo recente ratificou a hipótese de que, em crianças com TEA, é o comportamento que influencia o microbioma e não o reverso. Nesse estudo, 247 crianças foram avaliadas, das quais 99 com diagnóstico confirmado de TEA, 51 irmãos pareados saudáveis e 97 controles saudáveis não aparentados. Foram determinadas as variâncias fenotípicas para o TEA, bem como outras características (como traços de neurodesenvolvimento, variedade dietética, consistência das fezes e proporção de células T $CD4^+$), associado ao microbioma. Os pesquisadores então olharam os marcadores microbianos para o TEA e descobriram que a única diferença significativa foi a menor abundância da espécie *Romboutsia timonensis* quando comparada aos grupos-controle, aparentados ou não. A análise mais detalhada mostrou significativa correlação positiva entre a diversidade taxonômica e características dietéticas no grupo com TEA, o que sugere que tais preferências alimentares associadas ao TEA, e não ao diagnóstico, é que estariam relacionadas com a diversidade reduzida do microbioma. Assim, seria possível supor que o comportamento e as preferências dietéticas relacionadas ao TEA levaram à redução da diversidade alimentar, que por sua vez levou à redução na diversidade do microbioma.[22]

Temos um conhecimento crescente da interação entre a microbiota intestinal e os problemas gastrointestinais, assim como da fisiopatologia referente aos sintomas do TEA, no entanto, são necessárias mais pesquisas antes que se possa compreender completamente a comunicação fisiológica entre o intestino e o cérebro, além de se continuar sem uma explicação razoável para a "pandemia" do TEA que acontece atualmente.

Cognição

Há evidência crescente de que as alterações na composição microbiana afetariam, em vários níveis, a função cognitiva dos seres humanos. Essa afirmação passa pelos estudos experimentais em animais GF, que mostram certa incapacidade de recordar objetos familiares quando apresentado a um novo, assim como a memória laboral prejudicada. Níveis baixos de fatores neurotróficos, como o fator neurotrófico derivado do cérebro (BDNF), também são características hipocampais desses animais GF, e que podem significar impacto negativo sobre a cognição e a plasticidade sináptica.[6]

A alteração na diversidade microbiana, desde o desmame, induzida pelo uso constante de antibióticos, observada em animais de experimentação, impacta diretamente no comportamento cognitivo e na ansiedade, assim como nas comunicações entre o intestino e o cérebro. Dessa maneira, sugere que mesmo uma microbiota com composição adequada, no período pós-natal imediato, pode ser influenciada negativamente, em fases posteriores da vida, repercutindo em alterações cognitivo-comportamentais em adolescentes ou adultos.[24]

A microbiota intestinal desempenha papel central na produção de metabólitos que exercem efeitos neuroativos. Bactérias como as do gênero *Bacteroides* e *Firmicutes* têm a capacidade de metabolizar compostos dietéticos, como fibras alimentares, produzindo ácidos graxos de cadeia curta (AGCC), como o butirato. Esses AGCC têm a capacidade de atravessar a barreira hematoencefálica, afetando a expressão gênica neuronal e modulando a liberação de neurotransmissores. Estudos em pacientes adultos com doença de Alzheimer mostraram correlação positiva entre a presença de lipopolissacarídeos (LPS) e alguns tipos de AGCC, como acetato e valerato. Em contrapartida, esses pacientes com Alzheimer apresentavam menor quantidade de butirato e citocinas anti-inflamatórias, como a interleucina-10 (IL-10). Esses resultados podem sugerir nova associação entre produtos derivados de espécies microbianas específicas, com inflamação sistêmica, disfunção endotelial e amiloidose cerebral, que seriam a base do processo patofisiológico do Alzheimer.[25]

AUTISMO: O QUE EXPLICA A PREVALÊNCIA CRESCENTE

De acordo com o Manual Diagnóstico e Estatístico de Transtornos Mentais (DSM-5-TR), o autismo é caracterizado como transtorno do espectro do autismo (TEA). O DSM-5 define o TEA como um transtorno neurodesenvolvimental que afeta a comunicação social e a interação social, além de apresentar padrões restritos e repetitivos de comportamento, interesses ou atividades. O Centro de Controle de Doenças dos EUA (CDC), em recente revisão, mostrou que a prevalência atual de TEA é de 1 criança a cada 36.[26,27]

Os critérios diagnósticos para o TEA no DSM-5 incluem déficits persistentes na comunicação social e na interação social em múltiplos contextos, além de padrões repetitivos e restritos de comportamento, interesses ou atividades. Esses sintomas devem estar presentes desde a infância e causar prejuízo significativo no funcionamento social, ocupacional ou em outras áreas importantes da vida da pessoa.[27]

O DSM-5 reconhece, também, que o autismo é um espectro, o que significa que os sintomas podem variar em gravidade e se manifestar de maneiras diferentes em cada indivíduo. Além do TEA, o espectro autista inclui outros transtornos, como o transtorno autista, o transtorno desintegrativo da infância, o transtorno generalizado do desenvolvimento não especificado (*pervasive developmental disorder not otherwise specified – PDD-NOS*) e o transtorno de Asperger. A atualização do DSM-5 em relação ao autismo incluiu uma nova abordagem de diagnóstico, consolidando os diferentes transtornos do espectro autista em uma única categoria diagnóstica (TEA) e reconhecendo a variabilidade de sintomas e a complexidade desse transtorno. Essa mudança visa fornecer uma base mais abrangente e precisa para o diagnóstico e o tratamento do autismo.[27]

A relação entre genética e autismo é complexa, e estudos recentes têm mostrado que as alterações genéticas desempenham papel significativo na etiologia do TEA. Com o avanço da tecnologia de sequenciamento genético, como o sequenciamento do exoma, tornou-se possível identificar mutações genéticas associadas ao autismo em um número crescente de casos.[28]

O aumento progressivo na prevalência do autismo tem sido objeto de intensa investigação ao longo das últimas décadas. Uma das razões para esse aumento é a melhoria na acurácia dos métodos de diagnóstico. Avanços na compreensão do TEA levaram a uma melhor identificação e caracterização dos sintomas, permitindo diagnósticos mais precisos e abrangentes.[28]

Além disso, estudos têm demonstrado associação entre a idade dos pais e o risco de autismo em suas crianças. A idade avançada do pai e da mãe tem sido associada a um aumento na incidência de TEA, embora o mecanismo exato dessa associação ainda não esteja completamente claro. O uso de certas medicações durante a gestação, como o ácido valproico, tem sido identificado como um fator de risco para o desenvolvimento de TEA em crianças. Pesquisas sugerem que a exposição intrauterina a certas substâncias químicas pode interferir no desenvolvimento cerebral fetal e aumentar o risco de distúrbios do neurodesenvolvimento, incluindo o autismo. Fatores relacionados à gravidez, como prematuridade e complicações gestacionais e neonatais, também têm sido associados a um maior risco de TEA. Essas condições podem afetar o desenvolvimento cerebral durante um período crítico de vulnerabilidade, aumentando a probabilidade de alterações neurobiológicas associadas ao autismo.[28]

Por fim, a interação entre fatores genéticos e ambientais desempenha papel fundamental no desenvolvimento do autismo. Por exemplo, o uso excessivo de telas e a exposição a estímulos sensoriais intensos podem desencadear ou exacerbar sintomas autistas em indivíduos com predisposição genética. Portanto, compreender essa interação é essencial para o desenvolvimento de estratégias de prevenção e intervenção mais eficazes para o autismo.

O papel dos bióticos na prevenção e no tratamento das alterações do comportamento humano

Há uma variedade de vias neuroendocrinológicas envolvidas nesse cenário, incluindo a supressão da inflamação sistêmica, ou local, do SNC, bem como a modulação de muitos neurotransmissores importantes, como os do sistema dopaminérgico. Portanto, os efeitos anti-inflamatórios de alguns prebióticos e probióticos poderiam oferecer benefícios adicionais para aqueles que estão nos estágios iniciais do desenvolvimento neurológico, especialmente para bebês ou crianças pequenas.[29]

Os estudos experimentais, que são a base para os posteriores estudos clínicos, estão bem mais avançados e são bem mais animadores, por conta do nível de controle que se consegue com menos vieses. Nesse cenário experimental, a utilização de *L. reuteri* mostrou aumento nos níveis circulantes e na expressão da ocitocina, que foi associada a melhora no comportamento social. Em outro experimento, o comportamento em ratos foi melhorado após o tratamento com a mistura probiótica (VSL#3), além de diminuir os níveis circulantes de citocinas pró-inflamatórias, como o fator de necrose tumoral (TNF).[6]

Infelizmente, porém, sobre esse tema, para aplicabilidade clínica, em humanos, ainda não se têm consensos ou diretrizes firmadas, visto que as recomendações atuais do Grupo de Estudo de Microbiota da Sociedade Europeia de Gastroenterologia, Hepatologia e Nutrição em Pediatria (ESPGHAN) se baseiam apenas no papel ratificado dos probióticos para diarreia aguda, prevenção de diarreia associada a antibióticos, diarreia nosocomial, enterocolite necrotizante, manejo da infecção pelo *Helicobacter pylori*, dor abdominal funcional e cólica do lactente.[30]

No entanto, cada vez mais, por conta do crescente conhecimento da comunicação bidirecional entre o intestino e o SNC, o chamado eixo intestino-cérebro, tem havido investigações sobre o uso de bióticos, sobretudo prebióticos e probióticos, para a prevenção e/ou o tratamento de uma variedade de distúrbios do neurodesenvolvimento, do comportamento e da cognição.[29]

Vários fatores dificultam a análise comparativa dos estudos em humanos, por exemplo, altas taxas de abandono por causa do acompanhamento prolongado, o momento da suplementação, a duração do tratamento e o número de cepas probióticas utilizadas. Mesmo assim, muitos estudos já utilizaram probióticos em bebês prematuros para investigar seus efeitos não só no crescimento e na saúde física, mas também visando principalmente ao desenvolvimento neurocognitivo, à atenção, à memória e à velocidade de processamento.[29]

Recente metanálise analisou 9 estudos randomizados e controlados, com 3.206 participantes. Os resultados primários e secundários não demonstraram diferença significativa nos resultados neurocognitivos entre bebês/crianças tratados com probióticos e aqueles que receberam placebos. No entanto, a análise de subgrupo (2 estudos e 451 crianças), que ofereceram um tratamento com probióticos de mais de 6 meses, demonstrou um resultado neurocognitivo significativamente melhor que os placebos (SMD = 0,21; p = 0,03). Esse fato mostra a necessidade de estudos de longo prazo quando se pensa em programação/modulação neurológica, metabólica ou imunológica.[29]

Em outra revisão sistemática sobre os efeitos dos probióticos no SNC, desta vez em adultos, utilizando o método Prisma, foram incluídos 54 estudos randomizados controlados por placebo, dos quais 30 foram elegíveis para metanálise. Os resultados mostraram que a maioria dos probióticos não afetou, qualitativamente, o humor, o estresse, a ansiedade, a depressão e o sofrimento psiquiátrico quando comparados ao placebo. No entanto, em nível quantitativo, a depressão e o sofrimento psiquiátrico melhoraram ligeiramente no grupo probiótico [depressão: diferença média –0,37 (IC 95%: –0,55, –0,20); $p \leq 0{,}0001$; sofrimento psiquiátrico: diferença média –0,33 (IC 95%: –0,53, –0,13); $p = 0{,}001$]. Os resultados dessa revisão sugerem que, até o momento, não está claro até que ponto e em quais áreas específicas os probióticos de última geração, selecionados e desenvolvidos por sua capacidade de melhorar a condição psiquiátrica e de outras funções do SNC, são promissores.[31]

CONCLUSÃO

Estamos vivendo uma "pandemia" de doenças crônicas não transmissíveis, como os transtornos cognitivos/comportamentais (TEA, TDAH, TOD, ansiedade e depressão) e as doenças imunomediadas e metabólicas (alergias, doenças autoimunes e autoinflamatórias, diabetes, obesidade/síndrome metabólico), cada vez mais precocemente. Nesse contexto pediátrico, fica cada vez mais clara a necessidade de se pensar precocemente e em longo prazo, ou seja, pensar que programar ou modular sistemas (neurológico, imune ou metabólico) não é tarefa pontual, de curto prazo, nem de início tardio, e envolve múltiplos fatores, e na qual não se pode deixar de pensar no adequado desenvolvimento e composição da microbiota intestinal.

Destaca-se, no entanto, a complexidade das interações entre a microbiota intestinal e o desenvolvimento cognitivo-comportamental da criança. Além disso, ressalta-se a importância de uma microbiota equilibrada para a promoção da saúde cerebral desde o estágio pré-natal até a infância. O entendimento aprofundado desses processos pode abrir portas para intervenções específicas, preventivas ou terapêuticas, como o uso de bióticos, visando otimizar a microbiota em benefício do desenvolvimento cognitivo/comportamental infantil.

REFERÊNCIAS

1. Papalia ED, Feldman RD. O estudo do desenvolvimento humano. In: Papalia ED, Feldman RD. Desenvolvimento humano. 12.ed. Porto Alegre: Artmed; 2013. p.34-53.
2. Miguel PM, Pereira LO, Silveira PP, Meaney MJ. Early environmental influences on the development of children's brain structure and function. Dev Med Child Neurol. 2019;61(10):1127-33.
3. The Integrative HMP (iHMP) Research Network Consortium. The Integrative Human Microbiome Project. Nature. 2019;569:641-8.
4. Ojeda J, Ávila A, Vidal PM. Gut microbiota interaction with the central nervous system throughout life. J Clin Med. 2021;10:1299.
5. Sasso JM, Ammar RM, Tenchov R, Lemmel S, Kelber O, Grieswelle M, et al. Gut microbiome – brain alliance: a landscape view into mental and gastrointestinal health and disorders. ACS Chem Neurosci. 2023;14(10):1717-63.
6. Cryan JF, O'Riordan KJ, Cowan CSM, Sandhu KV, Bastiaanssen TFS, Boehme M, et al. The microbiota-gut-brain axis. Physiol Rev. 2019;99:1877-2013.
7. Allen L, Dwivedi Y. MicroRNA mediators of early life stress vulnerability to depression and suicidal behavior. Mol Psychiatry. 2020;25(2):308-20.
8. Jiang S, Postovit L, Cattaneo A, Binder EB, Aitchison KJ. Epigenetic modifications in stress response genes associated with childhood trauma. Front Psychiatry. 2019;10:808.
9. Smoller JW, Andreassen OA, Edenberg HJ, Faraone SV, Glatt SJ, Kendler KS. Psychiatric genetics and the structure of psychopathology. Mol Psychiatry. 2019;24(3):409-20.
10. Matusheski NV, Caffrey A, Christensen L, Mezgec S, Surendran S, Hjorth MF, et al. Diets, nutrients, genes and the microbiome: recent advances in personalised nutrition. Br J Nutr. 2021;126(10): 1489-97.
11. Bates RA, Militello L, Barker E, Villasanti HG, Schmeer K. Early childhood stress responses to psychosocial stressors: the state of the science. Dev Psychobiol. 2022;64(7):e22320.
12. Weaver IC. Epigenetic effects of glucocorticoids. Semin Fetal Neonatal Med. 2009;14(3):143-50.
13. Javed R, Chen W, Lin F, Liang H. Infant's DNA methylation age at birth and epigenetic aging accelerators. Biomed Res Int. 2016;4515928.
14. Nöthling J, Malan-Müller S, Abrahams N, Hemmings SMJ, Seedat S. Epigenetic alterations associated with childhood trauma and adult mental health outcomes: a systematic review. World J Biol Psychiatry. 2020;21(7):493-512.
15. Simons GN. Sure Start children's centres did so much more than prevent paediatric admissions. BMJ. 2021;374:2303.
16. Guerrero AD, Herman A. A worksite health promoting program for Early Head Start and Head Start Workforce. Health Promot Pract. 2023:15248399221142897.
17. PNPI. Plano Nacional pela Primeira Infância. 2020. Disponível em: https://primeirainfancia.org.br/wp-content/uploads/2020/10/PNPI.pdf. Acesso em: fev. 2024.
18. Sarris J, Logan AC, Akbaraly TN, Amminger GP, Balanzá-Martínez V, Freeman MP, et. Nutritional medicine as mainstream in psychiatry. Lancet Psychiatry. 2015;2(3):271-4.
19. Klaus W. Lange, Omega-3 fatty acids and mental health. Glob Health J. 2020;4(1):18-30.
20. Mousa A, Naqash A, Lim S. Macronutrient and micronutrient intake during pregnancy: an overview of recent evidence. Nutrients. 2019;11(2):443.
21. Valles-Colomer M, Falony G, Darzi Y, Tigchelaar EF, Wang J, Tito RY, et al. The neuroactive potential of the human gut microbiota in quality of life and depression. Nat Microbiol. 2019;4:623-32.
22. Yap CX, Henders AK, Alvares GA, Wood DLA, Krause L, Tyson GW, et al. Autism-related dietary preferences mediate autism-gut microbiome associations. Cell. 2021;184:5916-31.

23. Iglesias-Vázquez L, Riba GVG, Arija V, Canals J. Composition of gut microbiota in children with autism spectrum disorder: a systematic review and meta-analysis. Nutrients. 2020;12:792.
24. Desbonnet L, Clarke G, Traplin A, O'Sullivan O, Crispie F, Moloney RD, et al. Gut microbiota depletion from early adolescence in mice: implications for brain and behaviour. Brain Behav Immun. 2015;48:165-73.
25. Marizzoni M, Cattaneo A, Mirabelli P, Festari C, Lopizzo N, Nicolosi V, et al. Short-chain fatty acids and lipopolysaccharide as mediators between gut dysbiosis and amyloid pathology in Alzheimer's disease. J Alzheimers Dis. 2020;78(2):683-97.
26. Maenner MJ, Warren Z, Williams AR, Amoakohene E, Bakian AV, Bilder DA, et al. Prevalence and characteristics of autism spectrum disorder among children aged 8 years: autism and developmental disabilities monitoring network, 11 sites, United States, 2020. MMWR Surveill Summ. 2023;72(2):1-14.
27. American Psychiatric Association (APA). Diagnostic and Statistical Manual of Mental Disorders (5th ed, text revision) (DSM-5-TR). American Psychiatric Association Publishing. 2022. Disponível em: https://doi.org/10.1176/appi.books.9780890425787. Acesso em: fev. 2024.
28. Newschaffer CJ, Croen LA, Daniels J, Giarelli E, Grether JK, Levy SE, et al. The epidemiology of autism spectrum disorders. Ann Rev Public Health. 2007;28:235-58.
29. Lin FL, Chen CM, Sun CK, Cheng YS, Tzang RF, Chiu HJ, et al. Effects of probiotics on neurocognitive outcomes in infants and young children: a meta-analysis. Front Public Health. 2023;11:1323511.
30. Szajewska H, Berni Canani R, Domellöf M, Guarino A, Hojsak I, Indrio F, et al. ESPGHAN Special Interest Group on Gut Microbiota and Modifications. Probiotics for the management of pediatric gastrointestinal disorders: position paper of the ESPGHAN Special Interest Group on Gut Microbiota and Modifications. J Pediatr Gastroenterol Nutr. 2023;76(2):232-47.
31. Le Morvan de Sequeira C, Hengstberger C, Enck P, Mack I. Effect of probiotics on psychiatric symptoms and central nervous system functions in human health and disease: a systematic review and meta-analysis. Nutrients. 2022;14:621.

SEÇÃO 6

Temas atuais

22

A relação entre medicações e o microbioma na infância

Roberta Paranhos Fragoso
Marise Helena Cardoso Tofoli

DESTAQUES

- O significado do microbioma e da microbiota, bem como sua evolução.
- A existência de uma relação entre microbioma, saúde e doença.
- Que múltiplos fatores podem influenciar a formação da microbiota intestinal, com destaque para medicamentos.
- Que diversas substâncias medicamentosas podem afetar a microbiota intestinal, causando alterações em sua composição e função.
- Que o microbioma pode modificar a ação de determinados medicamentos.
- O conceito de farmacogenômica e de farmacomicrobiômica.
- Que o uso excessivo e prolongado de algumas medicações na primeira infância pode ter efeitos em longo prazo no microbioma intestinal em desenvolvimento e contribuir para o desenvolvimento de condições patogênicas.

INTRODUÇÃO

O microbioma é uma comunidade de microrganismos que ocupa um hábitat específico, caracterizado por propriedades físico-químicas distintas. Essa comunidade desempenha diversas atividades, levando à formação de nichos ecológicos particulares. Esse ecossistema microscópico dinâmico e interativo é sujeito a mudanças ao longo do tempo e em diferentes escalas e está integrado a ecossistemas maiores, incluindo hospedeiros eucarióticos, desempenhando papel crucial em sua funcionalidade e saúde.[1,2]

A microbiota abrange microrganismos que pertencem a diferentes reinos, como Procariontes (bactérias, arqueas) e Eucariontes (protozoários, fungos e algas). Além disso, ela engloba estruturas microbianas, metabólitos e elementos genéticos móveis, como transposons, fagos e vírus, bem como DNA remanescente que se integra às condições ambientais do hábitat. Esses dois conceitos, microbioma e microbiota, estão interligados.[1-3]

Nas fases iniciais de desenvolvimento, a microbiota geralmente apresenta baixa diversidade e é dominada principalmente por dois grupos bacterianos: Actinobacteria e Proteobacteria. Durante o primeiro ano de vida, a diversidade microbiana aumenta, e, por volta dos 2 anos e meio de idade, a composição, a diversidade e a funcionalidades da microbiota infantil se assemelham àquelas encontradas na microbiota do adulto.[1-3]

A microbiota desempenha papel fundamental em diversos aspectos da saúde, incluindo nutrição, imunidade e neurofisiologia. As evidências estão se acumulando no sentido de que a microbiota intestinal também exerce influência na saúde mental e no comportamento. Portanto, manter a diversidade e a função normais da microbiota intestinal ao longo do desenvolvimento é essencial para a saúde física e mental.[1-3]

Nas últimas dez décadas, inúmeras descobertas têm estabelecido conexões entre a composição e a função do microbioma intestinal humano e uma variedade de doenças e fenótipos. Estudos de associação têm registrado modificações na presença de diversas bactérias intestinais em pessoas com distúrbios gastrointestinais, como doença inflamatória intestinal (DII), síndrome do intestino irritável (SII) e câncer colorretal, além de doenças que afetam sistemas e órgãos diversos, incluindo condições cardiovasculares e metabólicas, doenças autoimunes e transtornos psiquiátricos.[1-3]

Por meio da utilização do sequenciamento do gene do RNA ribossômico bacteriano 16S, a análise do microbioma intestinal tem sido aplicada em várias coortes de indivíduos.

Uma descoberta relevante é a grande variabilidade interindividual no ecossistema intestinal; apenas uma parcela minoritária de microrganismos intestinais é compartilhada pela maioria das pessoas. Essa alta variabilidade interindividual pode resultar em diferenças nas funções metabólicas desempenhadas pelo microbioma intestinal.[1-3]

PRINCIPAIS FATORES QUE PODEM CONTRIBUIR PARA A FORMAÇÃO DA MICROBIOTA INTESTINAL

Além das análises de associação, estudos de intervenção e pesquisas em animais têm não apenas demonstrado a conexão, mas também a influência direta do microbioma intestinal em diversas doenças. Além disso, está se expandindo o entendimento sobre a influência de fatores intrínsecos e extrínsecos na configuração da microbiota intestinal.[1,2]

Tipo de parto e leite materno

Parto vaginal e cesáreo

No momento do parto, a composição da microbiota varia de acordo com o tipo de parto. No parto vaginal, o recém-nascido (RN) é exposto a bactérias provenientes da microbiota vaginal e fecal da mãe. Esses microrganismos transmitidos verticalmente têm o potencial de modular o desenvolvimento da microbiota intestinal na descendência durante os primeiros anos de vida e podem estar ligados à saúde do hospedeiro em fases posteriores da vida. No parto cesáreo, o contato ocorre com bactérias da pele materna e do ambiente hospitalar.[1,2]

Ao contrário do parto vaginal, verificou-se que a microbiota de bebês nascidos por cesariana exibe diversidade e riqueza reduzidas, sendo a cesariana associada a níveis significativamente mais baixos de gêneros bacterianos essenciais para o desenvolvimento cerebral, como *Bifidobacterium*, *Lactobacillus* e *Bacteroides*, e níveis mais altos de *Staphylococcus*.[1,2]

No entanto, a cesariana de emergência impacta a microbiota de forma diferente em comparação com a cesariana eletiva, devido ao fato de que o RN é parcialmente exposto ao canal de parto nas primeiras fases do trabalho de parto.[1,2]

Leite materno

O leite materno é rico em bactérias. Apresenta uma dinâmica composição microbiana que inclui microrganismos viáveis associados ao trato gastrointestinal materno, da pele mamária e oral neonatal, totalizando mais de 200 gêneros distintos. Entre esses gêneros, encontramos Lactobacilos, Estafilococos, Estreptococos e Bifidobactérias. Os oligossacarídeos presentes no leite humano são polissacarídeos não digeríveis que funcionam como prebióticos e estimulam a colonização das bactérias benéficas do gênero Bacteroidetes no trato gastrointestinal. Esse aumento de Bacteroidetes contribui para o desenvolvimento imunológico, aumentando a produção de imunoglobulina A, capaz de modular o sistema imune intestinal e de fortalecer a mucosa intestinal, prevenindo assim a ação de bactérias patogênicas. A composição microbiana do leite materno é profundamente influenciada por fatores maternos e infantis, como o índice de massa corporal (IMC) pré-gestacional da mãe, peso e dieta, estágio da lactação, modo de parto, bem como a exposição a antibióticos, o sexo do bebê e o método de expressão do leite.[1,2]

Influência da dieta

A composição da dieta é um dos fatores mais impactantes na influência da composição e da quantidade de microrganismos no trato gastrointestinal.

Quando alimentos sólidos são introduzidos durante a transição de uma dieta baseada em leite para uma dieta mais complexa semelhante à dos adultos, ocorrem mudanças na riqueza e diversidade do ecossistema microbiano. Nesse período de mudança nos substratos alimentares, o número de bactérias associadas ao leite diminui, enquanto gêneros capazes de processar nutrientes mais complexos começam a aumentar. Por exemplo, certos gêneros, como *Lachnospiraceae, Ruminococcaceae, Blautia, Bacteroides* e *Akkermansia,* aumentam sua presença, enquanto as populações de *Bifidobacterium, Veillonellaceae, Lactobacillaceae, Enterobacteriaceae* e *Enterococcaceae* diminuem gradualmente.[1-3]

A via de alimentação também desempenha papel crucial no desenvolvimento e nas alterações na microbiota intestinal. Indivíduos alimentados por via entérica apresentam padrões distintos na microbiota intestinal, que estão associados a níveis reduzidos de ácidos graxos de cadeia curta (AGCC). A alimentação parenteral está ligada a uma diminuição na diversidade microbiana, o que contribui para o enfraquecimento da barreira mucosa do epitélio e modificações na regulação imunológica intestinal em situações de falha intestinal.[1-3]

Localização geográfica

A diversidade e a composição da microbiota intestinal podem variar de acordo com a etnia e a localização geográfica. Variações filogenéticas na composição microbiana são observadas em indivíduos de diferentes países. Em um estudo de 2013, foram observadas diferenças na diversidade da composição microbiana entre indivíduos de etnia caucasiana e chinesa dentro do mesmo país.[1-3]

Medicamentos

Os efeitos clínicos decorrentes da administração de um mesmo medicamento podem variar entre os pacientes. Enquanto alguns indivíduos experimentam melhora significativa, outros obtêm benefícios menores ou até mesmo nenhum progresso. A composição da microbiota intestinal humana é altamente individualizada; especula-se que desempenhe papel crucial na determinação da eficácia dos medicamentos.[4,5]

Nos últimos anos, o conhecimento de como a microbiota intestinal humana afeta a farmacocinética e a farmacodinâmica dos medicamentos avançou significativamente, ampliando nossa compreensão das variações interindividuais na eficácia dos medicamentos e nos efeitos adversos. Além disso, a microbiota intestinal pode impactar a eficácia de um medicamento específico ao influenciar sua concentração e atividade biológica, como ocorre com estatinas, levodopa e digoxina (Figura 1). A compreensão da interação entre a microbiota intestinal e os medicamentos, sejam eles antibióticos ou não, proporciona orientações valiosas para avaliar as vias de administração dos medicamentos atuais e desenvolver a medicina de precisão.[4,5]

Uma descoberta recente de grande relevância é a de que muitos medicamentos, além dos antibióticos, que são amplamente utilizados, estão associados a alterações na composição da microbiota. Isso inclui inibidores de bomba de prótons (IBP), estatinas, hipoglicemiantes como a metformina, laxantes, betabloqueadores, inibidores da enzima conversora de angiotensina, anti-inflamatórios não esteroides (AINE) e antidepressivos como os inibidores seletivos de recaptação de serotonina, entre outros.[4,5]

Essas mudanças podem impactar a saúde, como no caso dos IBP, ou até mesmo aprimorar a eficácia de um medicamento, como ocorre com a metformina. Concomitantemente, um volume crescente de dados revela que o microbioma

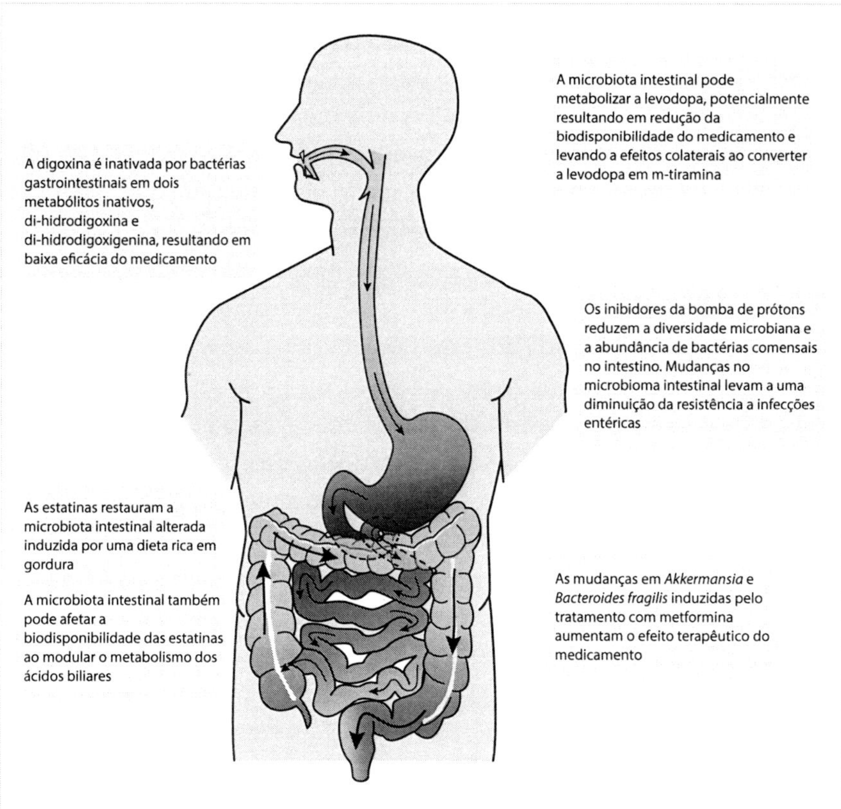

FIGURA 1 Exemplos de interação entre medicamentos e a microbiota.
Fonte: Adaptado de Wan Y et al., 2022.[4]

intestinal pode influenciar diretamente a resposta individual a um fármaco específico, alterando enzimaticamente a estrutura do medicamento e modificando sua biodisponibilidade, atividade ou toxicidade – um fenômeno agora reconhecido como farmacomicrobiômica.

O IMPACTO DE MEDICAMENTOS FREQUENTEMENTE USADOS NA COMPOSIÇÃO E NA FUNÇÃO DA MICROBIOTA INTESTINAL: ASPECTOS GERAIS

A interação entre medicamentos e a composição da microbiota intestinal é importante para compreender os mecanismos dos medicamentos e o desenvolvimento de certos efeitos colaterais.

O uso de inibidores da bomba de prótons (IBP), medicamentos que inibem a produção de ácido no estômago, tem sido associado ao aumento de bactérias normalmente encontradas na cavidade oral no intestino.

A metformina, um medicamento comumente utilizado no diabetes tipo II, foi associada a alterações na composição da microbiota intestinal tanto em seres humanos quanto em camundongos, particularmente com um aumento de bactérias produtoras de AGCC. Além disso, medicamentos não antibióticos também podem inibir o crescimento de cepas bacterianas intestinais.

Até o momento, a maioria dos estudos publicados sobre esse tema tem se concentrado em coortes populacionais gerais ou em interações individuais entre medicamentos e microrganismos. No entanto, essas abordagens podem não refletir a situação clínica. Pacientes com doenças gastrointestinais, como a DII e a síndrome do intestino irritável (SII), por exemplo, têm uma composição diferente da microbiota intestinal em comparação com controles da população em geral, o que poderia influenciar o aparecimento de efeitos colaterais ou alterar o mecanismo de ação de certos medicamentos. Os pacientes com DII ou SII também mostram diferenças em seus padrões de uso de medicamentos em comparação com controles da população em geral, incluindo aumento da polifarmácia, seja devido à própria doença gastrointestinal ou a outras comorbidades.[4-6]

Em metanálises de múltiplos medicamentos, identificou-se que o uso de IBP, laxantes e antibióticos teve o maior efeito na composição da microbiota intestinal. Essas três categorias de medicamentos têm alvos diferentes. Antibióticos têm como alvo diretamente as bactérias, inibindo o crescimento bacteriano, enquanto laxantes e IBP têm impacto no hospedeiro. No caso dos IBP, o impacto na composição da microbiota intestinal tem sido sugerido como uma consequência da combinação de dois mecanismos: impacto indireto, mediado pelas mudanças no pH gastrointestinal, que promove o crescimento de bactérias normalmente encontradas na cavidade oral, e um efeito direto, via de inibição de certas bactérias intestinais comensais.[4-6]

Assim, o uso de diversos medicamentos está correlacionado com a composição geral da microbiota intestinal, seja em razão dos próprios medicamentos ou das doenças subjacentes. A resposta aos medicamentos exibe uma variação considerável entre os indivíduos, e evidências crescentes indicam que o microbioma intestinal desempenha algum papel nessa variabilidade. No entanto, os mecanismos moleculares subjacentes permanecem amplamente desconhecidos.[6]

Vale ressaltar que essas associações entre fármacos e microrganismos têm sido predominantemente examinadas em relação a fármacos individuais. Contudo, alguns pacientes podem estar em tratamento com vários medicamentos, e essa administração concomitante pode introduzir potenciais vieses ao analisar as relações entre microbioma e medicamentos.

Este capítulo aborda algumas medicações comumente utilizadas em crianças que têm o potencial de impactar a microbiota intestinal, ou dessa interagir diretamente com o medicamento, resultando em efeitos secundários.

Antibióticos

Desde a descoberta da penicilina por Alexander Fleming em 1928, os antibióticos representaram uma revolução na medicina, proporcionando resistência contra doenças predominantes da época e melhorando a qualidade de vida e a longevidade das pessoas. No entanto, neste século, observa-se aumento significativo no uso desses medicamentos, com um aumento de 65% entre 2000 e 2015.[7,8]

O uso de antibióticos, embora benéfico, não é isento de consequências. Além de combater bactérias patogênicas, os antibióticos podem afetar simbiontes da microbiota intestinal. O uso indiscriminado pode levar a perfis de resistência a antibióticos e a alterações na composição da microbiota, que podem ser reversíveis ou favorecer o desenvolvimento da disbiose.[7]

A resiliência da microbiota é única para cada indivíduo e é influenciada por vários fatores, como parto, amamentação, dieta e idade. Estudos demonstram que, em crianças, a restauração da microbiota pode acontecer após 30 dias do uso de antibióticos. Já em adultos, esse período pode ser um pouco maior, com até 45 dias para sua restauração, e algumas espécies podem permanecer indetectáveis por até 180 dias. Um estudo em adultos analisou o efeito do uso de meropeném, gentamicina e vancomicina na microbiota intestinal, e verificou o aumento da concentração de Enterobacterias, e a diminuição de Bifidobacterias produtoras de butirato, que pode resultar no intestino mais permeável, além de diminuição da resposta T reguladora.[7,8]

O uso prolongado de antibióticos pode levar à diminuição da diversidade microbiana, perturbar o metabolismo, favorecer o crescimento de patógenos e induzir a resistência bacteriana. Além disso, a associação entre o uso precoce de antibióticos e o desenvolvimento de condições como asma, alergias, doenças respiratórias, síndrome metabólica e DII tem sido objeto de estudos. Ainda, a utilização de antibióticos resulta na diminuição da diversidade microbiana intestinal, com consequente alteração do metaboloma e potencial favorecimento do desenvolvimento de patógenos, como na colite pseudomembranosa, além de induzir a resistência bacteriana.

A perda da diversidade de espécies é o aspecto mais comum encontrado com o uso de antibióticos. Essa perda não é sinônimo de diminuição da carga total de microrganismos, pois ocorre aumento de espécies microbianas, resistentes ao antibiótico, o que por vezes resulta no aumento na carga total microbiana. O aumento dessas espécies resistentes induz estímulos imunológicos pró-inflamatórios. Nesse contexto, alguns estudos associam a diminuição da diversidade à resistência insulínica, à resistência a leptina e ao aumento da adiposidade e da dislipidemia. Os efeitos específicos de cada antibiótico no perfil da microbiota que têm sido estudados até o momento podem ser visualizados na Tabela 1.[7,8]

Consequências dos antibióticos em curto e médio prazos

A diarreia é o principal efeito adverso pelo uso de antibiótico. Pode se desenvolver até 8 semanas após o seu uso e tem prevalência entre 8 e 35% entre os indivíduos que necessitam de antibioticoterapia. O desenvolvimento da diarreia associada ao uso de antibióticos resulta da mudança de perfil da microbiota, que por sua vez diminui a produção de peptídeos antimicrobianos como leptinas do tipo C, defensinas e catelecidinas, que são secretados com imunoglobulina A na camada da mucosa intestinal. Ademais, a exposição a antibióticos diminui a espessura da camada de muco protetor epitelial e enfraquece a junção entre os enterócitos, o que torna o epitélio intestinal mais suscetível a invasão por enteropatógenos.[7,8]

A gravidade da DAA está diretamente ligada a presença do *Clostridium difficile*. Dessa forma, quadros não associados ao *Clostridium* tendem a ser leves e mais autolimitados.

Indivíduos que desenvolvem a infecção pelo *Clostridium difficile* apresentam diminuição de sua diversidade microbiana, com diminuição das famílias Lachnospiraceae e Ruminococcaceae, produtoras de AGCC.

Em condições eubióticas, parte dos ácidos biliares não é reabsorvida no íleo e sofre desidroxilação por microrganismos específicos, formando ácidos biliares secundários (ácidos litocólico e deoxicólico) que inibem a germinação dos esporos do *Clostridium difficile*. Após o uso de antibióticos, as espécies responsáveis pela formação dos ácidos biliares secundários podem ser depletadas.

TABELA 1 Vista dos efeitos dos diferentes antibióticos na microbiota intestinal, de acordo com sua classe e excreção

Classe de antibiótico	Excreção de antibióticos	Efeitos na microbiota
Lincosamidas Clindamicina	Excreção biliar principal	↓ Aeróbios Gram-positivos e anaeróbios ↑ Genes de resistência ↓ Diversidade de Bacteroides
Macrolídeos (claritromicina, eritromicina)	Excreção biliar	↓ Diversidade bacteriana total ↓ Actinobacteria (incluindo Bifidobacterias) ↓ Firmicutes (principalmente Lactobacilos) ↑ Bacteroidetes e Proteobactérias
Betalactâmicos: • Penicilina V e amoxicilina	Excreção urinária principal	Sem alterações relevantes
Betalactâmicos • Ampicilina + cefalosporinas (combinação)	Excreção biliar parcial (33-67%)	↓ Firmicutes ↑ Bacteroidetes ↑ Proteobactérias
Fluoroquinolona Ciprofloxacino Levofloxacino	Excreção biliar parcial	↓ Diversidade bacteriana ↓ Anaeróbios facultativos Gram-negativos ↑ Aeróbios Gram-positivos ↓ Anaeróbios Gram-positivos
Glicopeptídeos Vancomicina*		↓ Diversidade bacteriana total ↓ Firmicutes ↑ Proteobactérias

* Administração oral (vancomicina não é absorvida quando administrada via oral).
Fonte: adaptada de Ianiro et al., 2016.[8]

Assim, justifica-se o efeito positivo do transplante de microbiota no tratamento da colite pseudomembranosa.[7,8]

Diferentes estudos evidenciam o papel de cepas específicas de probióticos na prevenção da DAA, e entre elas estão *Lactobacillus rhamnosus GG* e *Saccharomyces boulardii.*

Consequências do uso de antibióticos em longo prazo

A associação entre o uso de antibióticos e o desenvolvimento de asma, alergias, doenças respiratórias, síndrome metabólica e DII tem sido alvo de diversas pesquisas. A exposição a antibióticos na infância tem sido relacionada a atraso do desenvolvimento da microbiota, especialmente entre 6 e 12 meses de vida. Ainda, estudos associam o uso frequente de macrolídeos nos primeiros 2 anos de vida ao desenvolvimento de asma e obesidade.[7,8]

Um estudo do tipo coorte identificou maior chance de desenvolver DII naqueles que fizeram uso de antibióticos no primeiro ano de vida.[7,8]

Inibidores de bomba de prótons

Os IBP são medicações que suprimem a produção da secreção de ácido pelo estômago e são a primeira escolha no tratamento de diferentes enfermidades, como doença do refluxo gastroesofágico, esofagite erosiva, úlceras pépticas, sangramentos no trato gastrointestinal, esofagite eosinofílica e alguns tipos de disfagia. No entanto, o uso crônico de IBP tem recebido considerável atenção por causa do perfil de segurança e dos possíveis efeitos colaterais. Embora o risco relativo de eventos adversos seja baixo, em virtude do grande número de usuários de IBP em todo o mundo, o número absoluto de pacientes que experimentam reações adversas ainda pode ser significativo. Estudos sugerem que até 70% das prescrições de IBP podem ser desnecessárias, principalmente quando são usados como profilaxia de úlceras de estresse em pacientes que não atendem aos critérios baseados em evidências.

Pesquisas recentes destacam mudanças na microbiota de todo o trato gastrointestinal secundárias ao seu uso. Análises combinadas de estudos têm indicado que o uso de IBP esteve associado ao aumento da incidência de infecção por *Clostridium difficile*, taxas mais elevadas de recorrência de *C. difficile* em pacientes hospitalizados, risco aumentado de outras infecções entéricas e de *Streptococcus pneumoniae* adquirido na comunidade.[26] Um estudo recente com 400 pacientes com cirrose relatou que a prescrição de IBP foi um preditor independente de infecção.[9,10]

A cavidade oral tem uma comunidade microbiana relativamente estável, mesmo com constantes estímulos externos; é composta de Firmicutes e Bacteroidetes, com Actinobacteria, Proteobacteria e Fusobacteria; entre os gêneros mais encontrados estão *Streptococcus, Neisseria, Prevotella, Gemella, Granulicatella* e *Veillonella.* Tem sido demonstrado que doenças inflamatórias bucais como gengivites e periodontites mudam a composição da microbiota oral e de seu metaboloma, com a produção de metabólitos tóxicos, carcinogênicos, enzimas citolíticas, e aumentam a concentração de lipopolissacarídeos derivados da membrana de patógenos com capacidade de atingir a circulação sistêmica induzindo a processos inflamatórios, bacteremia, e podem contribuir para o desenvolvimento de SII, DII e neoplasias. Existem poucas evidências do papel dos IBP na microbiota oral, e estas indicam que há aumento de *Fusobacterium* e *Leptotrichia* na região periodontal e diminuição de *Neisseria* e *Veillonella* na saliva.[9-11]

A microbiota esofágica é composta principalmente de *Firmicutes*, *Bacteroidetes*, *Actinobacteria*, *Proteobacteria* e *Fusobacteria*. Indivíduos portadores de doença do refluxo gastroesofágico e Barret têm predomínio de Gram-negativos, incluindo *Veillonella*, *Prevotella*, *Haemophilus*, *Neisseria*, *Rothia*, *Granulicatella*, *Campylobacter*, *Porphyromonas*, *Fusobacterium* e *Actinomyces*, com diminuição de *Streptococcus*, enquanto indivíduos saudáveis têm predomínio de Gram-positivos, especialmente *Streptococcus*. Associa-se que o uso prolongado de IBP altera a colonização esofágica, com aumento de bactérias produtoras de nitrosaminas com potencial carcinogênico. Esses indicativos se contrapõem às indicações atuais de uso de IBP para pacientes com Barret não displásicos e prevenção do adenocarcinoma esofágico.[9-11]

Os impactos dos IBP na microbiota gástrica e em sua funcionalidade também são alvo de interesse nas pesquisas recentes. Nota-se que seu uso está associado à dismotilidade gástrica com atraso de seu esvaziamento, diminuição da produção de muco gástrico, aumento da concentração bacteriana e da possibilidade de translocação microbiana. Há aumento da concentração das famílias Streptococcaceae, Prevotellaceae, Campylobacteraceae e Leptotrichiaceae, diminuição da diversidade microbiana e aumento das funções bacterianas nitrato/nitrito redutase com papel carcinogênico.

O principal impacto do uso dos IBP no intestino delgado é o desenvolvimento do supercrescimento bacteriano (Sibo). O Sibo é definido pela presença de mais de 10^5 bactérias por mililitro de aspirado do intestino superior e se manifesta clinicamente com perda de peso, diarreia crônica ou intermitente, distensão abdominal e má-absorção de nutrientes. Amostras jejunais de pacientes com Sibo evidenciaram o supercrescimento de microorganismos microaerofílicos como *Streptococcus*, *Staphylococcus*, *Escherichia* e *Klebsiella* e bactérias anaeróbias como *Bacteroides*, *Lactobacillus*, *Veillonella* e *Clostridium*. Além disso, são descritas alterações do metaboloma como o aumento da produção de agentes tóxicos como amônia, D-lactato, peptidoglicanos bacterianos endógenos, endotoxina sérica e compostos bacterianos. Estes são indutores de respostas pró-inflamatórias, que por sua vez resultam no desenvolvimento dos sintomas relacionados à má-absorção.[9,10]

Nesse contexto, o aumento do uso de IBP na primeira infância pode ter efeitos de longo prazo no microbioma intestinal em desenvolvimento.

Embora o IBP apresente perfis de eficácia e segurança favoráveis quando prescritos para indicações baseadas em evidências, é necessário repensar seu uso generalizado e crônico, assim como sua disponibilidade sem receita médica. É importante examinar especificamente os efeitos dessas alterações no desenvolvimento do microbioma intestinal no início da vida e como elas influenciam a saúde e a doença na vida adulta.

Metformina

A metformina é um medicamento oral utilizado para reduzir os níveis de glicose no sangue no tratamento do diabetes tipo 2 (DM2). Entretanto, cerca de 30% dos pacientes tratados com metformina relatam efeitos adversos gastrointestinais, incluindo dor abdominal e diarreia, que podem estar associados à disbiose induzida pela metformina. Embora seu mecanismo de ação exato seja complexo e não totalmente compreendido, parece ocorrer modificação da recirculação êntero-hepática de ácidos biliares envolvendo a modulação do microbioma intestinal.[10-12]

A metformina inibe a gliconeogênese hepática, e estudos recentes sugerem que alguns de seus efeitos benéficos estão relacionados à microbiota intestinal. Ao contrário dos IBP, que são utilizados para uma ampla variedade de indicações e sintomas, a metformina é quase exclusivamente utilizada no contexto do diabetes, o que torna mais difícil separar o efeito do medicamento no microbioma das alterações no microbioma intestinal relacionadas à doença. No entanto, um estudo de referência conseguiu realizar essa distinção e demonstrou que as mudanças observadas anteriormente no microbioma intestinal, atribuídas ao DM2 subjacente, eram na verdade causadas pelo uso de metformina.[11]

A descoberta de que a mediação microbiana tem efeitos benéficos no metabolismo da glicose sob tratamento com metformina foi revelada tanto em animais quanto em humanos. Em humanos, as mudanças na abundância dos filos Firmicutes e Bacteroidetes foram significativamente correlacionadas com as mudanças no ácido cólico sérico e seus conjugados, que aumentaram após a retirada da metformina. Isso sugere que essas mudanças na microbiota podem contribuir para o efeito terapêutico da metformina. Em um estudo murino, maior abundância da bactéria degrada-mucina *Akkermansia* e mais células caliciformes produtoras de mucina foram observadas em camundongos tratados com metformina alimentados com dieta rica em gordura que em camundongos alimentados com a mesma dieta, mas sem tratamento de metformina. O aumento significativo de *Akkermansia muciniphila* melhorou significativamente a tolerância à glicose e atenuou a inflamação do tecido adiposo em camundongos alimentados com dieta rica em gordura. Enquanto isso, outro estudo murino revelou que a redução da abundância de *Bacteroides fragilis* e suas atividades seletivas de hidrolase de sais biliares (BSH) contribuíram para a melhora na tolerância à glicose induzida pela metformina. Esses dados indicam que *A. muciniphila* e *B. fragilis* podem potencializar o efeito terapêutico da metformina por meio da imunomodulação e de processos metabólicos microbianos. Os estudos em roedores e seres humanos indicam que as mudanças microbianas intestinais induzidas pela metformina podem aprimorar seu efeito terapêutico.[11,12]

Essa descoberta destaca a importância de compreender o impacto da metformina no microbioma intestinal e como essas alterações podem contribuir para os efeitos benéficos do medicamento no controle da glicose e na saúde geral dos pacientes com DM2. A pesquisa nessa área está em andamento para elucidar completamente os mecanismos pelos quais a metformina interage com a microbiota intestinal e como isso pode ser explorado para desenvolver terapias mais eficazes no tratamento do diabetes e de outras condições relacionadas.

Laxantes

O uso de laxantes pode afetar a composição da microbiota intestinal, especialmente considerando fatores como tempo de trânsito intestinal e consistência das fezes. Alterações transitórias na diversidade microbiana podem ocorrer após o uso de laxantes, tanto em humanos quanto em modelos animais. No entanto, pesquisas detalhadas sobre os efeitos em longo prazo são limitadas.[11,12]

Anti-inflamatórios não esteroidais

Os anti-inflamatórios não esteroidais (AINE) são frequentemente prescritos para alívio da dor e inflamação, mas também podem ter efeitos adversos no trato gastrointestinal. Os AINE bloqueiam a biossíntese de prostanoides pela inibição das enzimas ciclo-oxigenase 1 e 2. Esses medicamentos são frequentemente associados a eventos adversos gastrointestinais. Há evidências de que os efeitos adversos dos AINE variam de acordo com o tipo específico de AINE ingerido. Cetoprofeno, naproxeno e cetorolaco tendem a apresentar efeitos gastrointestinais mais agressivos do que o ibuprofeno ou o celecoxibe.[11,12]

Alguns estudos indicam que os AINE não causam mudanças significativas na diversidade microbiana, mas podem influenciar a presença de certas famílias bacterianas, como Enterobacteriaceae. Lipopolissacarídeos de Enterobacteriaceae foram demonstrados como agravantes para lesões intestinais induzidas por AINE e para aumento da permeabilidade intestinal. Além disso, a colonização de Enterobacteriaceae é comum em doenças envolvendo inflamação, como doenças inflamatórias intestinais, obesidade, câncer colorretal e doença celíaca.[11,12]

Em particular, os usuários de AINE apresentaram um perfil de microbiota intestinal diferente dos não usuários, assim como os usuários de tipos específicos de AINE (p. ex., ibuprofeno, naproxeno). Os AINE são comumente utilizados para tratamento da dor e frequentemente prescritos com IBP ou antagonistas de receptores H2, que aliviam os efeitos gastrointestinais superiores, como azia. No entanto, essas combinações têm mostrado exacerbar a enteropatia no intestino delgado mais distal. Achados demonstram que o microbioma intestinal é diferente em indivíduos que utilizam essas combinações de medicamentos (p. ex., AINE com IBP) em comparação com aqueles que usam AINE isoladamente.[10-12]

Além disso, a adição de antidepressivos e laxantes pode alterar ainda mais a composição bacteriana do trato gastrointestinal. No caso dos AINE, a composição bacteriana variou para medicamentos específicos, com o ibuprofeno e o celecoxibe, apresentando perfis de microbiota semelhantes, enquanto o naproxeno e o cetorolaco tiveram perfis diferentes. Investigações adicionais avaliando a transitoriedade microbiana com dosagens de medicamentos ou com uso intermitente de medicamentos podem ser esclarecedoras, assim como estudos metabólicos relacionados a resultados funcionais em indivíduos.

FARMACOGENÔMICA E FARMACOMICROBIÔMICA

A farmacogenômica estuda as variações genéticas que afetam a resposta aos medicamentos. Com o crescente reconhecimento do microbioma intestinal como um "segundo genoma humano", surgiu o conceito de farmacomicrobiômica como uma extensão natural da farmacogenômica. O microbioma intestinal pode influenciar a absorção, a ação e a toxicidade dos medicamentos. As interações entre medicamentos e microbioma são bidirecionais, com medicamentos afetando o microbioma e o microbioma influenciando a ação dos medicamentos.

Medicamentos administrados por via oral passam pelo trato gastrointestinal superior e continuam sua jornada, onde encontram as milhares de espécies diferentes que colonizam o intestino. De um lado, os medicamentos podem afetar o funcionamento dos microambientes intestinais, influenciando o crescimento bacteriano, a composição e a função do microbioma, como mencionado; por outro, o microbioma intestinal pode influenciar diretamente a resposta de um indivíduo a determinado fármaco, modificando enzimaticamente a estrutura do medicamento e, assim, alterando sua biodisponibilidade, sua bioatividade ou sua toxicidade (Figura 2).[11-14]

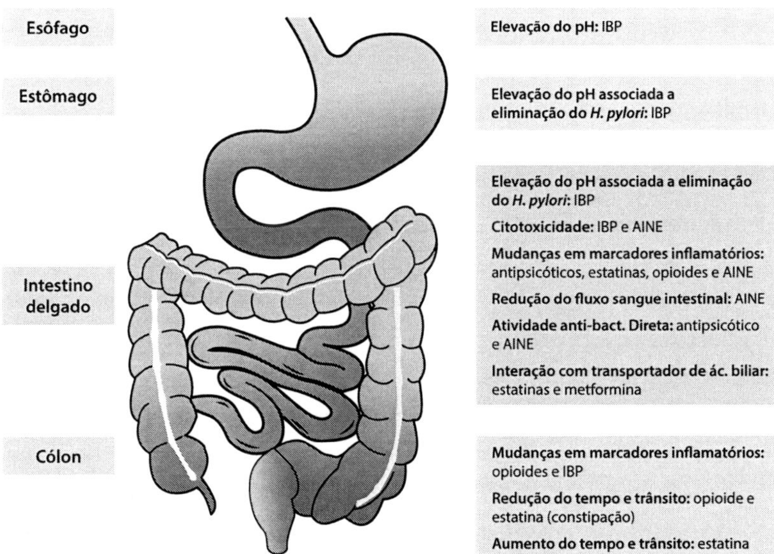

FIGURA 2 Mecanismos propostos pelos quais medicamentos influenciam a microbiota intestinal.

AINE: anti-inflamatórios não esteroidais; IBP: inibidores da bomba de prótons.

Fonte: adaptada de Le Bastard Q et al., 2018.[11]

Em resumo, essas interações podem afetar tanto a eficácia quanto a segurança dos medicamentos. É importante reconhecer a complexidade dessas interações e explorar como elas podem ser utilizadas para desenvolver terapias mais eficazes.

Dessa forma, é crucial que os profissionais médicos estejam cientes de que não apenas os antibióticos, mas também outros medicamentos não antibióticos, podem causar alterações no microbioma intestinal, com potencial impacto à saúde.

Uma interação complexa e bidirecional entre antibióticos, bem como outros medicamentos não antibióticos frequentemente usados, e o microbioma intestinal foi evidenciada por meio de vários exemplos que ilustram mecanismos específicos dessa interação.

O campo emergente da farmacomicrobiômica está evoluindo rapidamente, oferecendo perspectivas promissoras sobre como o microbioma intestinal pode influenciar o metabolismo de medicamentos e melhorar a eficácia dos tratamentos. Atualmente, ensaios clínicos estão em andamento, e seus resultados orientarão a prática clínica no futuro próximo.

Além disso, no contexto da polifarmácia, é crucial investigar o impacto das combinações de medicamentos sobre o microbioma.

Apesar da riqueza de dados ômicos produzidos nos últimos anos, ainda há lacunas de conhecimento sobre certos microrganismos.

Estudos *in vitro* que investigaram os efeitos diretos de medicamentos, incluindo os IBP, sobre as bactérias intestinais, demonstraram modificações nas taxas de crescimento bacteriano.

As descobertas enfatizam a importância de considerar os impactos de medicamentos sobre o microbioma intestinal e suas possíveis implicações clínicas e destacam a necessidade de uma avaliação criteriosa para o uso desses medicamentos e de estratégias que minimizem os efeitos adversos no equilíbrio microbiano intestinal.

Enfim, as interações entre medicamentos e microbioma intestinal são complexas e têm implicações significativas na eficácia e na segurança dos tratamentos. A compreensão dessas interações enfatiza a importância de uma avaliação atenta do uso desses medicamentos e de uma reavaliação periódica de sua necessidade, a fim de garantir uma abordagem clínica mais cuidadosa e personalizada.

REFERÊNCIAS

1. Berg G, Rybakova D, Fischer D, Cernava T, Vergès MC, Charles T, et al. Microbiome definition re-visited: old concepts and new challenges. Microbiome. 2020;8(1):119.

2. Ihekweazu FD, Versalovic J. Development of the pediatric gut microbiome: impact on health and disease. Am J Med Sci. 2018;356(5):413-23.
3. Gomaa EZ, Van Leeuwenhoek A. Human gut microbiota/microbiome in health and diseases: a review. 2020;113(12):2019-40.
4. Wan Y, Zuo T. Interplays between drugs and the gut microbiome. Gastroenterol Rep (Oxf). 2022;10:goac009.
5. Weersma RK, Zhernakova A, Fu J. Interaction between drugs and the gut microbiome. Gut. 2020;69(8):1510-9.
6. Vich Vila A, Collij V, Sanna S, Sinha T, Imhann F, Bourgonje AR, et al. Impact of commonly used drugs on the composition and metabolic function of the gut microbiota. Nat Commun. 2020;69(8):1510-9.
7. Ramirez J, Guarner F, Bustos Fernandez L, Maruy A, Sdepanian VL, Cohen H. Antibiotics as major disruptors of gut microbiota. Front Cell Infect Microbiol. 2020;10:572912.
8. Ianiro G, Tilg H, Gasbarrini A. Antibiotics as deep modulators of gut microbiota: between good and evil. Gut. 2016;65(11):1906-15.
9. Bruno G, Zaccari P, Rocco G, Scalese G, Panetta C, Porowska B, et al. Proton pump inhibitors and dysbiosis: current knowledge and aspects to be clarified. World J Gastroenterol. 2019;25(22):2706-19.
10. Brusselaers N. Prescribed drugs and the microbiome. Gastroenterol Clin North Am. 2019;48(3):331-42.
11. Le Bastard Q, Al-Ghalith GA, Grégoire M, Chapelet G, Javaudin F, Dailly E, et al. Systematic review: human gut dysbiosis induced by non-antibiotic prescription medications. Aliment Pharmacol Ther. 2018;47(3):332-45.
12. Zimmermann M, Zimmermann-Kogadeeva M, Wegmann R, Goodman AL. Mapping human microbiome drug metabolism by gut bacteria and their genes. Nature. 2019;570(7762):462-7. Maier L, Pruteanu M, Kuhn M, Zeller G, Telzerow A, Anderson EE, et al. Nature. 2018;555(7698):623-8.
13. Wilson ID, Nicholson JK. Gut microbiome interactions with drug metabolism, efficacy, and toxicity. Transl Res. 2017;179:204-22.
14. Tarasiuk A, Fichna J. Gut microbiota: what is its place in pharmacology? Expert Rev Clin Pharmacol. 2019;12(10):921-30.

23

Alterações climáticas, poluição e microbiota

Marilyn Urrutia-Pereira
Herberto José Chong-Neto
Dirceu Solé

DESTAQUES

- A maioria dos estudos em humanos relata associação inversa entre a exposição à poluição do ar e a composição da microbiota intestinal.
- A maioria dos estudos experimentais *in vitro* e em animais descreve aumento do dano intestinal, da inflamação, da oxidação e da permeabilidade associados à exposição de poluentes.

INTRODUÇÃO

Apesar dos esforços para melhorar a qualidade do ar e aumentar a conscientização sobre o impacto da sua qualidade sobre os resultados de saúde, mais de 91% da população mundial vivem em locais onde a poluição do ar excede os limites máximos recomendados pela Organização Mundial da Saúde (OMS), e estima-se que 7 milhões de mortes anuais sejam atribuíveis à poluição do ar ambiente ou doméstico.[1,2]

Segundo a hipótese das origens da promoção da saúde e desenvolvimento de doenças (DOHaD), o ambiente onde as crianças vivem nos primeiros mil dias está associado a maior risco de desenvolver doenças.[3]

É durante essa fase que fatores ambientais como alimentos ultraprocessados, antibióticos, infecções, alterações climáticas e poluição, entre outros, interrompem a sucessão microbiana adequada, contribuindo para déficits intergeracionais e ao longo da vida no crescimento e no desenvolvimento. Os primeiros mil dias, desde a concepção até os 2 anos de idade, são representados como uma janela crítica para o crescimento e o desenvolvimento neurológico da criança. Nesse período da vida ocorre a maturação das vias imunológicas, que mantêm a saúde da criança e o crescimento normal[4,5] (Figura 1).

Existem colônias microbianas vivas nos tratos gastrointestinal, respiratório e cutâneo, promovendo a saúde ou desenvolvendo doenças. O microbioma é composto de trilhões de micróbios (bactérias, archaea e eucariotos microbianos) e vírus, material genético e comunicação com cada sítio ecológico, enquanto a microbiota é a totalidade dos micróbios encontrados nesse nicho. Disbiose é o desequilíbrio em qualquer ecossistema microbiano.[6]

A função do trato respiratório é a troca de gases respiratórios. A microbiota do sistema respiratório pode atuar como um guardião que oferece resistência contra a colonização por microrganismos patogênicos. Essa microbiota pode estar associada à manutenção da homeostase respiratória e imunológica. Os fatores que influenciam a população microbiana no sistema respiratório foram avaliados para determinar como eles afetam a saúde respiratória.[7]

A área da pele é uma das mais extensas do corpo humano, e seu microbioma desempenha papel importante no desenvolvimento da imunidade e cria uma barreira para se proteger de microrganismos patogênicos. Essas barreiras

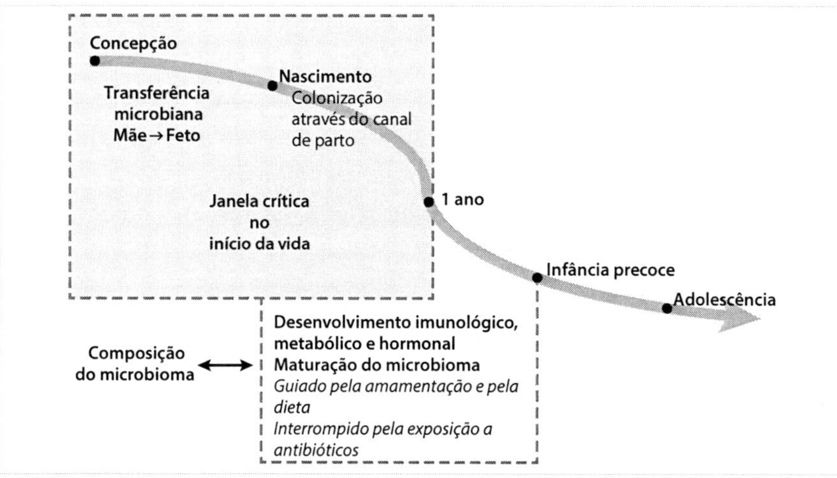

FIGURA 1 Composição do microbioma.
Fonte: Chong-Neto et al., 2019.[5]

apresentam contato direto entre o indivíduo e o meio ambiente, sendo importante local de interação da microbiota com o sistema imune. A pele humana é diversa em sua comunidade microbiana, e sua composição varia de acordo com a idade, a localização e o período de análise. A distribuição dessas bactérias na pele é influenciada pelo grau de hidratação, tipo de parto, poluição, exposição à radiação ultravioleta, hormônios sexuais, dieta, entre outros.[8]

Mudanças climáticas, poluição do ar, microplásticos, fumaça de tabaco, mudanças e perda de biodiversidade, alterações nos hábitos alimentares e no microbioma por causa da modernização, urbanização e globalização constituem nosso meio ambiente e exposição externa. Esses fatores rompem as barreiras epiteliais da pele e superfícies mucosas, e essas rupturas têm sido associadas nas últimas décadas ao aumento da prevalência e da gravidade de doenças alérgicas e inflamatórias, como dermatite atópica, alergia alimentar, rinite alérgica, rinossinusite crônica, esofagite eosinofílica e asma. A hipótese da barreira epitelial fornece uma explicação mecanicista de como esses fatores podem explicar o rápido aumento de doenças alérgicas e autoimunes.[9]

O microbioma intestinal saudável é indispensável para a saúde humana quer intestinal quer extraintestinal. Fatores como dieta e uso de antibióticos explicam apenas 16% da variação interindividual na composição do microbioma intestinal. Estudos recentes têm focado a associação entre a poluição do ar por material particulado (MP) ambiental e o microbioma intestinal.[10]

A poluição ambiental e a perda da macrobiodiversidade e da microbiodiversidade decorrente das atividades humanas têm sido relacionadas a problemas de saúde, especialmente doenças inflamatórias e alérgicas. Por outro lado, o equilíbrio da microbiota intestinal (eubiose) com biodiversidade adequada torna-se fator central de adaptação epigenética, prevenindo o desenvolvimento de alergias e permitindo resiliência a mudanças em situações ambientais.[11]

Os poluentes ambientais podem influenciar a diversidade da microbiota, com implicações importantes para o bem-estar geral dos organismos. O conhecimento dos mecanismos de ação da poluição ambiental inclui, agora, não apenas a alteração da microbiota intestinal, mas também a interação entre diferentes nichos da microbiota humana, como o eixo pulmão-intestino. As regulações epigenéticas podem reprogramar células diferenciadas em resposta às mudanças ambientais.[12]

Em vez de ser unidirecional, a interação entre poluição e microbioma é complexa, considerando que a poluição do ar modifica a composição daquele.

No entanto, alguns micróbios podem ter capacidades metabólicas importantes que permitem a biotransformação de poluentes. Estudos recentes demonstram que a poluição do ar desequilibra a microbiota humana em diferentes sistemas, induzindo a disbiose e facilitando a colonização por patógenos.[2]

Pesquisas recentes demonstraram que a administração de estimuladores da saúde intestinal, como os probióticos e prebióticos, que quando associados são denominados simbióticos, podem combater a inflamação sistêmica induzida pela poluição do ar e pelo estresse oxidativo, otimizando a composição da microbiota e dos metabólitos microbianos, estimulando assim as vias anti-inflamatórias e fortalecendo as barreiras mucosas e epiteliais.[13,14]

A microbiota tem efeitos sobre:

- A imunidade e a manutenção da homeostase e a tolerância a exposições ambientais, determinadas por, até agora, interações micróbio-hospedeiro mal definidas que podem ocorrer em uma janela de tempo estreita no início da vida.
- O sistema nervoso por compostos semelhantes a neurotransmissores.
- O sistema endócrino.

A adaptação à vida moderna, caracterizada por crescimento populacional acentuado, aumento da urbanização, industrialização e poluição ambiental, aumento do uso de monoculturas, agrotóxicos e antimicrobianos, aumento do consumo de dietas processadas, densas em energia, pobres em nutrientes e menos diversificadas, além da diminuição da atividade física,[15] pode ter resultado em desregulação substancial da microbiota ambiental e humana em muitos países, potencialmente explicando (pelo menos em parte) a atual pandemia global de doenças crônicas não transmissíveis (DCNT)[16] (Figura 2).

EXPOSIÇÃO DURANTE A GESTAÇÃO

A exposição a MP_1 (material particulado cujo diâmetro máximo é 1 mcm) tem impacto significativo na microbiota intestinal de mães e de seus recém-nascidos (RN), especialmente quanto à diversidade, composição e função da microbiota do mecônio neonatal, que pode ter um significado importante para a abordagem da saúde materna no futuro.

A exposição gestacional ao MP_1 foi positivamente associada à presença do filo Actinobacteria na microbiota intestinal materna e aos gêneros

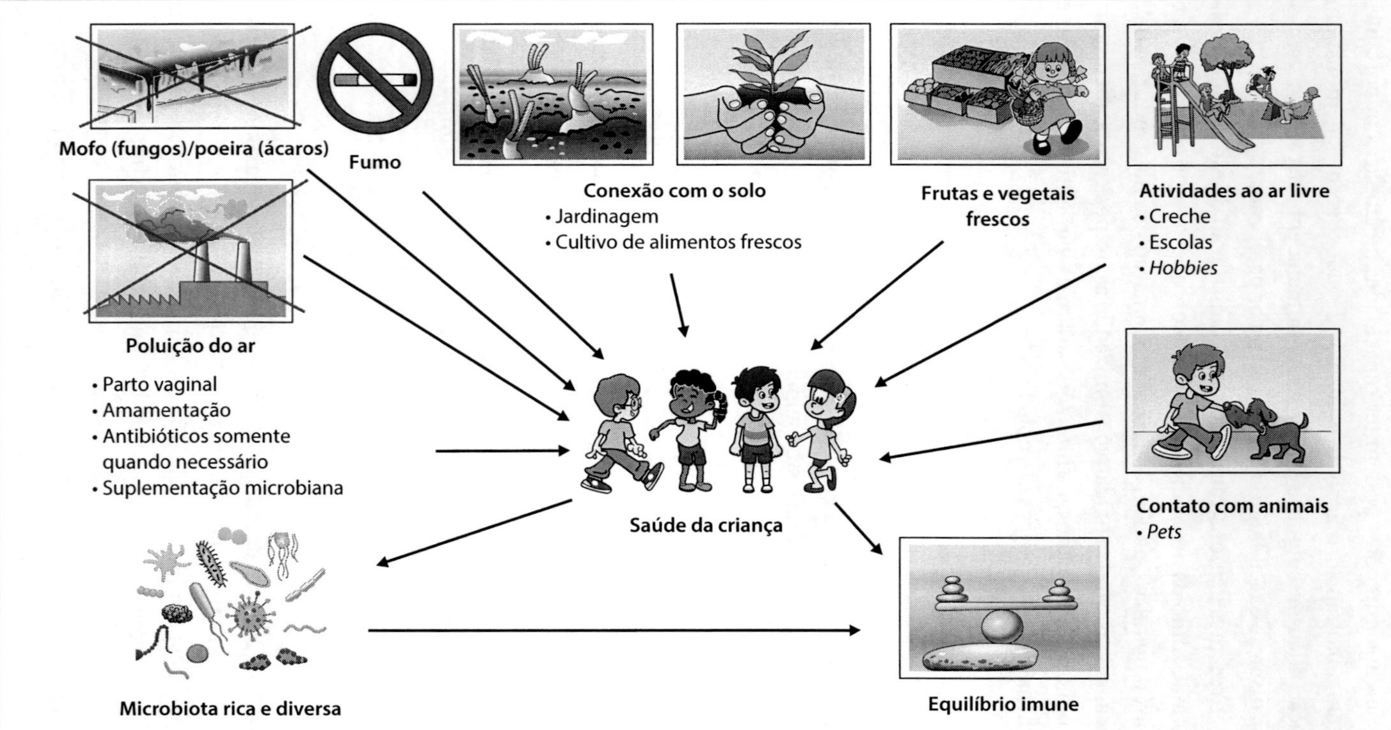

FIGURA 2 Interação entre ambiente interno e externo, microbioma e saúde. Ambiente biodiverso e estilo de vida.

Fonte: Haahtela, 2019.[17]

Clostridium_sensu_stricto_1, Streptococcus, Faecalibacterium na microbiota intestinal em RN. Os resultados da análise funcional da microbiota apresentados na *Kyoto Encyclopedia of Genes and Genomes Path level 3* mostraram que a exposição gestacional a MP_1 reduziu significativamente o metabolismo do nitrogênio nas mães e o metabolismo do piruvato em RN, enquanto o metabolismo da purina, a biossíntese de aminoacil-tRNA, o metabolismo da pirimidina e do ribossomo em RN foi significativamente regulado positivamente.[18]

A exposição a níveis aumentados de NO_2 também foi associada à redução da abundância de Corynebacteriaceae (por 1 mcg/m^3: -0,027, IC 95%: -0,053, -0,001) na microbiota nasal de bebês saudáveis durante o primeiro ano de vida, sugerindo que mesmo a exposição baixa a moderada à poluição do ar pode impactar a microbiota.[19]

POLUIÇÃO DO AR E MICROBIOMA DO TRATO RESPIRATÓRIO

A composição do microbioma respiratório depende de equilíbrio intrincado entre fatores do hospedeiro (genético, dieta), fatores ambientais, impactos na regulação imunológica, na integridade epitelial e na resposta inflamatória, esta associada à comorbidade, gravidade, exacerbação e resistência da doença respiratória ao tratamento antimicrobiano e esteroide. Esses fatores ambientais podem impactar no microbioma respiratório superior, na interação entre hospedeiro-microbioma e na composição do microbioma das vias aéreas superiores.[20]

A microbiota pulmonar é afetada pela inflamação pulmonar e pelo estresse oxidativo induzido pela exposição a $MP_{2,5}$ (material particulado com diâmetro máximo de 2,5 mcm), demonstrado pelo aumento dos níveis de citocinas pró-inflamatórias e biomarcadores relacionados ao dano oxidativo desregulado. A microbiota pulmonar também mostrou mudanças substanciais após o tratamento com antibióticos, refletido pelo aumento da diversidade da microbiota, diminuição da abundância de Proteobacteria e aumento da abundância de Bacteroidetes.[21]

Níveis crescentes de poluentes atmosféricos estão associados a menor abundância relativa de *Corynebacterium* e a níveis crescentes de colonização por patógenos, como *Haemophilus influenzae*, *Moraxella catarrhalis*, *Streptococcus pneumoniae*, *Pseudomonas aeruginosa* e *Acinetobacter baumannii*, alterando a incidência e o curso clínico de infecções respiratórias que podem ter consequências em pacientes submetidos à ventilação mecânica e também levando a aumento de morbidade e mortalidade decorrente de resistência antimicrobiana.[2]

Segundo Sun et al., na exposição intradomicilar, o microbioma está associada a asma, rinite e eczema, sendo *Aspergillus subversicolor*, *Collinsella* e *Cutibacterium* positivamente associados a asma, rinite e eczema, e negativamente associados a rinite (protetores) foram *Prevotella*, *Lactobacillus iners* e *Dolosigranulum*.[22]

A exposição crônica ao tabaco e à fumaça de biomassa é um fator de risco mais prevalentes para o desenvolvimento da doença pulmonar obstrutiva crônica (DPOC). Agarwal et al. compararam a microbiota nasal e oral de indivíduos saudáveis e com DPOC em população rural da Índia. Os gêneros como *Actinomyces*, *Actinobacillus*, *Megasphaera*, *Selenomonas* e *Corynebacterium* foram significativamente mais frequentes entre os indivíduos com DPOC.[23]

POLUIÇÃO DO AR E MICROBIOMA INTESTINAL

Atenção crescente tem se concentrado no impacto da poluição do ar na microbiota intestinal como um possível mecanismo pelo qual a exposição a poluentes atmosféricos aumentaria o risco de doenças crônicas.

Estudos correlacionam a exposição à poluição do ar a efeitos adversos à saúde (glicemia de jejum prejudicada, resultados adversos da gravidez e exacerbações de asma) em decorrência de alterações na composição e/ou na função da microbiota intestinal.[24]

Como os poluentes do ar entram no organismo através dos pulmões e do intestino, evidências crescentes vinculam sua exposição a problemas e doenças gastrointestinais e respiratórios, como asma, rinite, infecções do trato respiratório, doença de Crohn, colite ulcerativa, entre outras. Assim, torna-se evidente que existe um *crosstalk* entre os tratos respiratório e gastrointestinal, comumente referido como o eixo intestino-pulmão. Pelas secreções microbianas, metabólitos, mediadores imunológicos e perfis lipídicos, esses dois sistemas de órgãos separados podem influenciar um no outro.[14]

Revisão sistemática recente constatou que os índices de diversidade do microbioma intestinal foram associados negativamente à poluição do ar, com aumento de Bacteroidetes (dois estudos), Deferribacterota (um estudo) e Proteobacteria (quatro estudos), diminuição de Verrucomicrobiota (um estudo), e sem consenso para Actinobacteria (seis estudos) e Firmicutes (sete estudos).[25]

MICROPLÁSTICOS

Os microplásticos (mP) e os nanoplásticos (nP) são poluentes emergentes em diferentes compartimentos ambientais (ar, solo e água) e podem induzir diversos efeitos ecotoxicológicos nos organismos e sobre a microbiota. De acordo com a origem, podem ser classificados como primários se forem liberados intencionalmente no meio ambiente (usados na indústria e em produtos de higiene pessoal), e secundários se forem liberados indiretamente no meio ambiente e sofrerem degradação progressiva decorrente de processos de foto e termo-oxidação.[26-28]

O microbioma é sensível a mP/nP. Revisão da literatura mostrou que a maioria dos estudos com microrganismos foi realizada *in vitro* (mP: 44,11%; nP: 23,52%) em comparação com testes *in vivo* (mP: 32,35%; nP: 11,76%). Os mP/nP mais estudados são partículas de poliestireno, geralmente esferas, com tamanhos < 50 mcm e concentrações variando entre 100 e 1.000 mg/L. Os principais filos mais estudados foram Proteobacteria, Bacteroidetes, Firmicutes e Actinobacteria. Os mP/nP induziram ruptura da composição do microbioma, resposta imune (ou seja, liberação de modulador imunológico, ativação de células imunes e resposta inflamatória), alterações na atividade enzimática (ou seja, catalase, urease, desidrogenase, fosfatase alcalina e diacetato hidrolase de fluoresceína) e alterações na expressão gênica. As mudanças nas respostas imunes foram relacionadas à interrupção do microbioma.[28]

Os mP/nP podem não apenas levar a alterações nas microbiotas intestinal e nasal dominante, mas também alterar a relação simbiótica entre elas. A alta exposição a mP/nP pode aumentar na microbiota nasal os microrganismos que estão positivamente associados a doenças do trato respiratório, como Klebsiella e Helicobacter, e reduzir a abundância daquelas benéficas, como Bacteroides. Simultaneamente, pode aumentar a abundância na microbiota intestinal das positivamente associadas a doenças do trato digestório, como Bifidobacterium, Streptococcus e Sphingomonas, e reduzir a abundância das benéficas para a saúde, como Ruminococcus Torquesgroup, Dorea, Fusobacterium e Coprococcus.[29]

EMULSIFICANTES

Os emulsificantes alimentares têm como função aumentar a capacidade de retenção da água e proteger contra a rancidez oxidativa. São comumente utilizados na indústria alimentícia, nos setores de panificação, laticínios, carnes e peixes. Entre eles se destacam o polissorbato 80 (P80) e a carboximetilcelulose

(CMC). Estudos demonstram serem capazes de alterar a microbiota intestinal, facilitar a translocação de lipopolissacarídeos do lúmen intestinal para a corrente sanguínea e promover inflamação intestinal de baixa intensidade. Ogulur et al. demonstraram que polissorbato 20 (P20) e P80 causam dano à barreira epitelial e inflamação epitelial de maneira dose-dependente e prejudicam diretamente a microbiota e a integridade da barreira do epitélio intestinal.[30]

Estudos experimentais em animais que avaliaram os efeitos do P80 a 1% o associaram a inflamação de baixo grau e obesidade/síndrome metabólica em camundongos, além de ser capaz de desencadear colite robusta em camundongos com predisposição para ela. A síndrome metabólica induzida por P80 foi associada à invasão da microbiota, composição alterada de espécies e aumento do potencial pró-inflamatório.[31]

LIMITAÇÕES DOS ESTUDOS

A maioria dos estudos epidemiológicos que examinam a relação entre a poluição do ar e o microbioma intestinal foi realizada entre pessoas com alguma doença, mesmo que parcialmente.

Foi demonstrado que o microbioma intestinal difere entre indivíduos saudáveis e indivíduos com alguma enfermidade, por exemplo, a abundância relativa de *Lactobacillus* é significativamente maior em pacientes diabéticos, enquanto controles saudáveis abrigavam níveis de forma significativa mais elevados de *Bifidobacterium*, o que pode dificultar a extrapolação dos resultados para a população em geral.

Portanto, são necessários estudos em larga escala com participantes saudáveis de todas as faixas etárias para evitar as dificuldades de extrapolação dos dados em animais.[25]

PERSPECTIVAS FUTURAS

A "hipótese da biodiversidade" postula que a redução da biodiversidade ambiental (e dietética) resulta em diminuição da diversidade da microbiota ambiental e humana e que esta, por sua vez, aumenta o risco de condições alérgicas, autoimunes e outras condições inflamatórias, imunológicas e metabólicas.[26]

A exposição a um ambiente com maior diversidade de vegetação demonstrou afetar a composição da microbiota da pele, e isso, por sua vez, foi associado ao risco de alergia. Exposições microbianas ambientais adequadas podem ser alcançadas, restaurando os espaços verdes urbanos e potencialmente diminuindo a prevalência de doenças não transmissíveis. A riqueza microbiana e a diversidade filogenética aumentaram a diversidade microbiana cutânea e nasal após a exposição ao espaço verde urbano.[27]

Estamos cada vez mais nos excluindo de nossos espaços selvagens:[16]

- Há consequências para a saúde dessa perda de exposição a espaços verdes e azuis.
- Essa perda está cortando a conexão entre a microbiota humana e a ambiental.
- É preciso melhores ferramentas para quantificar aspectos da exposição ao meio ambiente.
- É preciso um foco maior no aumento da exposição humana ao ambiente natural.

REFERÊNCIAS

1. World Health Organization. WHO global air quality guidelines: particulate matter (PM2.5 and PM10), ozone, nitrogen dioxide, sulfur dioxide and carbon monoxide. 2021. Disponível em: https://apps.who.int/iris/handle/10665/345329. Acesso em: 20 abr. 2024.
2. Vieceli T, Tejada S, Martinez-Reviejo R, Pumarola T, Schrenzel J, Waterer GW, et al. Impact of air pollution on respiratory microbiome: a narrative review. Intensive Crit Care Nurs. 2023;74:103336.
3. Prescott SL, Logan AC. Transforming life: a broad view of the developmental origins of health and disease concept from an ecological justice perspective. Int J Envir Res Pub Health. 2016;13(11):1075.
4. Robertson RC, Manges AR, Finlay BB, Prendergast AJ. The human microbiome and child growth: first 1000 days and beyond. Trends Microbiol. 2019;27(2):131-47.
5. Chong-Neto HJ, Pastorino AC, Melo ACCDB, Medeiros D, Kuschnir FC, Alonso MLO. Gut microbiota and its interface with the imune system. Arq Asma Alerg Imunol. 2019;3:406-20.
6. Schwierzeck V, Hülpüsch C, Reiger M. Microbiome of barrier organs in allergy: who runs the world? Germs! In: Handbook of experimental pharmacology. Springer, Berlin, Heidelberg. 2021.
7. Man WH, de Steenhuijsen Piters WA, Bogaert D. The microbiota of respiratory tract: gatekeeper to respiratory health. Nat Rev Microbiol. 2017;15:259-270.c.
8. Yamazaki Y, Nakamura Y, Nuñez G. Role of the microbiota in skin immunity and atopic dermatitis. Allergology International. 2017;66:539-44.
9. Celebi Sozener Z, Ozdel Ozturk B, Cerci P, Turk M, Gorgulu Akin B, Akdis M, et al. Epithelial barrier hypothesis: effect of the external exposome on the microbiome and epithelial barriers in allergic disease. Allergy. 2022;77(5):1418-49.
10. Van Pee T, Nawrot TS, van Leeuwen R, Hogervorst J. The gut microbiome and residential surrounding greenness: a systematic review of epidemiological evidence. Intensive Crit Care Nurs. 2023;74:103336.
11. Urrutia-Pereira M, Badellino H, Ansotegui IJ, Guidos G, Solé D. Climate change and allergic diseases in children and adolescents. Allergol Immunopathol (Madr). 2022;50(SPt1):7-16.
12. Pulliero A, Traversi D, Franchitti E, Barchitta M, Izzotti A, Agodi AJ. The interaction among microbiota, epigenetic regulation, and air pollutants in disease prevention. Pers Med. 2021;29;12(1):14.

13. Dehghani A, Knippels L, Garssen J, Papadopoulos N, Folkerts G, Braber S, et al. Probiotics, prebiotics, and synbiotics to prevent or combat air pollution consequences: the gut-lung axis. J.Environ Pollut. 2022;1;302:119066.
14. Keulers L, Dehghani A, Knippels L, Garssen J, Papadopoulos N, Folkerts G, et al. Probiotics, prebiotics, and synbiotics to prevent or combat air pollution consequences: the gut-lung axis. Environ Pollut. 2022;1;302:119066.
15. Bressa C, Bailén-Andrino M, Pérez-Santiago J, González-Soltero R, Pérez M, Montalvo-Lominchar MG, et al. Differences in gut microbiota profile between women with active lifestyle and sedentary women. PLoS One. 2017;12(2):e0171352.
16. Potter JD, Brooks C, Donovan G, Cunningham C, Douwes J. A perspective on green, blue, and grey spaces, biodiversity, microbiota, and human health. Sci Total Environ. 2023;20;892:164772.
17. Haahtela T. A biodiversity hypothesis. Allergy. 2019;74(8):1445-56.
18. Cao Y, Zang T, Qiu T, Xu Z, Chen X, Fan X, et al. Does PM1 exposure during pregnancy impact the gut microbiota of mothers and neonates? Environ Res. 2023;15;231(Pt 3):116304.
19. Gisler A, Korten I, de Hoogh K, Vienneau D, Frey U, Decrue F, et al. Associations of air pollution and greenness with the nasal microbiota of healthy infants: a longitudinal study. Environ Res. 2021;202:111633.
20. Losol P, Choi JP, Kim SH, Chang YS. the role of upper airway microbiome in the development of adult asthma. Immune Netw. 2021;29;21(3):e19.
21. Wang S, Zhou Q, Tian Y, Hu X. The lung microbiota affects pulmonary inflammation and oxidative stress induced by PM2.5 exposure. Environ Sci Technol. 2022;6;56(17):12368-79.
22. Sun Y, Meng Y, Ou Z, Li Y, Zhang M, Chen Y, et al. Indoor microbiome, air pollutants and asthma, rhinitis and eczema in preschool children: a repeated cross-sectional study. Environ Int. 2022;161:107137.
23. Agarwal DM, Dhotre DP, Kumbhare SV, Gaike AH, Brashier BB, Shouche YS, et al. Disruptions in oral and nasal microbiota in biomass and tobacco smoke associated chronic obstructive pulmonary disease. Arch Microbiol. 2021;203(5):2087-99.
24. Filardo S, Di Pietro M, Protano C, Antonucci A, Vitali M, Sessa R. Impact of air pollution on the composition and diversity of human gut microbiota in general and vulnerable populations: a systematic review. Toxics. 2022;30;10(10):579.
25. Van Pee T, Nawrot TS, van Leeuwen R, Hogervorst J. Ambient particulate air pollution and the intestinal microbiome; a systematic review of epidemiological, in vivo and, in vitro studies. Sci Total Environ. 2023;20;878:162769.
26. Selway CA, Mills JG, Weinstein P, Skelly C, Yadav S, Lowe A, et al. Transfer of environmental microbes to the skin and respiratory tract of humans after urban green space exposure. Environ Int. 2020;145:106084.
27. Santos AL, Rodrigues CC, Oliveira M, Rocha TL. Microbiome: a forgotten target of environmental micro(nano)plastics? Sci Total Environ. 2022;20;822:153628.
28. Zhang X, Wang H, Peng S, Kang J, Xie Z, Tang R, et al. Effect of microplastics on nasal and intestinal microbiota of the high-exposure population. Front Public Health. 2022;28;10:1005535.
29. Ogulur I, Yazici D, Pat Y, Bingöl EN, Babayev H, Ardicli S, et al. Mechanisms of gut epithelial barrier impairment caused by food emulsifiers polysorbate 20 and polysorbate 80. Allergy. 2023;78(9):2441-55.
30. Chassaing B, Koren O, Goodrich JK, Poole AC, Srinivasan S, Ley RE, et al. Dietary emulsifiers impact the mouse gut microbiota promoting colitis and metabolic syndrome. Nature. 2015;5;519(7541):92-6.

Índice remissivo